新 肺高血圧症 診療マニュアル

根治を目指す最新の治療指針

編集 ● 伊藤 浩・松原広己

南江堂

執筆者一覧

■編　集

伊藤　　浩	岡山大学大学院医歯薬学総合研究科循環器内科学
松原　広己	国立病院機構岡山医療センター循環器内科

■執　筆（執筆順）

松原　広己	国立病院機構岡山医療センター循環器内科
福本　義弘	久留米大学医学部心臓・血管内科
大郷　　剛	国立循環器病研究センター心臓血管内科部門肺循環科／肺高血圧症先端医学研究部
中西　宣文	南大阪病院循環器内科
中村　一文	岡山大学大学院医歯薬学総合研究科循環器内科学
植田　初江	国立循環器病研究センター病理部
阿部弘太郎	九州大学病院循環器内科
佐藤　　徹	杏林大学医学部第二内科
江本　憲昭	神戸薬科大学臨床薬学研究室
小川　愛子	国立病院機構岡山医療センター臨床研究部分子病態研究室
森崎　裕子	榊原記念病院臨床遺伝科
森崎　隆幸	東京工科大学医療保健学部
近藤　隆久	名古屋大学大学院医学系研究科肺高血圧先端医療学寄附講座
室原　豊明	名古屋大学大学院医学系研究科循環器内科
木村　　弘	奈良県立医科大学呼吸器・アレルギー・血液内科
楠瀬　賢也	徳島大学病院循環器内科
山田　博胤	徳島大学病院循環器科・超音波センター
福田　哲也	国立循環器病研究センター放射線部
森田　佳明	国立循環器病研究センター放射線部
木曽　啓祐	国立循環器病研究センター放射線部
川上　崇史	慶應義塾大学循環器内科
赤木　　達	岡山大学大学院医歯薬学総合研究科循環器内科学
波多野　将	東京大学大学院医学研究科重症心不全治療開発講座

吉田　　磨	国立病院機構岡山医療センター医療機器管理室	
瀧原　圭子	大阪大学保健センター	
福光　明美	国立病院機構岡山医療センター看護部	
加賀宇芳枝	国立病院機構岡山医療センター看護部	
西﨑　真里	国立病院機構岡山医療センターリハビリテーション科	
三好健太郎	岡山大学大学院医歯薬学総合研究科呼吸器・乳腺内分泌外科	
大藤　剛宏	岡山大学病院臓器移植医療センター	
田邉　信宏	千葉大学大学院医学研究院先端肺高血圧症医療学	
山田　典一	三重大学大学院医学系研究科循環器・腎臓内科学	
伊藤　正明	三重大学大学院医学系研究科循環器・腎臓内科学	
藤本　典一	国立病院機構岡山医療センター医療機器管理室	
荻野　　均	東京医科大学心臓血管外科	
桑名　正隆	日本医科大学アレルギー膠原病内科	
川口　鎮司	東京女子医科大学リウマチ科	
山崎　宜興	聖マリアンナ医科大学リウマチ・膠原病・アレルギー内科	
山田　秀裕	聖隷横浜病院リウマチ・膠原病センター	
赤木　禎治	岡山大学病院成人先天性心疾患センター	
八尾　厚史	東京大学医学部循環器内科	
土井　　拓	天理よろづ相談所病院小児科／先天性心疾患センター	
山本　浩司	名古屋市立大学大学院医学研究科心臓・腎高血圧内科学	
武田　　裕	名古屋市立大学大学院医学研究科心臓・腎高血圧内科学	
建部　俊介	東北大学大学院医学系研究科循環器内科学	
下川　宏明	東北大学大学院医学系研究科循環器内科学	
辻野　一三	北海道大学大学院医学研究科内科学講座呼吸器内科学分野	
花岡　正幸	信州大学医学部附属病院呼吸器・感染症・アレルギー内科	
田渕　　勲	国立病院機構岡山医療センター循環器内科	
渡邉　裕司	浜松医科大学臨床薬理学	

序文

　2012年に「肺高血圧診療マニュアル：根治を目指す最新の治療指針」を刊行して5年が経ちます．当時，死亡率の高い難治性疾患である肺高血圧症の病態が徐々に解明され，新しい治療法が開発され，臨床エビデンスが集積し始めていました．しかし，確立した治療法はなく，助けを求める患者を前に医師は苦悩の日々を送っていました．そのようなときに頼りになるのは expert opinion です．共同編集者である岡山医療センターの松原広己先生の豊富な臨床経験に基づく卓越した視点から，いくつかの新たな治療が提唱されていました．前書はそのコンセプトをもとに，日本のオピニオンリーダーの英知を集め，"根治を目的とする"という大胆なコンセプトでつくられた意欲的なテキストでした．希少疾患を対象としたテキストにもかかわらず，われわれの予想をはるかに超える方に手にしていただいたことに驚いたことを昨日のことのように覚えています．このテキストで提唱した3つの新しい治療コンセプト，3系統薬剤の併用療法，高用量 PGI2 持続静注，慢性肺動脈血栓塞栓症に対する balloon pulmonary angioplasty（BPA）が今では肺高血圧症治療のスタンダードになっています．

　その当時と比べて，肺高血圧症の病態解明はさらに進み，使用できる薬剤の選択肢は増え，BPA はより安全かつ確実に施行できるようになりました．まさに，"根治をめざす"治療に近づいてきています．しかし，残念ながらガイドラインはその後追いの状態です．一方，新たな問題も出現してきました．左心不全，成人先天性心疾患，肺疾患，膠原病に合併する肺高血圧症がそれであり，その対策が求められています．

　今回，5年の時を経て内容を一新し，肺高血圧症の診療の最前線をわかりやすく説明するテキストを刊行しました．臨床の現場で実践するためのノウハウを具体的に説明しているのも本テキストの特徴です．本テキストが肺高血圧症診療に携わる医師やメディカルスタッフにとって診療の道標になれば，編集者そして著者の最大の喜びです．

2017年2月

岡山大学大学院医歯薬学総合研究科循環器内科学

伊藤　浩

CONTENTS

I 変貌する肺高血圧症診療:治療のゴールが変わる　　　松原広己　1

II 肺循環の生理を理解する

1. 肺循環の生理とその特徴 …………………………………………………… 福本義弘　8
2. 肺循環と右室機能 …………………………………………………………… 松原広己　11

III 肺高血圧症の病態を理解する

1. 肺高血圧症の臨床分類(ニース肺高血圧症臨床分類) …………… 大郷　剛,中西宣文　16
2. 肺高血圧症の病態生理 ……………………………………………………… 中村一文　21
3. 肺高血圧症の病理像 ………………………………………………………… 植田初江　29
4. 肺高血圧症の自然歴 ……………………………………………… 大郷　剛,中西宣文　38

IV 肺高血圧症を診断・評価する

1. 肺高血圧症の診察法(身体所見のとり方) ………………………………… 佐藤　徹　46
2. 肺高血圧症の診断のポイントと注意点
    A．診断フローチャートと重症度分類 …………………………………… 江本憲昭　50
    B．胸部X線 ……………………………………………………………… 江本憲昭　55
    C．心電図 ………………………………………………………………… 小川愛子　57
    D．血液検査 ……………………………………………………………… 小川愛子　61
    E．6分間歩行距離,心肺運動負荷試験 ………………………… 近藤隆久,室原豊明　65
    F．呼吸機能検査 ………………………………………………………… 木村　弘　68
    G．心エコー図 …………………………………………………… 楠瀬賢也,山田博胤　71

H．胸部 CT ··· 福田哲也　76
　　I．胸部 MRI ·· 森田佳明，福田哲也　82
　　J．肺血流シンチグラフィ ··· 木曽啓祐　86
　　K．肺動脈造影 ··· 川上崇史　89
　　L．右心カテーテル検査 ··· 赤木　達　94
　3．各群の鑑別 ·· 波多野　将　98

V　特発性および遺伝性肺動脈性肺高血圧症の診療指針と実践

　1．診断のポイントと注意点 ··· 松原広己　102
　2．治療フローチャート ··· 松原広己　106
　3．薬物療法 ··· 松原広己　110
　4．リハビリテーション ··· 西﨑真里　142
　5．肺移植 ·· 三好健太郎，大藤剛宏　148

VI　慢性血栓塞栓性肺高血圧症の診療指針と実践

　1．診断のポイントと注意点 ··· 田邉信宏　158
　2．診療指針と実践
　　A．内科的治療 ·· 山田典一，伊藤正明　163
　　B．バルーン肺動脈形成術 ··· 松原広己　169
　　C．外科的治療 ··· 荻野　均　183

VII　その他の肺動脈性肺高血圧症の診療指針と実践

　1．膠原病（全身性エリテマトーデス/混合性結合組織病）に伴う肺動脈性肺高血圧症
　　 ·· 桑名正隆　194
　2．膠原病（強皮症）に伴う肺動脈性肺高血圧症 ································· 川口鎮司　199
　3．膠原病に伴う肺動脈性肺高血圧症の早期診断・早期治療介入 ··· 山崎宜興，山田秀裕　204
　4．先天性シャント性心疾患に伴う肺動脈性肺高血圧症 ························· 赤木禎治　209
　5．成人期 Fontan 循環不全における（肺動脈性）肺高血圧症 ···················· 八尾厚史　215

6. 門脈体循環シャントに伴う肺動脈性肺高血圧症 ················· 土井　拓　220
7. HIV感染症に関連する肺動脈性肺高血圧症 ············· 山本浩司, 武田　裕　225
8. 薬物および毒物に起因する肺動脈性肺高血圧症 ········· 山本浩司, 武田　裕　228
9. 肺静脈閉塞症/肺毛細血管腫症 ····································· 小川愛子　231

VIII　特殊な肺高血圧症の診療指針と実践

1. 左心系心疾患による肺高血圧症 ····················· 建部俊介, 下川宏明　242
2. 呼吸器疾患に合併する肺高血圧症 ································ 辻野一三　250
3. 気腫合併肺線維症に合併する肺高血圧症 ·························· 花岡正幸　256
4. 肺内肺動脈狭窄症 ·· 田渕　勲　260
5. pulmonary tumor thrombotic microangiopathy（PTTM） ········ 小川愛子　265

付録　肺高血圧症治療に使用する薬剤一覧

渡邉裕司　269

Column

1. 肺高血圧症の肺動脈リバースリモデリングは可能か？ ············· 阿部弘太郎　36
2. 遺伝子診断 ··· 森崎裕子, 森崎隆幸　63
3. 肺胞出血への対処 ·· 松原広己　134
4. PCPS使用時の合併症対策 ································ 吉田　磨, 松原広己　136
5. チーム医療：集中治療時 ··································· 福光明美, 松原広己　138
6. チーム医療：在宅治療時 ································· 加賀宇芳枝, 松原広己　140
7. 酸素化デバイス ··· 藤本典一, 松原広己　181

Topics

新規開発中の治療薬 ·· 瀧原圭子　137

… I

変貌する肺高血圧症診療：治療のゴールが変わる

変貌する肺高血圧診療：
治療のゴールが変わる

a 一般的な肺高血圧症治療のゴール

　一般に肺高血圧症は進行性で不可逆の病態であるため，予後不良であると信じられてきた．世界初の肺高血圧症治療薬であるエポプロステノールが登場したあとですら，ことにI/HPAHにおいてはその進行が急速であるため，治療によりいったん改善が得られても，治療を増強（エポプロステノール増量）し続けなければ再増悪をきたすと考えられてきた．その後，数多くの経口治療薬が使用可能となったものの，欧米の状況をみる限り，肺高血圧症の臨床経過に関する基本認識はあまり変わっていないようにみえる．

　現時点で広く受け入れられている治療ゴールは，第5回のWHOシンポジウムで提言されたものであろう[1]（表1）．このうち，NYHA機能分類・6分間歩行距離・運動負荷試験時の最大酸素摂取量・BNP値は，いずれも右心不全状態であるか否かを示す指標であり，すなわち，ここで示されたゴールは右心不全状態でなくすることを目指したものに過ぎない．右心カテーテルにおける血行動態指標値としては右房圧と心係数が治療ゴールとしてあげられており，平均肺動脈圧は右心不全の進行とともに低下する可能性もあるため治療ゴールとして不適であるとされている．すなわち血行動態指標においても，右心不全状態でなくすることしか目指していない．これら右心不全状態を脱するゴールの達成は比較的容易であり，結果として5年生存率の改善が期待できる．しかし，右心不全状態を脱することを目指しての治療のみでは，10年以上の生存率改善は望めない[2]．最近，欧州心臓学会のガイドラインも改訂され，もう少し詳細な治療目標が示されたが，ここでは1年生存を保証するためであることが明記され，やはり10年にも及ぶ長期予後は考慮されていないことが明らかである（表2）[3]．著者の施設においてはI/HPAHの10年生存率が80％に達している状況からして，これらの治療ゴールは少なくとも日本では時代遅れといわざるを得ない（図1A）．5番目に掲げられている右室サイズの正常化というのは，その他のゴールと比較して極めて異質であり，かつ達成が非常に困難である．なぜなら，肺高血圧症における右室の拡大は，過大な後負荷に対して心拍出量（1回拍出量）を維持する代償機転としての前負荷増大の結果であるためである．すなわち，右心不全状態を脱して，心拍出量が維持されたのみでは，右室サイズの正常化は得られない．右室サイズを正常化するために必要なのは，後負荷の軽減，すなわち肺動脈圧の正常化以外に方法はないはずである．肺動脈圧は治療ゴールとして適さないと明言しておきながら，肺動脈圧低下以外で達成不可能なゴールを設定しているのは奇妙であり，このことからもWHOシンポジウムで提言された治療ゴールが，決して完成されたものではないことが理解できる．上述したごとく，肺高血圧症は進行性で不可逆の病態であるため，一度上昇した肺動脈圧を下げることは不可能だという誤った基本認識が，このような混乱の根本的な原因と思われる．

表1　第5回WHOシンポジウム（ニース）で提言された肺高血圧症の治療ゴール

自覚症状	NYHA機能分類ⅠまたはⅡ
運動耐容能	6分間歩行距離≧380～440 m
運動耐容能	CPXによるV_{O_2}＞15 mL/min/kg かつ $EqCO_2$＜45 L/min
バイオマーカー	BNPレベルがほぼ正常
画像診断	心エコーかMRIによる右室サイズがほぼ正常
血行動態	右房圧＜8 mmHg かつ心係数＞2.5～3.0 L/min/m²

表2　欧州心臓学会のガイドラインにおける肺高血圧症のリスク評価

予後 （1年死亡率）	低リスク （＜5％）	中等度リスク （5～10％）	高リスク （10％＜）
臨床的右心不全兆候	なし	なし	あり
症状の増悪	なし	緩徐	急速
失神	なし	まれ（運動時のみ）	繰り返す（日常労作で）
WHO機能分類	Ⅰ，Ⅱ	Ⅲ	Ⅳ
6分間歩行距離	＞440 m	165～440 m	＜165 m
心肺運動負荷試験	peak V_{O_2}＞15 mL/min/kg （＞65％ pred.） V_E/V_{CO_2} slope＜36	peak V_{O_2} 11～15 mL/min/kg （35～65％ pred.） V_E/V_{CO_2} slope 36～44.9	peak V_{O_2}＜11 mL/min/kg （＜35％ pred.） V_E/V_{CO_2} slope≧45
BNP，NT-proBNP	BNP＜50 ng/L NT-proBNP＜300 ng/mL	BNP 50～300 ng/L NT-proBNP 300～1,400 ng/mL	BNP 50～300 ng/L NT-proBNP＞1,400 ng/mL
画像（心エコー）	右房面積＜18 cm² 心嚢液なし	右房面積18～26 cm² 心嚢液ごく少量	右房面積＞26 cm² 心嚢液あり
血行動態	右房圧＜8 mmHg 心係数＞2.5 L/min/m²	右房圧8～14 mmHg 心係数2.0～2.4 L/min/m²	右房圧＞14 mmHg 心係数＜2.0 L/min/m²

低リスク群の各パラメータが達成できるべく治療することが推奨されているが，ここでのリスクは1年後の生存をもとに考慮されている．
（文献3より引用一部改変）

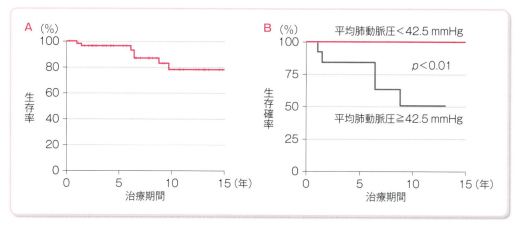

図1 岡山医療センターにおけるI/HPAH患者の累積生存確率(A)と，治療後の肺動脈平均圧が累積生存確率に及ぼす効果(B)．治療前のWHO機能分類≧Ⅲが96％，平均肺動脈圧は61±16 mmHgであった．
A：5年生存は90％を超え，10年生存も80％に達している．
B：治療後平均肺動脈圧＜42.5 mmHgを達成できた患者の10年生存確率は100％であった．
(文献2より引用一部改変)

b 肺高血圧症は進行性で不可逆か？

しかし以前から，進行性ではない肺高血圧症が知られている．ひとつは肺動脈血栓内膜摘除術やバルーン肺動脈形成術を施行したあとの慢性血栓塞栓性肺高血圧症(chronic thromboembolic pulmonary hypertension：CTEPH)である．CTEPHの主因は区域・亜区域肺動脈に存在する器質化血栓だが，細動脈にもPAH類似の病理学的変化をきたしていることが知られている[3,4]．こういった病変が血栓内膜摘除術後の残存肺高血圧症の成因として注目されたが，一方で，術後に肺高血圧症がほぼ消失した症例においても細動脈以下の病変が広範に残存していることが知られている[4]．同様の病変はバルーン肺動脈形成術後のCTEPHにおいても認められるが[5]，これらの症例において，いったん低下した肺動脈圧の再上昇は認められていない[4,5]．

もうひとつはカルシウム拮抗薬のレスポンダーであるI/HPAHである．急性血管反応性試験でレスポンダーと判定されたI/HPAH患者の約半数は，カルシウム拮抗薬による治療に反応して平均肺動脈圧が56.9±14.1から35.2±13.1 mmHgに低下し，治療増強を要することなく10年生存90％以上[6]という良好な予後を示す．すなわち，10年にわたって病態の進行が止まる患者群が存在するわけだが，それではこの患者たちは，それ以外のI/HPAH患者と異なる疾患なのであろうか？ 現時点で，レスポンダーとそれ以外のI/HPAH患者の間に急性血管反応性試験結果の差以外の差異は何ひとつ知られていない．それでは，カルシウム拮抗薬がI/HPAHの進行を抑制するような特別な作用を有しているのであろうか？ 肺高血圧症特異的治療薬と異なり，カルシウム拮抗薬に血管平滑筋や内皮の増殖を抑制するような特別な作用は知られていない．

また，不可逆ではない肺高血圧症の例も示されている．I/HPAH症例において，片肺移植後肺動脈圧がほぼ正常化して長期間経過したあとに，移植肺葉が慢性拒絶の結果廃絶して自己肺

のみ，しかも片肺となってすら肺動脈圧の再上昇をきたすことなく生命維持ができていた例が報告されている[7,8]．自己肺の病理学的[7]な改善すら認められたことから，これらの例においては肺高血圧症の根本たる肺動脈病変が可逆的であったとしか考えられない．通常，肺移植後にはステロイドホルモンをはじめとした免疫抑制薬の投与が行われるが，これらの薬剤には肺高血圧症における血管病変を退縮させる効果は知られていない．

　上述の3つの例は基礎疾患も治療法も異なるもので，共通することはひとつしかない．それはいずれの例においても肺動脈圧の十分な減圧ができていたことである．すなわち，方法のいかんにかかわらず，また基礎疾患の差にかかわらず，可及的速やかに肺動脈圧の十分な減圧を図ることによって，肺高血圧症の進行を止め，あるいは長期的に改善を期待することが可能であると推測できる．

c 肺高血圧症治療の現在あるべきゴール

　したがって，第5回WHOシンポジウムで掲げられた治療ゴールのなかにおいては，肺動脈圧の正常化を得る以外に達成の見込みがない"右室容積の正常化"のみが，実は長期生命予後改善のための治療ゴールとして妥当と考えられる．では具体的にはどこまで肺動脈圧を下げれば右室容積の正常化が得られるのであろうか？　右室容積の完全な正常化を目指すのであるならば，肺動脈圧を正常範囲内まで低下させるほかない．しかし，バルーン肺動脈形成術により劇的な改善が可能となったCTEPHや，早期発見が可能な膠原病に伴うPAHを除けば，多くの肺高血圧症患者は診断確定時にすでに非常に高度の肺高血圧症を呈しており，肺動脈圧を正常範囲まで低下させるのは容易なことではない．

　急性血管反応試験におけるレスポンダーの現在の判定基準は，肺動脈圧が10 mmHg以上低下して40 mmHg以下となることとされており[3]，実際，カルシウム拮抗薬でこの改善を維持できた例については10年以上の長期生存が非常に高率に見込まれる[6]．著者はI/HPAHの平均肺動脈圧を最低でも40 mmHg以下に維持することを目標に治療を行ってきたし，最近ではほとんどの症例でその目標を達成できてきた．結果として平均肺動脈圧＜42.5 mmHgを達成できれば10年生存率は100％となり，全体での10年生存率も78％を達成できた（図1B）[2]．近年Sitbonらは，積極的併用療法によって重症肺高血圧症患者の肺動脈圧の降下が得られ，3年生存も100％であったことを報告した[9]．欧米の患者においても，肺動脈圧の降下が得られることが確認できたわけだが，最近著者はSitbonと意見交換する機会を得た．その際，方法の差異はあれ，平均肺動脈圧40 mmHg未満が肺高血圧症における重要な治療目標であるということでは意見の一致をみた．もちろんSitbonの意見は，現時点で欧米の肺高血圧専門医に共通するものではないであろう．しかし，今後世界標準の治療目標も血行動態の改善へと変化していくものと確信している．

d 治療ゴールのさらなる変化

　平均肺動脈圧を最低でも40 mmHg未満に維持することは，あくまで5年生存がほとんど望めないような重症例に対して，10年生存を保証するための最低限の目標でしかない．10年の生存がほぼ確実となり治療開始15年を超える患者も増えつつある今，著者はI/HPAH患者の治療目標を，20年の生存を可能とすることにシフトさせつつある．この目標達成のためには，

患者の血行動態をさらに正常に近づける努力が必要となる．たとえば患者の肺動脈圧を正常範囲内まで降圧できれば理想的なのだが，これは可能なことであろうか．現時点において，すべての症例において正常範囲までの肺動脈圧降下が可能であるとは言いがたい．しかし，著者は，これまでの経験を踏まえて，多くの症例においては可能であると信じている．もちろん，そのゴール達成は，これまでのガイドラインに従った治療では困難であろうし，著者自身，ここ数年の間にも治療選択やそのタイミングを大きく変えてきた．たとえば，上述したごとく，高い肺動脈圧が持続することそのものが，肺高血圧症の進展につながるのであるならば，降圧のための介入は可及的速やかに開始され，その後極めて短期間のうちに効果判定と治療の変更・増強が考慮されねばならないであろう．具体的な方法は後述するが，現状で著者の施設では，I/HPAHの治療は基本的に多剤併用で開始し，1週以内に十分な肺動脈圧の降下が得られない場合には非経口PGI$_2$の追加を決定している．その結果，ほとんどの症例で治療開始3〜4週後の退院時点までに平均肺動脈圧40 mmHg以下の達成が可能となり，半年〜1年後には平均肺動脈圧30 mmHg以下とすることができるようになってきた．現時点では，当院におけるPAH治療ゴールは，「心係数正常の条件のもとで，平均肺動脈圧30 mmHg以下を達成すること」であり，少なくとも日本におけるゴールはこの条件に匹敵するものに変わっていくべきであると著者は信じている．

● 文献

1) McLaughlin VV et al：Treatment goals of pulmonary hypertension. J Am Coll Cardiol 2013；**62**(25 Suppl)：D73-D81
2) Ogawa A et al：Long-term patient survival with idiopathic/heritable pulmonary arterial hypertension treated at a single center in Japan. Life Sci 2014；**118**：414-419
3) Galiè N et al：2015 ESC/ERS Guidelines for the diagnosis and treatment of pulmonary hypertension：The Joint Task Force for the Diagnosis and Treatment of Pulmonary Hypertension of the European Society of Cardiology(ESC)and the European Respiratory Society(ERS)Endorsed by：Association for European Paediatric and Congenital Cardiology(AEPC), International Society for Heart and Lung Transplantation(ISHLT). Eur Heart J 2015 Aug 29. pii：ehv317.［Epub ahead of print］
4) Moser KM et al：Pulmonary vascular lesions occurring in patients with chronic major vessel thromboembolic pulmonary hypertension. Chest 1993；**103**：685-692
5) Ogawa A et al：Pulmonary microvascular remodeling after balloon pulmonary angioplasty in a patient with chronic thromboembolic pulmonary hypertension. Intern Med 2014；**53**：729-733
6) Rich S et al：The effect of high doses of calcium-channel blockers on survival in primary pulmonary hypertension. N Engl J Med 1992；**327**：76-81
7) Levy NT et al：Pathologic regression of primary pulmonary hypertension in left native lung following right single-lung transplantation. J Heart Lung Transplant 2001；**20**：381-384
8) Deb S et al：Reversal of idiopathic pulmonary arterial hypertension and allograft pneumonectomy after single lung transplantation. Chest 2006；**130**：214-217
9) Sitbon O et al：Upfront triple combination therapy in pulmonary arterial hypertension：a pilot study. Eur Respir J 2014；**43**：1691-1697

II

肺循環の生理を理解する

肺循環の生理とその特徴

　体循環は左心系から動脈を介して全身臓器へ動脈血を供給し，毛細血管を経て静脈血となり，静脈を介して右心系に戻る循環である．肺循環は右心系から肺動脈を介して肺へ静脈血を供給し，肺毛細血管レベルでガス交換を行ったのちに動脈血となり，肺静脈を介して左心系に動脈血を送る循環である．したがって肺循環は，肺動脈弁を越えたところから始まり，左右肺動脈に分岐し，気管支と並行して枝分かれしながら肺毛細血管として肺胞壁を取り囲み，血液が酸素化されたのちに肺静脈に進み，左右上下の計4本の肺静脈が左心房に流入するまでを示す．本項では，正常肺循環に関して概説する．

a 正常肺循環

　肺は肺動脈と気管支動脈の2つの動脈系による二重支配を受けると同時に，肺静脈および体静脈系の2つの静脈系に排出される特徴的な臓器である[1]．肺循環系（肺動脈・肺静脈）は機能血管として，気管支循環系（気管支動脈・気管支静脈）は気道への栄養血管としての役割を果たしている．

　肺循環系の特徴は，早い血流と低圧および低血管抵抗である（**表1**）．正常平均肺動脈圧は20 mmHg以下であり，体血圧の約6分の1以下である（**表1**）．したがって，肺動脈は大動脈に比べ血管壁が薄く，伸展性に富んでいる．肺毛細血管の直径は5 μmと他の毛細血管より細く，赤血球よりも小さい．肺毛細血管は，胸腔内圧低下や血流増大に応じて容易に拡張するうえ，肺胞を取り囲むような密な網目構造をしており，効率よくガス交換を行っている．右室から拍出されたすべての血液が肺を経由するため，肺循環が障害されると心拍出量に直接影響するが，安静時には全体の約4分の1の血管床を使用しているだけであり，肺は予備能の大きい臓器であるといえる．

　気管支動脈は毛細血管系に分枝し，気管支静脈へと流れるが，一部は肺静脈，残りは体循環静脈系へ流れるため，気管支循環系は生理的な右左シャントを有する．正常では，心拍出量の約1％がこの系に寄与しているだけであり，全身に対する低酸素の影響はごくわずかである．

1）加齢

　成人では加齢とともに主肺動脈が軽度拡大し，弾性肺動脈に薄い器質的病変が形成される．筋性肺動脈に軽度の中膜肥厚と偏心性内膜線維化が出現し，毛細血管壁は軽度に厚くなり，静脈はしばしば内膜硝子化を認めるため，肺動脈圧および肺血管抵抗は加齢とともに上昇する．また，加齢に伴う左室充満コンプライアンスの低下も肺動脈病変を促進させる．

2）運動

　中等度の運動では，肺動脈圧はわずかに上昇するだけである．一方，激しい運動では，運動

表1 正常血行動態

		正常範囲	
右心房	平均圧	1〜6	mmHg
右心室	収縮期圧	15〜30	mmHg
	拡張末期圧	1〜8	mmHg
肺動脈	収縮期圧	15〜30	mmHg
	拡張期圧	4〜12	mmHg
	平均圧	9〜20	mmHg
肺動脈楔入圧	平均圧	2〜12	mmHg
左心室	収縮期圧	90〜140	mmHg
	拡張末期圧	5〜12	mmHg
大動脈	収縮期圧	90〜140	mmHg
	拡張期圧	60〜90	mmHg
	平均圧	70〜105	mmHg
心拍出量		4〜8	L/min
心係数		2.5〜4.0	L/min/m^2
肺血管抵抗		20〜130	dyne·sec·cm^{-5}
体血管抵抗		700〜1600	dyne·sec·cm^{-5}

強度の増強とともに，左房圧および肺動脈圧が上昇することが多い．正常な肺微小循環では，左房圧が上昇し肺血流が増加すると，肺小血管が拡張し，運動中の肺血管抵抗は低下する．

3）標高/高地

高地での生活による肺高血圧症の重症度は様々であり，低酸素に対する肺血管攣縮の程度には個人差がある．

標高が上がると酸素分圧は低下する．海面高度での平均酸素分圧は150 mmHgであるが，海抜3,000〜5,500 mの高地では80〜100 mmHgに低下し，5,500〜8,840 mの高地になると40〜80 mmHgにまで低下する．高地に在住する成人では軽度の肺高血圧症を認め，多くの症例で運動により増悪する[2]．この肺高血圧症は，酸素吸入ではすぐには改善しないが，運動耐容能は制限されず，右心不全を引き起こすことはまれである．ただし，高地肺水腫，亜急性高山病，慢性高山病は重度の肺高血圧症を引き起こす可能性がある．

b 肺血管トーヌスと肺血流の調整

1）酸素

体血管と異なり，肺血管における酸素の影響は特異的である．低酸素に対する肺血管攣縮反応は生理学的に重要な適応機構である．すなわち，肺胞低酸素は局所の肺血管攣縮を引き起こし，低酸素領域の血流を遮断し，よりよい換気領域の肺へ血液を送ることにより，換気血流ミスマッチを改善する機構である[3]．この急性反応は生理的生体反応として有効であり，可逆性

である．しかしながら，低酸素が慢性化すると，肺動脈圧の上昇，肺血管リモデリング，そして種々の成長因子を発現させ，肺動脈性肺高血圧症へと進展する．

2) 一酸化窒素（NO）

NOは環状グアノシン一リン酸（cGMP）を上昇させ，血管平滑筋を弛緩させる[4]．内皮型NO合成酵素は正常肺血管の血管内皮に存在し，NOを制御して血管トーヌスを調整している．NO放出は，血栓やずり応力など様々な生理的刺激に反応するが，それ以外にも，血小板凝集活性抑制による内皮細胞表面の抗血栓性の維持，血管平滑筋細胞の増殖抑制，血管新生などにも重要な役割を果たしている．

3) アドレナリン

肺血管にはαおよびβアドレナリンレセプターが発現しており，それぞれ肺血管を収縮／拡張させることにより，肺血管トーヌスを調整している．肺動脈におけるα_1アドレナリンレセプターは，ノルエピネフリンに対する感受性を亢進させ，急性の酸素濃度の変化に対する局所の血管トーヌスを調整することにより，容易に局所の肺血流調整を行う．しかしながら，α_1アドレナリンレセプターの過剰刺激は血管平滑筋の収縮，増殖を引き起こす．

●文献

1) Kasper M：Phenotypic characterization of pulmonary arteries in normal and diseased lung. Chest 2005；**128**：547S-552S
2) Bartsch P, Gibbs JS：Effect of altitude on the heart and the lungs. Circulation 2007；**116**：2191-2202
3) Weir EK et al：Acute oxygen-sensing mechanisms. N Engl J Med 2005；**353**：2042-2055
4) Ichinose F et al：Inhaled nitric oxide：a selective pulmonary vasodilator：current uses and therapeutic potential. Circulation 2004；**109**：3106-3111

2

肺循環と右室機能

　一般に，肺高血圧症の最終的な死因の大部分は右心不全である．そこで予後改善のために，右室機能が注目されるようになってきた[1]．慢性左心不全のように，肺高血圧症においても心室機能改善を目指した治療介入が必要であるような印象を持つ読者も多いかもしれない．一方で多くの報告は"右室機能"という単語を右室そのものの機能としてではなく，より広義の"右室ポンプ機能"と解釈して使用しているため，様々な誤解も生んでいる．ここでは，生理学的な"右室機能"を概説したうえで，肺高血圧症における"右室ポンプ機能"不全に対する基本的な考え方を述べる．

a 右室の解剖学的特性

　解剖学的に右室は洞部（体部）と流出部（路）に大別され，生理的条件下ではその容積比は3：1である．洞部は，回転楕円体である左室の一部である心室中隔と，そこに付着する右室自由壁で構成され，その心筋線維束の走行は左室同様に心内膜側から心外膜側へと扇状に変化している．したがって，その駆出には三尖弁輪–心尖間の短縮も関与するが，大部分は自由壁–中隔の接近によってなされる．右室自由壁心筋の短縮率は部位・方向を問わず15％程度にとどまる[2]が，自由壁–中隔間のわずかな距離変化が，"ふいご"のように大きな容積変化を生むのに加えて，生理的条件下では右室圧は低圧であるため，心室中隔を介する心室間相互依存によって右室の収縮性は30％程度増強される[3]．これらの理由で，右室全体の駆出率は60％に達することが可能となっている．

b 右室の生理学的特性

　こういった解剖学的特性を有する右室ではあるが，その生理学的特性は左室のそれとほとんど差がなく，時変弾性モデル[4]があてはまることが知られている[5]．すなわち，拡張期末から一定時間後の圧–容積関係を様々な負荷条件下で求めると直線上に位置し，その直線の傾きは瞬時の右室弾性率を表し，さらにその傾きの最大値（Emax；心室最大収縮弾性率）が右室の収縮性（負荷条件に左右されない心室の強力さ）の指標となりうる（図1A）．ただし，右室の圧容積曲線には容積変化を伴わない圧上昇（等容性収縮）時相がないこと，心室圧がピークを過ぎたあとも駆出が持続することといった，生理的な左室とは異なる特徴も有している．これは重症僧帽弁閉鎖不全の際の左室圧容積曲線[6]と似た特徴で，三尖弁が生理的にも逆流を有することも一因かもしれない．また，健常者の右室は左室の1/8程度の収縮性しか有していない．にもかかわらず循環維持が可能なのは，後述する後負荷が左室の1/5以下にとどまるためである．

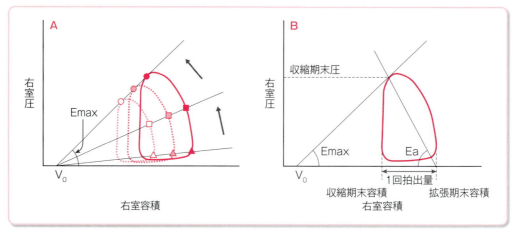

図1 右室の圧-容積関係

A：前負荷が小さい状態（薄い点線），中程度の状態（濃い点線）と大きい状態（実線）の右室圧容積ループ．各々のループにおいて，拡張期末（△）からスタートして1心周期の間に反時計方向に1周する．拡張期末から一定時間経過後の各ループの圧-容積点（□）は，容積切片（V_0；無負荷容積）を持つ一直線上にある．この直線の傾きは弾性率を表すので，拡張期末から一定時間後には，心室は負荷条件に無関係に決まった硬さになっていることを示している．直線は時間経過とともに傾きを増し，収縮期末（○）に最大の傾きを示す．すなわち収縮期末に心室は最も硬くなっていることになる．このように収縮期を通じて弾性が変化していく状態をあらわすのが時変弾性モデルである．この際，心室が示す最大弾性率が，収縮性の指標として用いられるEmaxである．

B：圧-容積平面上における右室と肺動脈系の結合．傾きEmax（心室最大収縮弾性率）を持つ直線は収縮期末圧-容積関係，傾きEa（実効動脈エラスタンス）を持つ直線は，収縮期末圧-1回拍出量関係を示す．この図より，

　　収縮期末容積＝V_0＋収縮期末圧/Emaxであり，1回拍出量＝拡張期末容積－収縮期末容積

である．ゆえに，

　　1回拍出量＝拡張期末容積－V_0－収縮期末圧/Emax

の式が成り立つ．

C 右室ポンプ機能

　心室のポンプ機能は1回拍出量で表されるため，容積計測のみでその評価は可能である．しかし，1回拍出量は，右室の収縮性（Emax）のほか，前負荷（収縮が始まる以前に心室を引き延ばしている程度）と後負荷（駆出に対する抵抗）によって決定され，前負荷は拡張期末容積，後負荷は収縮期末圧であるため，その変化の理由を知るためには，圧・容積の同時計測が必須である．図1Bに示すごとく，

　　1回拍出量＝拡張期末容積－V_0－収縮期末圧/Emax　　　（1）

という関係が成り立ち[4]，各々の要素が単独で変化した際の1回拍出量の変化を図示すると図2のようになる．すなわち，右室のポンプ機能は前負荷に比例，後負荷に反比例し，収縮性の変化に対しては非線形だがおおむね比例することがわかる．臨床的に収縮指標としてしばしば用いられる駆出率は，1回拍出量を前負荷である拡張期末容積で除したものであり，収縮性の変化も反映するものの，後負荷の変化も同等以上に反映することが理解できる．

　さて，肺動脈系が一定の硬さ（Ea：実効動脈エラスタンス）を持つ弾性袋と考えると，肺動脈の収縮期末圧は1回拍出量の増加に伴い上昇し，

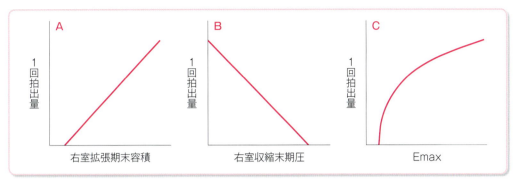

図2　1回拍出量に前負荷・後負荷・収縮性が及ぼす影響
A：後負荷・収縮性一定の条件下で前負荷が1回拍出量に及ぼす影響．前負荷の増加に伴い1回拍出量は直線的に増加する．この関係がスターリングの心臓法則である．
B：前負荷・収縮性一定の条件下で後負荷が1回拍出量に及ぼす影響．後負荷の増加に伴い1回拍出量は直線的に減少する．
C：前負荷・後負荷一定の条件下で収縮性が1回拍出量に及ぼす影響．収縮性の増加に伴い1回拍出量は非線形に増加する．Emaxが小さい場合にはわずかな変化でも1回拍出量を大きく変化させる．

$$収縮期末圧 = 1回拍出量 \cdot Ea \quad (2)$$

という関係が成り立つ．式(1)と式(2)から

$$1回拍出量 = Emax \cdot (拡張期末容積 - V_0)/(Emax + Ea) \quad (3)$$

という関係が導ける．生体内での心臓の仕事効率（総エネルギー消費に占める外的仕事）は10〜20％だが，これは後負荷条件によって変化することが知られている．左心における検討から，Ea/Emax＝0.6のとき心室の仕事効率が最大となり，Ea/Emax＝1のとき心室が発生する1回仕事量は最大となる[7]．心不全においてはEa/Emax＞1となっている[8]．

d 肺高血圧症における右室機能

　肺高血圧症においては，右室が肥大・拡大し回転楕円体に近づくものの，三尖弁逆流はさらに増加し，心室間相互依存によって左室からもたらされる収縮性の増分も期待できなくなるので，前方駆出にはますます不利になる．その際，右室の収縮性はどう変化しているのであろうか？　収縮期肺動脈圧が100 mmHgに達するような肺高血圧症例においても，右室拡張期末容積は2倍程度までにしか増えていない[9]．たとえ駆出率が半減していたとしても，図3に示すごとく，収縮期末圧－容積関係は右上方に移動していることになり，右室の収縮性は健常人より増加していることになる．このことは過去の報告からも明らかである[10]．したがって，高度の肺高血圧をきたしているということ自体，すでに右室が十分適応して収縮性が亢進していることを示している．左心不全においてはEmaxが低下してEa/Emax＞1となっているのに対して，肺高血圧症の右心不全においてはEaがあまりにも大きいためにEa/Emax＞1となっているだけである[10]．

　やや難解な内容となったが，本項で理解いただきたかったことは，肺高血圧症の右心不全は右室が弱っているためではないということである．すでに健常者より強力となった右室の機能をさらに改善するために，ACE阻害薬やβ遮断薬の効果を期待するのはナンセンスである．

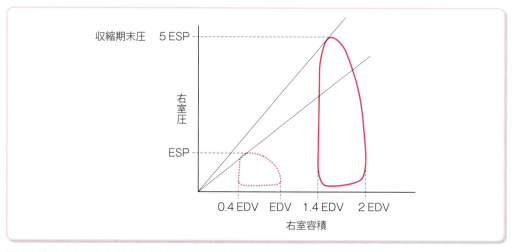

図3 健常者（破線）と肺高血圧症患者（実線）における右室の圧–容積関係

健常者の拡張期末容積をEDV，収縮期末圧をESPとして，健常者の右室駆出率を60％と仮定すると，収縮期末容積＝EDV－0.6 EDV＝0.4 EDVとなり，このときV_0を無視するとEmax＝ESP/0.4 EDV＝2.5 ESP/EDVとなる．肺高血圧症患者においては拡張期末容積が健常者の2倍，収縮期末圧が健常者の5倍，駆出率は30％と仮定した場合，収縮期末容積＝2 EDV－0.3・2 EDV＝1.4 EDVとなり，このときEmax＝5 ESP/1.4 EDV≒3.6 ESP/EDVとなる．すなわち，肺高血圧症患者の右室収縮性は健常者の1.5倍程度ということになる．拡大した心室のV_0は生理的な値より大きくなるので，実際にはこの差よりも大きくなると考えられる．

肺高血圧症の右心不全治療において必要なのは，あまりにも大きいEaを低下させること，すなわち収縮期肺動脈圧の低下を目指すことであることは，心室機能の観点からも明白である．

● 文献

1) Vonk-Noordegraaf A et al：Right heart adaptation to pulmonary arterial hypertension：physiology and pathobiology. J Am Coll Cardiol 2013；**62**（25 Suppl）：D22-D33
2) Anzola J：Right ventricular contraction. Am J Physiol 1956；**184**：567-571
3) Santamore WP et al：Hemodynamic consequences of ventricular interaction as assessed by model analysis. Am J Physiol 1991；**260**（1 Pt 2）：H146-H157
4) Suga H：Cardiac energetics：from Emax to pressure-volume area. Clin Exp Pharmacol Physiol 2003；**30**：580-585
5) Maughan WL et al：Instantaneous pressure-volume relationship of the canine right ventricle. Circ Res 1979；**44**：309-315
6) 弘田雄三：肥大心の収縮弛緩特性．心臓の適応と制御，菅　弘之，堀　正二（編），朝倉書店，東京，p271-280，1992
7) Sugimachi M et al：Optimal afterload for the heart vs. optimal heart for the afterload. Front Med Biol Eng 1990；**2**：217-221
8) Asanoi H et al：Ventriculoarterial coupling in normal and failing heart in humans. Circ Res 1989；**65**：483-493
9) van Wolferen SA et al：Prognostic value of right ventricular mass, volume, and function in idiopathic pulmonary arterial hypertension. Eur Heart J 2007；**28**：1250-1257
10) Tedford RJ et al：Right ventricular dysfunction in systemic sclerosis-associated pulmonary arterial hypertension. Circ Heart Fail 2013；**6**：953-963

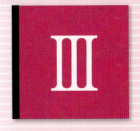

肺高血圧症の病態を理解する

肺高血圧症の臨床分類
（ニース肺高血圧症臨床分類）

　肺高血圧症が引き起こす病態は様々であり，それぞれの肺高血圧症に対応するにはその機序に対する評価が必要である．しかし，個々の症例で病因をつきつめるのは現実的には困難であり，ワールドシンポジウムで提唱された肺高血圧臨床分類を参考に治療が行われる．1998年フランス/エビアンでWHO共催の原発性肺高血圧症ワールドシンポジウム（エビアン会議）が行われ，病因，病態が類似し治療法にも共通性が高い肺高血圧症を5つのグループに分類し肺高血圧症臨床分類として最初に提案した（エビアン肺高血圧臨床分類）．その後，2003年にベニスで開催された第3回会議で若干の改訂がされ，2008年の米国・ダナポイントで開催された第4回肺高血圧症ワールドシンポジウムでダナポイント分類に改訂された．2009年のESC/ERSやACCのガイドラインでもダナポイント分類を踏襲している．そして，2013年ニースで第5回肺高血圧ワールドシンポジウムが開催されダナポイント分類に若干の修正が加えられた（表1）[1]．現在使用されている分類はこのニース分類であり，日本循環器学会の肺高血圧症治療ガイドライン2012年版の基礎となっている．ニース分類では肺高血圧症を以下の5群に分類している．

a 第1群　肺動脈性肺高血圧症（pulmonary arterial hypertension：PAH）

　PAHは肺高血圧症の特徴が最も典型的に具象化された疾患群で，その発症機序はいまだ十分解明されていない．ニース分類では，PAHを特発性PAH，遺伝性PAH，薬剤・毒物関連PAH，他の疾患に関連するPAHと，第1群の亜群として肺静脈閉塞性疾患および肺毛細血管腫症（1'群）と新生児遷延性肺高血圧症（1"群）に細分類している．他の疾患に関連するPAHの「他の疾患」として結合組織病，HIV感染，門脈肺高血圧症，先天性心疾患，住血吸虫症をあげている．現在認可されている肺高血圧治療薬は通常この1群を対象として使用されている．

1）特発性PAH/遺伝性PAH

　「PAH」において，本症の発症にかかわる明らかな病態が指摘できない例を「特発性PAH」とした．また特定の遺伝子変異を持つPAH例が存在することが報告され，そこで特に家族歴を有するか，遺伝子変異が確認された例は別途「遺伝性PAH」と称している[2,3]．ダナポイント分類で記載されているBMPR2，ALK1endoglinに加えて近年報告された遺伝子変異としてSMAD9，CAV1，KCNK3もニース分類から追加された．

2）薬物および毒物誘発性PAH

　アミノレックスやフェンフルラミン誘導体などの食欲抑制剤や，他の特定の薬剤・物質によって誘発された可能性が高いPAH群である．2006年のフランスからの報告ではPAHの約10％が本群に属するPAHであるが[4]，本邦ではこのようなPAHは極めて少ない．

表1　2013年：第5回 肺高血圧症ワールドシンポジウム（ニース分類）

1. 肺動脈性肺高血圧症
    1.1. 特発性肺動脈性肺高血圧症（IPAH）
    1.2. 遺伝性肺動脈性肺高血圧症（HPAH）
        1.2.1. BMPR2
        1.2.2. ALK1，endoglin（遺伝性出血性毛細管拡張症合併あるいは非合併）
        1.2.3. 不明
    1.3. 薬物および毒物に起因するもの
    1.4. 他の疾患に関連するもの
        1.4.1. 結合組織病
        1.4.2. HIV感染症
        1.4.3. 門脈圧亢進症
        1.4.4. 先天性心疾患
        1.4.5. 住血吸虫症
1'. 肺静脈閉塞症および／または肺毛細血管腫症
1". 新生児遷延性肺高血圧症
2. 左心系疾患に伴う肺高血圧症
    2.1. 収縮障害
    2.2. 拡張障害
    2.3. 弁膜症
    2.4. 先天性／後天性の左心流入路／流出路閉塞
3. 肺疾患および／または低酸素による肺高血圧症
    3.1. 慢性閉塞性肺疾患
    3.2. 間質性肺疾患
    3.3. 拘束型閉塞型の混合型を示すその他の呼吸器疾患（CPFE）
    3.4. 睡眠呼吸障害
    3.5. 肺胞低換気症
    3.6. 高所における慢性曝露
    3.7. 発達障害
4. 慢性血栓閉塞性肺高血圧症
5. 原因不明の複合的要因による肺高血圧症
    5.1. 血液疾患：慢性溶血性貧血，骨髄増殖性疾患，摘脾
    5.2. 全身疾患：サルコイドーシス，肺Langerhans細胞組織球症：リンパ脈管筋腫症，神経線維腫症，血管炎
    5.3. 代謝疾患：糖原病，Gaucher病，甲状腺疾患
    5.4. その他：腫瘍による閉塞，線維性縦隔洞炎，透析中の慢性腎不全，区域性肺高血圧症

（文献1より）

3）他の疾患に関連するPAH（associated PAH：APAH）

a）結合組織病関連のPAH（connective tissue disease-PAH：CTD-PAH）

　結合組織病は難治性疾患であるが，これに肺高血圧症が合併したCTD-PAH例は特に予後不良となる．そこで，本症は結合組織病のなかでも特に臨床的に重要なグループと考えられている．欧米では全身性硬化症（SSc）におけるPAHの有病率は7〜12％と報告され[5,6]，その予後は特発性PAHに比しても不良である．また，全身性エリテマトーデス（SLE）や混合性結合

組織病（MCTD）でのPAHの合併頻度は十分明らかとなっていないが，SScよりは頻度は少ないと報告されている．しかし，日本ではMCTD，SLEでの肺高血圧の合併率が高く，MCTDで16％，SLEで9.3％に達しており，SScでも11.4％との報告がある[7]．

b）HIV感染症

フランスからの報告ではHIV感染症に関連するPAHは全体の約6％である．また，HIV例中のPAHの有病率は0.46％と報告されている．日本でのHIV感染症に関連するPAHの報告例は少ないが近年診断例が散見され始めている．

c）門脈肺高血圧症（portopulmonary hypertension：POPH）

門脈圧亢進症では，その2〜6％に肺高血圧症を合併するといわれている．POPHの初期では高心拍出量状態や心臓の拡張障害などにより，計算上の肺血管抵抗は比較的低い場合が多い．病理学的所見は特発性PAHと同一と報告されている．

d）先天性心疾患（congenital heart disease-PAH：CHD-PAH）

先天性の左-右短絡を有する心疾患では，その経過中に高率に肺高血圧症の合併例がみられ，欧州と北米からの報告ではCHD-PAHの頻度は，成人100万人あたり1.6〜12.5人である．そのうち25〜50％がアイゼンメンゲル化するとの報告がある[8]．

e）住血吸虫症

発展途上国に多いとされる住血吸虫症に合併したPAHであるが，日本ではほとんど報告例はない．

b 第1'群：肺静脈閉塞性疾患（pulmonary venoocclusive disease：PVOD）および/または肺毛細血管腫症（pulmonary capillary hemangiomatosis：PCH）

PVOD/PCHは臨床的にPAHと共通点が多いが，組織学的所見や内科的治療に対する反応はPAHと大きく異なり，PAH治療薬の投与により約半数の症例で肺水腫が発症するとされる．予後もPAHに比し不良である．このため両者は1'群として別に分類された[9]．

c 第1''群：新生児遷延性肺高血圧症（PPHN）

胎児が出生後の循環動態の変化に対応できず肺高血圧が持続する場合を新生児遷延性肺高血圧症（persistent pulmonary hypertension of the newborn：PPHN）という．PPHNは新生児の0.2％程度に生じ，新生児死亡の主因のひとつとして報告されている．

d 第2群　左心系疾患による肺高血圧症

「左心疾患による肺高血圧症」はその機序により左室の収縮機能障害，拡張機能障害，弁膜症，先天性/後天性の左心流入路/流出路閉塞の4種に細分類される．本群に属する症例数は，肺高血圧症の中では一番多い可能性があるとの指摘もある．肺動脈楔入圧の上昇が肺高血圧発症の主要な成因で，このため計算上の肺血管抵抗は著明に増加していない場合が多い．PAHとは基本的に病態が異なる．

e 第3群　肺疾患および/または低酸素血症による肺高血圧症

　COPD，間質性肺疾患，睡眠呼吸障害，慢性の高地低酸素曝露など種々の呼吸器疾患や低酸素血症に合併する肺高血圧症である．肺実質障害による肺高血圧症では，一般には高度肺高血圧症を生じる場合は少なく，肺動脈平均圧が 40 mmHg 以上を示す症例は全体の1％と報告されている．しかしCPFE（combined pulmonary fibrosis and emphysema）などでまれに高度の肺高血圧症例が存在しておりそのような病態に関心が集まっている．

f 第4群　慢性血栓塞栓性肺高血圧症（chronic thromboembolic pulmonary hypertension：CTEPH）

　器質化した肺動脈内血栓による肺高血圧症である．急性肺血栓塞栓症の一部が慢性化し発症すると考えられているが，詳細な原因は確定されていない[10]．海外の報告と異なり，日本では女性例が多く，好発年齢は 50〜60 歳である．以前は主要な血管閉塞部位より中枢型 CTEPH と末梢型 CTEPH に細分類されていたが，ダナポイント分類以降はあえて中枢型/末梢型の区別は行わないこととなった．以前は難治性疾患とみなされていたが，肺高血圧症のなかで唯一外科的治療（肺動脈血栓内膜摘除術）やカテーテル治療が有効である．最近，sGC刺激薬のCTEPHに対する有効性が確認され認可された．

g 第5群　原因不明あるいは複合的な要因による肺高血圧症

　最近，血液疾患（慢性溶血性貧血，骨髄増殖性疾患など），全身性疾患（サルコイドーシスなど），代謝疾患（糖原病Ⅰa型など），その他（腫瘍，人工透析など）で高度の肺高血圧合併例が存在することが判明してきた．これらの症例は従来の区分に分類することが困難であることから，ニース分類では当面，第5群として扱うことになった．症例数も多くはない．

文献

1) Simonneau G et al：Updated clinical classification of pulmonary hypertension. J Am Coll Cardiol 2013；**62**：D34-D41
2) Lane KB et al：Heterozygous germline mutations in BMPR2, encoding a TGF-beta receptor, cause familial primary pulmonary hypertension. The International PPH Consortium. Nat Genet 2000；**26**：81-84
3) Trembath RC et al：Clinical and molecular genetic features of pulmonary hypertension in patients with hereditary hemorrhagic telangiectasia. N Engl J Med 2001；**345**：325-334
4) Humbert M et al：Pulmonary arterial hypertension in France：results from a national registry. Am J Respir Crit Care Med 2006；**173**：1023-1030
5) Hachulla E et al：Early detection of pulmonary arterial hypertension in systemic sclerosis：a French nationwide prospective multicenter study. Arthritis Rheum 2005；**52**：3792-3800
6) Mukerjee D et al：Prevalence and outcome in systemic sclerosis associated pulmonary arterial hypertension：application of a registry approach. Ann Rheum Dis 2003；**62**：1088-1093
7) 吉田俊治，深谷修作：膠原病性肺高血圧症の頻度と病態の解析．厚生労働科学研究費補助金免疫アレルギー疾患予防・治療研究事業　全身性自己免疫疾患における難治性病態の診断と治療法に関する研究班平成15年度総括・分担研究報告書，p40-43，2004
8) Galie N et al：Management of pulmonary arterial hypertension associated with congenital systemic-to-pulmonary shunts and Eisenmenger's syndrome. Drugs 2008；**68**：1049-1066

9) Montani D et al：Pulmonary veno-occlusive disease. Eur Respir J 2009；**33**：189-200
10) Moser KM et al：Chronic thromboembolic pulmonary hypertension：clinical picture and surgical treatment. Eur Respir J 1992；**5**：334-342

2 肺高血圧症の病態生理

　肺循環系は体循環系と異なる調節を受けている．本項ではまず肺循環の生理的側面から肺高血圧症について概説し，その後，肺動脈性肺高血圧症（PAH）を中心に病態生理を解説したのち，治療法との関連を説明していきたい．

a 肺循環の生理と肺高血圧症

1）低圧系・低抵抗系かつコンプライアンスが大きい

　肺循環系は体循環系と比べ低血圧系であり，安静時肺動脈圧の正常値は収縮期圧20～30 mmHg，拡張期圧7～12 mmHg，平均圧10～15 mmHg程度である．PAHの診断は，安静時に平均肺動脈圧25 mmHg以上で肺動脈楔入圧が15 mmHg以下と定義されている．
　肺血管抵抗（pulmonary vascular resistance：PVR）は，肺動脈平均圧から肺動脈楔入圧を差し引いた値を心拍出量で除することにより求められ，全身血管抵抗（systemic vascular resistance：SVR）の約1/5～1/6と低い．さらに肺循環系の特徴はコンプライアンスが大きいことである．右室自由壁は左室壁の約1/3と薄く，拡張性に富む．運動など肺血流量の増大時は，肺血管は容易に伸展し，受動的な拡張（distension）が生じる．また，それまで血流のなかった血管に再疎通（recruitment）が生じる．このように肺血管床は予備血管床が多いので，肺動脈に器質的狭窄が起こったとき，有効肺血管床が1/3以下に減少するまで安静時の肺動脈圧の上昇はみられないと考えられている[1]．したがって，カテーテルにて肺高血圧症と診断された時点で病状はかなり進んでいるということを認識して，治療にあたる必要がある．

2）低酸素性肺血管攣縮

　肺胞換気量の低下などにより肺胞気酸素分圧が低下すると，その肺胞領域を灌流する細小動脈に血管収縮が生じ，血流が減少する．これは低酸素性肺血管攣縮（hypoxic pulmonary vasoconstriction：HPV）といわれ，換気のよい肺胞に，血流がより多くなるようにする自己調節機能である．したがって，低酸素を予防するため，肺高血圧症治療の一般的ケアとして酸素が用いられる．この肺血管収縮は慢性閉塞性肺疾患（COPD）などに伴う低酸素血症においては，肺高血圧症の原因のひとつになっている．

3）生理活性物質による肺循環の調節

　血管内皮細胞から産生される血管拡張因子である一酸化窒素（nitric oxide：NO）とプロスタグランジンI_2（prostaglandin I_2：PGI_2）［プロスタサイクリン］，さらに血管収縮因子であるエンドセリン（endothelin：ET）は血管平滑筋に作用して，それぞれ血管を弛緩・収縮させる（図1）．PAHではこれら血管拡張因子と血管収縮因子のアンバランスがある．すなわち血管拡張につながる内皮型一酸化窒素合成酵素（eNOS）の発現低下と，血管収縮につながるET-1の発現

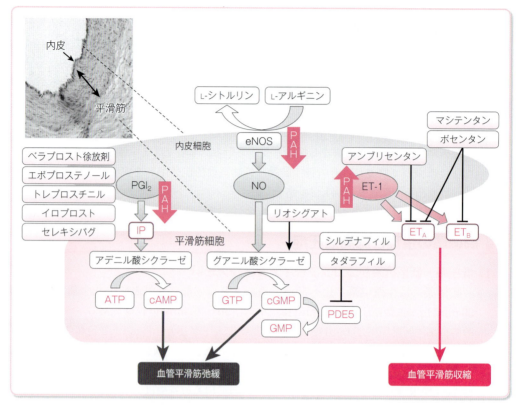

図1 生理活性物質による肺動脈の調節，PAHにおける変化（赤矢印）とそれらに関するPAH治療薬

血管内皮細胞から産生される nitric oxide（NO）と prostaglandin I_2（PGI_2），さらに血管収縮因子である endothelin-1（ET-1）は血管平滑筋に作用して，それぞれ血管を弛緩・収縮させる．PAHでは血管拡張につながる内皮型一酸化窒素合成酵素（eNOS）の発現低下と，血管収縮につながるET-1の発現亢進がみられる（赤矢印）．さらにPGI_2合成酵素の発現低下によるPGI_2の低下が認められる（赤矢印）．
eNOS：内皮型一酸化窒素（NO）合成酵素，IP：prostacyclin receptor，ATP：アデノシン三リン酸，GTP：グアノシン三リン酸．

亢進がみられる．さらにPGI_2合成酵素の発現低下によるPGI_2の低下が認められる．

　このアンバランスに対抗する薬剤が肺高血圧症の治療に応用されている（詳細は「V-3．薬物療法」参照）．一酸化窒素（NO），可溶性グアニル酸シクラーゼ（sGC）刺激薬とそれらのシグナル伝達物質であるcGMPの分解を抑制するホスホジエステラーゼ-5（PDE-5）阻害薬，さらにPGI_2は肺高血圧症の治療に使用されている．血管内皮細胞由来ペプチドであるETは強力な血管収縮作用と平滑筋増殖作用をもつ．ET受容体にはET_A・ET_Bの2つのサブタイプが認められている．ET_A受容体は平滑筋細胞に存在し血管平滑筋収縮と増殖を誘導する．一方，ET_B受容体は正常では主に血管内皮細胞に存在し，刺激によりNOやPGI_2産生を亢進することで血管を拡張させる．しかしPAHにおいてはET_B受容体は血管内皮細胞では減少，平滑筋細胞では増加して血管収縮に関与するようになる．ET受容体拮抗薬（ET receptor antagonist：ERA）としてはET_A受容体およびET_B受容体の両者に対する拮抗薬（dual receptor blocker）と，ET_A受容体に選択性が高い拮抗薬が用いられている．

b 肺高血圧症の病態生理─肺動脈性肺高血圧症を中心に

2013年にニースで開催されたワールドシンポジウムで，病態生理や臨床像，基礎疾患などに基づき肺高血圧症が再分類された．そのなかで1群は肺動脈性肺高血圧症（PAH）と1'群として肺静脈閉塞性疾患（PVOD）および肺毛細血管腫症（PCH），1"群として新生児遅延性肺高血圧症から構成されている（詳細は「Ⅲ-1．肺高血圧症の臨床分類」参照）．

1）肺動脈性肺高血圧症（PAH）

PAHの病態の主体は肺動脈内腔の狭窄で，主に3つの要因により生じる．1つ目は血管拡張因子と血管収縮因子のアンバランスによる「血管収縮」，2つ目は血管内皮細胞・平滑筋細胞・筋線維芽細胞などの過剰増殖とアポトーシス抵抗性による「血管リモデリング」，3つ目は凝固系の異常による病変部での「血栓形成」である．主として前2者の結果，肺血管抵抗が上昇し，肺動脈圧の上昇や右心不全を引き起こす．

a）血管収縮について

まず前述のごとく，血管拡張因子と血管収縮因子のアンバランスが関与している．さらにPAH患者から採取した肺動脈平滑筋細胞では，電位依存性カリウムチャネル（Kvチャネル）の電流が低下しており，そのため静止膜電位が浅く，細胞内Ca濃度が高くなっている．この異常により，PAH患者の肺動脈の収縮が亢進していると考えられている．原子間力顕微鏡（atomic force microscope：AFM）を用いて，肺動脈平滑筋細胞の弾性率を検討したところ，コントロール状態（＝無刺激時）では，PAHと肺高血圧症のない対照者の肺動脈平滑筋細胞間で差はなかったが，NOに対する反応をみると，対照者の細胞では弾性率が低下するのに対し，PAH細胞では弾性率に変化が認められなかった（図2）[2]．すなわちPAH肺動脈平滑筋細胞は，生体内の血管弛緩物質であるNOに対して反応しにくい細胞であると考えられる．

b）血管リモデリングについて

内膜・中膜・外膜の肥厚からなる収縮性病変（constrictive lesions）と叢状病変（plexiform lesion），dilatation lesion，arteritisからなる複合病変（complex lesions）により血管リモデリングが生じる（詳細は「Ⅲ-3．肺高血圧症の病理像」参照）．内膜・中膜の肥厚は肺動脈の狭窄・閉塞を示し，走査型電子顕微鏡でみると毛細血管に至るまでに動脈が閉塞し，枯れ枝状になっている（図3）[3]．内皮細胞・平滑筋細胞・筋線維芽細胞などの過剰増殖（☞トピックス①）とアポトーシス抵抗性（☞トピックス②）が存在するといわれている．

壊死性の血管炎も重症肺高血圧症に時折みられ，叢状病変（plexiform lesion）の前駆病変とも考えられている．壊死を伴わない血管周囲の炎症細胞浸潤もしばしば認められる．炎症には

> **トピックス1　平滑筋細胞の過剰増殖**
>
> いくつかの興味ある報告がある．ひとつはbone morphogenetic protein（BMP）リガンドと平滑筋細胞の増殖能との関連である．肺高血圧症のない対照者または二次性肺高血圧症由来の肺動脈平滑筋細胞ではBMPリガンド（BMP-2, -4, -7）刺激は平滑筋細胞の増殖能を抑制するのに対し，PAH肺動脈平滑筋細胞ではこの抑制効果が欠如している．さらにこのBMPによる増殖抑制効果の低下は，BMP2型受容体（BMPR2）遺伝子異常の有無にかかわらず認められる．

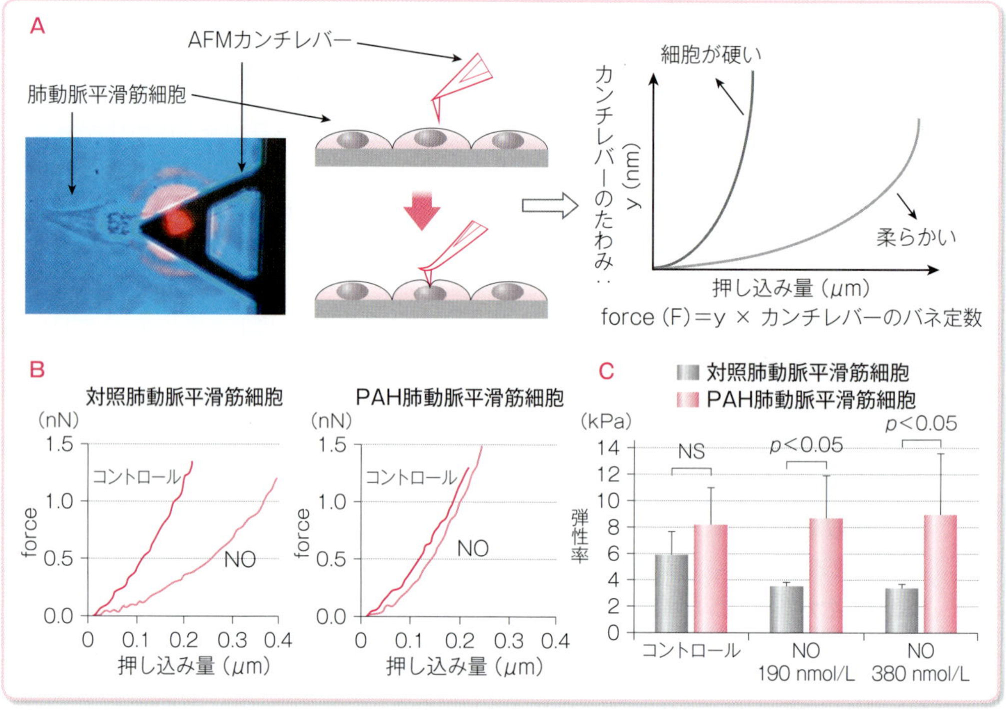

図2 一酸化窒素に対する肺動脈平滑筋細胞の弾性率の変化

A：原子間力顕微鏡(AFM)による弾性率の測定原理．培養皿上の平滑筋細胞に，AFMのプローブであるカンチレバーを押し込み，カンチレバーの押し込み量(indentation deapth)とカンチレバーのたわみ(cantilever deflection)の関数を示すforce curveを計測した．このforce curveより弾性率をHertz modelに従って算出した．

B：肺高血圧症のない対照者の細胞では一酸化窒素(NO)にてforce curveが下にシフトしている(＝弾性率が減弱している)が，PAH肺動脈平滑筋細胞では一酸化窒素刺激に対しても変化していない．

C：一酸化窒素に対する弾性変化のまとめ．PAH肺動脈平滑筋細胞では一酸化窒素刺激にても弾性率が変化していない．

(文献2より改変)

PAHにおいてマクロファージを引き寄せるケモカインであるmonocyte chemoattractant protein-1(MCP-1)の血中濃度が高いことなどとの関連が考えられる[4]．

治療の目標は肺動脈圧や肺血管抵抗を低下させ，QOLや予後の改善を目指すことである．そのためには肺血管拡張だけでなく，肺血管リモデリングの改善も目指して治療を行うことが重要である．現在使用されているPGI_2誘導体・PDE-5阻害薬・ERAには血管拡張作用のみな

トピックス2 平滑筋細胞のアポトーシス抵抗性

PAH患者の肺組織ではproapoptotic/antiapoptotic遺伝子の比が減少しており，PAH患者の肺動脈平滑筋細胞はアポトーシス抵抗性が亢進している．また，肺高血圧症のない対照者または二次性肺高血圧症の肺動脈平滑筋細胞では，BMP-2，-7によりアポトーシスが誘導されるが，PAH肺動脈平滑筋細胞では誘導されない．

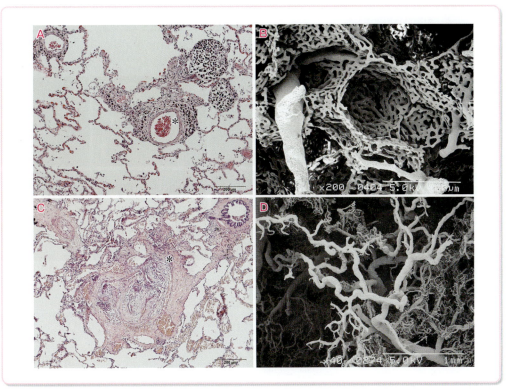

図3 肺高血圧のない対照者と肺動脈性肺高血圧症(PAH)患者の肺病理組織像と走査型電子顕微鏡による血管鋳型像

A：対照者の肺病理組織像．HE染色による正常肺動脈像(＊)．Bar＝200 μm．
B：対照者の走査型電子顕微鏡像．毛細血管のネットワークを示す．Bar＝200 μm．
C：PAHの肺病理組織像．中膜・内膜肥厚による肺動脈の狭窄・閉塞を示す(＊)．Bar＝200 μm．
D：PAHの走査型電子顕微鏡像．毛細血管に至るまでに動脈が閉塞し，枯れ枝状になっている．Bar＝1 mm．
(文献3より改変)

らず肺動脈平滑筋細胞の増殖抑制作用があると考えられている．さらに高用量のPGI$_2$療法は臨床上有効であるが[5]，肺動脈平滑筋細胞にFasリガンドのup-regulateを介しアポトーシスを引き起こす(図4)[6]．この作用が肺動脈のリバースリモデリングにつながっていると考えられている[7]．

　このような3系統の薬剤を使用されている状況下で肺移植を受けた62名の患者の肺動脈病理が近年報告されている[8]．PAHの肺動脈では内膜と中膜の肥厚を認めたが，内膜の肥厚が優性であった．血管周囲の炎症細胞浸潤も著しかった．叢状病変もよく認められたが，PGI$_2$治療を受けていない人のほうが少なかった．この結果から，現状の3系統の薬剤治療にて，中膜平滑筋の増殖は抑制しうるが，内膜の肥厚と叢状病変は抑えきれないこと，炎症細胞浸潤が病態の進行に関与していることが示唆される．残るこれらの病変の機序の解明とそれらを標的とした治療法の開発が今後期待される．

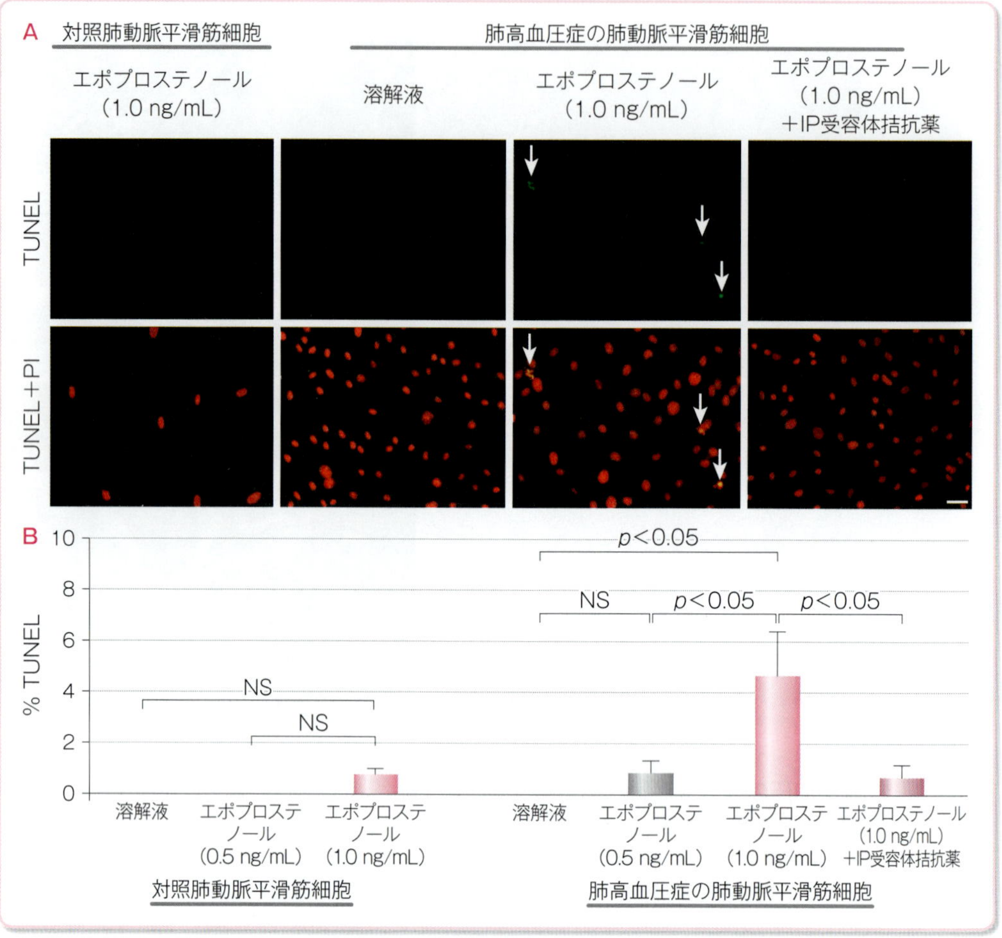

図4 エポプロステノールによる肺動脈平滑筋細胞のアポトーシス誘導作用
A：TUNEL染色．矢印はTUNEL陽性細胞．
B：アポトーシス陽性細胞数．肺高血圧症の肺動脈平滑筋細胞にて高濃度エポプロステノールは低濃度エポプロステノールと比較し，有意にアポトーシス陽性細胞を増加した．対照者の細胞では有意なアポトーシス増加を認めていない．
（文献6より改変）

2）肺静脈閉塞性疾患（PVOD）

　肺静脈（PV）と細静脈をおかす閉塞性内膜病変を主とする．PVの内膜には肥厚/閉塞，再疎通（recanalization）の像がみられる（図5A）．それらに伴いPVの内膜が発達し筋性動脈と類似してくる（arterialization of pulmonary vein）．静脈の流れが障害されるため毛細血管の著明なうっ血（図5B）[3]，間質の浮腫，リンパ管の拡張を伴う．病変は局所的なこともある．また，肺動脈にも中膜肥厚，内膜肥厚（偏心性，求心性非層状）がよくみられる．

3）肺毛細血管腫症（PCH）

　PCHは非常にまれな疾患で血管・気管支周囲の間質や，肺実質，胸膜に浸潤するthin-walled microvesselの増生を特徴とし（図5C），しばしば斑状や小結節状を呈する（図5D）[3]．

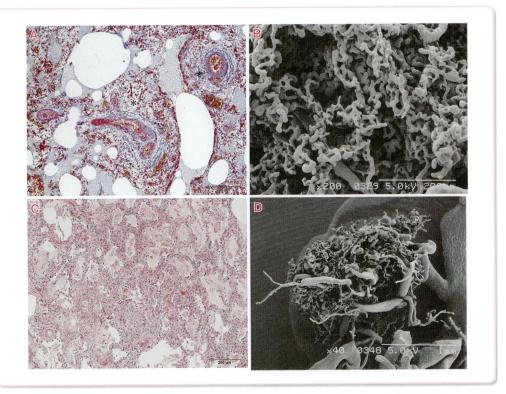

図5 肺静脈閉塞性疾患(PVOD)患者および肺毛細血管腫症(PCH)患者の肺病理組織像と走査型電子顕微鏡による血管鋳型像

A：PVOD患者の肺病理組織像．Masson's trichrome染色による肺静脈像(＊)．肺静脈の狭窄を認める．Bar＝200 μm．
B：PVOD患者の走査型電子顕微鏡像．毛細血管のうっ血(拡張)を示す．図2Bの像(等倍率)と比べ毛細血管が膨らんでいる．Bar＝200 μm．
C：PCHの肺病理組織像．HE染色にてmicrovesselの増生を認める．Bar＝200 μm．
D：PCHの走査型電子顕微鏡像．小結節状のmicrovesselの増生を認める．Bar＝1 mm．
(文献3より改変)

病理学的にはそのほかにPVの閉塞やヘモジデリン貪食マクロファージなど肺実質の変化がみられPVODとの鑑別が困難な例がある．PVODで拡張した毛細血管は1層であるがPCHでは2層以上みられるのが鑑別点となる．また，筋性動脈にはやはり内膜肥厚や中膜肥厚を伴う．

上述のごとくPVOD・PCHはPAHと組織学的にも類似点もあるが，内科的治療に対する反応性は異なり，PAHに特異的な治療で肺水腫が発症することも多く，細心の注意が必要である．

肺高血圧症の治療薬は複数存在し，今後新たな薬も登場してくるが，その使用は病態生理を十分理解したうえで行うことが望ましいと考えられる．

●文献

1) 国枝武義：肺高血圧症の概念，病態，治療体制の確立に向けて．Ther Res 2005；**26**：2012-2021
2) Nakamura K et al：Altered nano/micro-order elasticity of pulmonary artery smooth muscle cells of pa-

tients with idiopathic pulmonary arterial hypertension. Int J Cardiol 2010 ; **140** : 102-107
3) Miura A et al : Three-dimensional structure of pulmonary capillary vessels in patients with pulmonary hypertension. Circulation 2010 ; **121** : 2151-2153
4) Hashimoto K et al : Epoprostenol therapy decreases elevated circulating levels of monocyte chemoattractant protein-1 in patients with primary pulmonary hypertension. Circ J 2004 ; **68** : 227-231
5) Akagi S et al : Marked hemodynamic improvements by high-dose epoprostenol therapy in patients with idiopathic pulmonary arterial hypertension. Circ J 2010 ; **74** : 2200-2205
6) Akagi S et al : Prostaglandin I2 induces apoptosis via upregulation of Fas ligand in pulmonary artery smooth muscle cells from patients with idiopathic pulmonary arterial hypertension. Int J Cardiol 2013 ; **165** : 499-505
7) Akagi S et al : Reverse remodeling of pulmonary arteries by high-dose prostaglandinI2 therapy : a case report. J Cardiol Cases 2013 ; **9** : 173-176
8) Stacher E et al : Modern age pathology of pulmonary arterial hypertension. Am J Respir Crit Care Med 2012 ; **186** : 261-272

3 肺高血圧症の病理像

　肺高血圧症の病理組織はWagenvoort[1]の提唱したplexogenic arteriopathyが重症肺高血圧症の所見としてあまりにも有名であるが，実際はいくつかの病変の複合であることが多い．2003年のベニスでのWHO肺高血圧会議でも臨床分類に加え，肺組織病理の分類が提案された[2]（**表1**）．それ以降のWHO会議でも今のところ病理としての追加はない．病変の起こっている血管，すなわち肺動脈の部位，また炎症合併所見についても病理学的に記載するように推奨された．しかし，病理では古典的なHeath-Edwards分類[3]も現在でも表記している．

表1　肺高血圧症の血管病理分類

1. 肺動脈性肺高血圧症（前細葉動脈／細葉動脈）
    1）肺動脈病変：孤立性中膜肥厚のみ（旧WHO 分類Grade 1）
    2）肺動脈病変：中膜肥厚＋内膜肥厚（細胞性・線維性）（旧WHO 分類Grade 2〜3）
        ①求心性層状病変
        ②偏心性非層状病変
    3）肺動脈病変：叢状病変（plexiform lesion），拡張病変，血管炎のそれぞれ，あるいは組み合わせ（旧WHO 分類Grade 4〜6）
    4）孤立性血管炎

1a. 1の病変に小静脈性病変（細胞性／線維性内膜肥厚，静脈の動脈化）の合併
    特記すべき所見：外膜肥厚，血栓性病変（新鮮，器質化，篩状），壊死性血管炎，単球性血管炎，弾性動脈変化（線維化，動脈硬化，弾性線維変性），気管支動脈変化，鉄沈着，石灰化，異物塞栓，陳旧性梗塞

2. 肺静脈閉塞症（あらゆる大きさの静脈および小静脈）
    1）静脈性変化：内膜肥厚・閉塞（細胞性，線維性），再疎通
    2）外膜肥厚：静脈の動脈化，異物反応を伴う鉄・カルシウム沈着
    3）毛細血管変化：拡張，うっ血，血管腫様
    4）間質性変化：浮腫，線維化，ヘモジデローシス，リンパ球浸潤
    5）その他：リンパ管拡張，ヘモジデリン貪食マクロファージ肺胞内浸潤，Ⅱ型肺胞上皮増殖

3. 肺微小血管症（動脈症，静脈症の合併があってもなくてもよい）
    1）微小血管病変：限局性毛細血管増殖，静脈内閉塞性毛細血管増殖
    2）静脈内膜線維化
    3）間質性変化：浮腫，線維化，ヘモジデローシス
    4）その他：リンパ管拡張，ヘモジデリン貪食マクロファージ，Ⅱ型肺胞上皮増殖

4. 分類不能

（文献2より引用）

a　PAHの肺動脈組織病変

1）孤立性中膜肥厚（isolated medial hypertrophy）

　　筋性動脈では肺動脈圧上昇により中膜平滑筋細胞の肥大および細胞数の増加による壁厚の増大がみられる．さらに，正常なら筋層はほとんど存在しない径20〜30 μmの細動脈にまで筋層が出現する［細動脈の筋性動脈化（muscularization of arteriole）］．Rabinovitch[4]は肺高血圧症の最早期病変としてこの筋性動脈化現象が肺胞内の毛細管までみられると報告している．加えて，径250 μm程度の筋性動脈では著明な中膜肥厚が認められる（図1）．この病変は肺血圧に適応して血管収縮，拡張をきたす結果と考えられている．以前から肺高血圧の改善により，この中膜肥厚は可逆性といわれている．Heath-Edwards分類の1度と2度に相当する．

2）中膜肥厚と内膜肥厚の合併（with intimal thickening and medial hypertrophy）

　　上述の中膜病変に肺動脈の内膜肥厚が加わる（図2）．内膜成分はαアクチン陽性平滑筋細胞（図3），筋線維芽細胞（myofibroblast）など細胞成分の増加（細胞性内膜肥厚）と，弾性線維，膠原線維，細胞外基質の増加による線維性内膜肥厚がある．この両者の違いは，病変の経過期間に関係すると著者は考えている．この病変も可逆性と考えられる．Heath-Edwards分類の3度に相当する．

3）複合血管病変

　　複合血管病変とは前述の中膜肥厚や内膜肥厚に加え，①叢状病変（plexiform lesion），②拡張性病変（dilatation lesion），③血管炎（arteritis，ときにフィブリノイド壊死を伴う血管炎）が含まれ，多因性肺動脈症（plexogenic pulmonary arteriopathy：PPA）の単独または組み合わせで出現している状態を指す．最も進行した肺高血圧症性肺動脈病変である．

a）叢状病変

　　肺末梢の筋性動脈の本幹から分岐した病変で，瘤状となった血管内に腎糸球体類似の毛細血

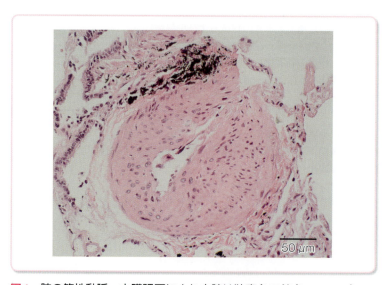

図1　肺の筋性動脈．中膜肥厚により内腔は狭窄（HE染色，×400）

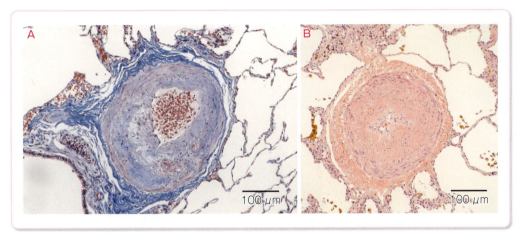

図2 肺高血圧症肺動脈の病変：中膜肥厚と内膜肥厚の合併
A：Masson's trichrome 染色
B：HE 染色

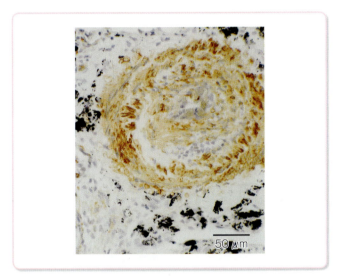

図3 αアクチン陽性平滑筋細胞（α-SMA 染色，×400）
中膜と内膜肥厚部の両者にαアクチン陽性平滑筋細胞の増殖を認める．

管の増生がみられ，肺動静脈シャントと考えられる（図4）．叢状病変の構成細胞は内皮細胞，平滑筋細胞，筋芽細胞などである．組織診断上は，血栓（血栓性塞栓）の再疎通像と鑑別が難しいことがある．叢状病変は特発性肺動脈性肺高血圧症（idiopathic pulmonary arterial hypertension：IPAH）のみならず，門脈圧亢進症や結合組織病，HIV 感染などによる肺高血圧症にも出現する．Heath-Edwards 分類の4度に相当する．

b）拡張性病変

静脈様に蛇行して拡張した血管を指し，しばしば叢状病変の遠位側にみられる．これも肺動静脈シャントの結果と考えられる．Heath-Edwards 分類の5度に相当する．

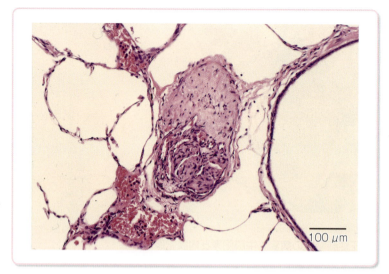

図4　叢状病変(HE染色, ×200)
内皮細胞, 平滑筋細胞の増生を示す.

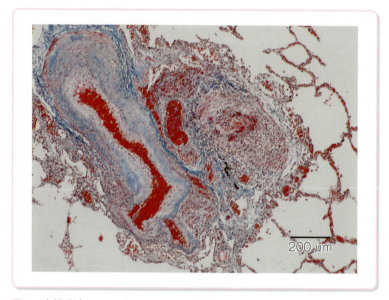

図5　血管炎(Masson's trichrome染色, ×100)
血管炎による肺動脈壁の破壊を示す. 近傍にplexiform lesionも認める.

c) 血管炎

　血管炎は叢状病変や拡張性病変とともに出現することが多く, また叢状病変の前駆病変と考えられている(図5). しかし, 結合組織病に関連した肺高血圧症でも血管炎が出現する場合がある. Heath-Edwards分類の6度に相当する. 血管炎が起こっている組織に遭遇することはまれである.

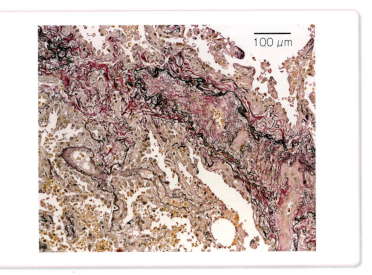

図6 肺静脈閉塞症（Elastica van Gieson染色，×200）
肺静脈の内膜肥厚による閉塞．

b 肺静脈閉塞性疾患（PVOD）

a）静脈の病変

　従来はまれな型の肺高血圧症とされていた肺静脈閉塞性疾患（pulmonary veno-occlusive disease：PVOD）と肺毛細血管腫症（pulmonary capillary hemangiomatosis：PCH）がダナポイントの分類[5]では1'群の大項目として取り上げられている．PVODは末梢の肺静脈を原発性に傷害する閉塞性病変である．肺静脈の中膜が発達肥厚し筋性動脈と類似する[6]．肺高血圧により，肺動脈側でも中膜肥厚，内膜肥厚はみられるが，肺動脈の叢状病変はほとんど出現しない（図6）．

b）毛細血管

　毛細血管のうっ血，毛細血管の拡張がびまん性または局所性の血管腫様病変を呈する．

c）間質変化ほか

　肺は肺胞内にまだらに鉄色を示し，拡張した毛細血管の破綻による出血から肺胞内にヘモジデリンを貪食したマクロファージを多数認める．間質の浮腫，リンパ管の拡大を認める．

c 肺微小血管症（肺毛細血管腫症，PCH）

　微小血管病変ではPCHが代表的である．PVODの病変と類似しており，鑑別困難なこともある．肺毛細血管の増生が主体で4層以上になることが多いが，これらは制御不能な血管増殖病変と考えられている．

d 慢性血栓塞栓性肺高血圧症（CTEPH）

　慢性血栓塞栓性肺高血圧症（chronic thromboembolic pulmonary hypertension：CTEPH）は近年外科的治療が確立し，摘出標本からその病理像をみる機会が増えた．ダナポイントの分

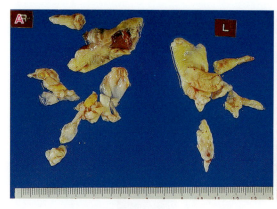 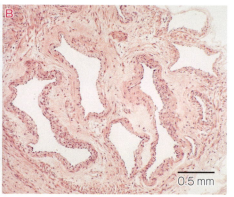

図7 慢性血栓塞栓性肺高血圧症
A：手術により摘出された肺動脈血栓内膜
B：再疎通像を示す肺動脈区域枝（HE染色，×25）

類[7]でCTEPHの呼称が定着した．CTEPHの肺動脈病変の多くは深部静脈からの血栓が塞栓となって，肺葉動脈から肺区域枝，亜区域枝動脈を閉塞し，その場所で器質化が起こる（図7A）．病理学的にこの病変は主肺動脈から連続して内膜肥厚が起こっている場合が多いが，まれに径500 μm以下の末梢の肺動脈にのみ血栓形成が認められ，臨床的にPAHとの鑑別が困難となる症例がある．末梢枝のみの閉塞の場合は手術による内膜剥離が困難で，経皮的バルーン肺動脈形成術（BPA）の適応が考慮される．手術によって剥離された閉塞した部位の肺動脈には，血栓塞栓の器質化および再疎通像が認められる（図7B）[8]．閉塞部よりも中枢の肺動脈には，肺高血圧症の二次的変化としてびまん性内膜肥厚がみられ，肺動脈本幹は拡張する．拡張した肺動脈は瘤状となり，しばしば塞栓ではなくその部位で形成される壁在血栓を認める．剖検例では閉塞部領域の陳旧性肺梗塞を認めることがある．梗塞は肺動脈性肺高血圧症にはあまりみられない所見である．

●文献

1) Wagenvoort CA, Wagenvoort N：Primary pulmonary hypertension：a pathologic study of the lung vessels in 156 clinically diagnosed cases. Circulation 1970；**42**：1163-1184
2) Pietra GG et al：Pathologic assessment of vasculopathies in pulmonary hypertension. J Am Coll Cardiol 2004；**43**：25S-32S
3) Heath D, Edwards JE：The pathology of hypertensive pulmonary vascular disease：a description of six grades of structural changes in the pulmonary arteries with special reference to congenital cardiac septal defects. Circulation 1958；**18**：533-547
4) Todorovich-Hunter L et al：Altered elastin and collagen synthesis associated with progressive pulmonary hypertension induced by monocrotaline：a biochemical and ultrastructural study. Lab Invest 1988；**58**：184-195
5) Simonneau G et al：Updated clinical classification of pulmonary hypertension. J Am Coll Cardiol 2009；**54**：S43-S54
6) Montani D et al：Pulmonary veno-occlusive disease. Eur Respir J 2009；**33**：189-200
7) Humbert M, McLaughlin VV：The 4th World Symposium on Pulmonary Hypertension. J Am Coll Cardi-

ol 2009 ; **54** : S1-S2
8) Hosokawa K et al : Histopathological multiple recanalized lesion in critical element of outcome after pulmonary thromboendarterectomy. Int Heart J 2011 ; **52** : 377-381

Column 1

肺高血圧症の肺動脈リバースリモデリングは可能か？

a 血行動態ストレスの増加が肺血管リモデリング病変を進展させる

　肺動脈性肺高血圧症（PAH）の閉塞性病変には，悪性腫瘍に特徴的な単クローン性の血管内皮細胞増殖が認められることから，閉塞性病変進展の主たる病態は圧やずり応力といった血行動態ストレスには無関係な腫瘍様増殖であるという考え方が広く受けいれられている（Cancer-like Paradigm）[1]．一方で，血行動態ストレスを病態の主とするシャント性心疾患と原発性肺高血圧症（現在の特発性）に伴う肺動脈性肺高血圧症のリモデリング病変は極めて類似した経過をたどることが知られている（表1）[2]．

表1　Heath & Edwards の肺高血圧病理所見の分類

Grade	病理学的特徴
1	中膜肥大
2	細胞内膜反応/増殖 ｝新生内膜
3	求心性層状内膜病変
4	叢状病変（plexiform lesion）
5	拡張病変
6	壊死性動脈炎

b どのリモデリング病変が可逆性とされているのか？

　では，次にこれらの血行動態ストレスを減少させた場合，リモデリング病変の可逆性について検討した臨床報告について紹介する．Wagenvoortらは，小児28名のシャント性心疾患に伴う進行した肺高血圧症の患者において主肺動脈バンディング前後の病理組織像について検討した[3]．主肺動脈バンディングにより病的肺血管に対する血行動態ストレスは軽減されるが，Heath and Edwards分類のうち，Grade 1から細胞成分を伴うGrade 3までが退縮し，線維性変化を伴うGrade 3の新生内膜病変やplexiform lesionといったリモデリング病変は退縮しなかった．一方，PAH患者に健常肺を片肺移植したところ，遠隔期において血行動態ストレスが著明に軽減した結果，非移植肺における新生内膜とplexiform lesionは改善した[4]．この臨床例では，血行動態ストレスを減らすことで，不可逆とされていたGrade 3以上の閉塞性増殖病変が退縮する可能性を示唆する．

c 血行動態ストレスの減弱によりリバースリモデリングは可能である

　進行した閉塞性病変が，血行動態ストレスに無関係な腫瘍様増殖であるというCancer-like Paradigmを主張する根拠のひとつとして，進行したPAHに対して肺血管拡張薬の反応性が乏しいことがあげられている[5]．確かに欧米からの報告では，エポプロステノール持続静注も含む現行

の治療薬を長期にわたり投与しても，WHO Ⅳの進行したPAHの予後は不良であることが報告されている[6]．また，エポプロステノール持続静注を長期投与されている患者の病理組織像において，多くの新生内膜やplexiform lesionが観察された[7]．ただし，これらの報告において血行動態との関連性については深く議論されていない．松原らは，欧米とは比較にならないほどの高用量エポプロステノール持続静注を中心とした多剤併用を導入し，肺動脈圧が低下した症例の予後が劇的に改善することを示した[8]．もちろん，これらの薬剤の右心機能に対する直接的な改善効果は考慮すべきであるが，肺血管に対する血行動態ストレスを減らすことで不可逆とされていた進行した閉塞性増殖病変が退縮している可能性を強く示唆するものである．

● 文献

1) Rai PR et al：The cancer paradigm of severe pulmonary arterial hypertension. Am J Respir Crit Care Med 2008；178：558-564
2) Heath D, Edwards JE：The pathology of hypertensive pulmonary vascular disease；a description of six grades of structural changes in the pulmonary arteries with special reference to congenital cardiac septal defects. Circulation 1958；18：533-547
3) Wagenvoort CA et al：Reversibility of plexogenic pulmonary arteriopathy following banding of the pulmonary artery. J Thorac Cardiovasc Sug 1984；87：876-886
4) Levy NT et al：Pathologic regression of primary pulmonary hypertension in left native lung following right single-lung transplantation. J Heart Lung Transplant 2001；20：381-384
5) Sitbon O et al：Long-term response to calcium channel blockers in idiopathic pulmonary arterial hypertension. Circulation 2005；111：3105-3111
6) Benza RL et al：Predicting survival in pulmonary arterial hypertension：insights from the Registry to Evaluate Early and Long-Term Pulmonary Arterial Hypertension Disease Management (REVEAL). Circulation 2010；122：164-172
7) Pogoriler JE et al：Persistence of complex vascular lesions despite prolonged prostacyclin therapy of pulmonary arterial hypertension. Histopathology 2012；61：597-609
8) Ogawa A et al：Long-term patient survival with idiopathic/heritable pulmonary arterial hypertension treated at a single center in Japan. Life Sci 2014；118：414-419

4 肺高血圧症の自然歴

　肺高血圧症の原因となる疾患は極めて多様であり，肺高血圧症の自然歴もその原因疾患によって大きな差異が存在する．本症の臨床像に関しては，研究が進んでいる疾患群も存在するが，ほとんど実態が明らかになっていない肺高血圧症群も多い．最近，世界各国で比較的大規模な肺高血圧症の登録作業が開始されているが，自然歴に関する知見は十分ではない．また，肺高血圧症例の予後は一般に不良であることが知られているが，1990年代より種々の特異的治療薬が開発され，その予後は改善しつつある．したがって，これから肺高血圧症を構成する各疾患の自然歴を前向きに調査することは不可能である．そこで本項では肺高血圧症のなかで比較的頻度の高い肺動脈性肺高血圧症（特発性／遺伝性，膠原病関連，先天性心疾患関連）および慢性血栓塞栓性肺高血圧症において，これまでに発表された自然歴および介入後の予後検討結果の紹介を行う．

a 特発性／遺伝性肺動脈性肺高血圧症（idiopathic/heritable pulmonary arterial hypertension：I/HPAH）の自然歴

1）NIHによる米国primary pulmonary hypertension（PPH）症例登録データ

　2008年のダナポイント分類以降，従来の「PPH」と称されていた疾患は「I/HPAH」に変更された．PPHに関する最初の予後調査は米国NIHの主導により行われ，1981年から1985年にかけて登録された症例の長期予後が1991年に発表された[1]．対象となった187例の初診時平均年齢は36±15歳（1〜81歳），男女比は1：1.7で女性例が多く，家族歴のある症例の頻度は6.4％であった．登録例の平均生存期間は2.8年，1年生存率が68％，2年生存率が48％，3年生存率が34％と算出され，極めて予後不良の疾患であることが確認された（図1）．

　本報告では肺血行動態諸量から以下の様な1年，2年，3年目の生存率：P(t)を予測する式を

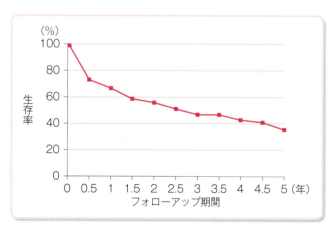

図1　NIHによる米国PPH例の予後
1年生存率は68％，2年生存率は48％，3年生存率は34％であった．
PPH：primary pulmonary hypertension
（文献1より引用）

算出し報告している．

$$P(t) = [H(t)]^{A(x,y,z)}$$
$$H(t) = [0.88 - 0.14t + 0.01t^2]$$
$$A(x,y,z) = e^{(0.007325x + 0.0526y - 0.3275z)}$$

ここでx＝肺動脈平均圧（mmHg），y＝平均右房圧（mmHg），z＝心係数（L/min/m²）である．前述のように，近年ではI/HPAHに対する特異的治療法の開発により，十分とはいえないが本症の予後は改善してきた．そこで改めて本症の自然歴を検討することは困難であり，新規治療薬の有効性は本予測式を用いて算出した生存率と比較して行われる場合が多い．

2）日本におけるI/H-PAHの予後

日本では1996年に厚生省特定疾患・呼吸不全調査研究班がI/HPAHの診断基準を作成して全国疫学調査を行うとともに，臨床調査個人票を集計し，症例数の年次推移を算出している．それによると，2010年度のI/HPAH総登録症例数は1560例であった[2]．このうち臨床調査個人票に記載されている臨床データが利用可能であった2007年の653例について，千葉大学の栗山らは詳細な解析結果の報告を行った．本報告ではI/HPAHの平均年齢は46.0±19.6歳で，16歳未満の小児例は35例（5.4％）であり，65歳以上の高齢者は147例（22.5％）であった．男女比は1：2.09と女性優位であったが，小児例では男女同数かむしろ男性に多いとされた．NYHA機能分類では，Ⅰ度39例（6.3％），Ⅱ度280例（44.9％），Ⅲ度260例（41.7％），Ⅳ度45例（7.2％）とⅡ度，Ⅲ度が大半を占めていた．HPAHは2007年に新規登録された186例中で14例（7.6％）であった．2006年度の人口統計をもとに算出したI/HPAHの有病率は，全国平均では100万人あたり7.52人であった[3]．しかし，臨床調査個人票を用いたI/HPAH例の自然歴についてはいまだデータは示されていない．

国立循環器病研究センターでは1987年の開設時から，本症に有効なPGI₂持続静注療法が承認されるまでの期間にI/HPAH例が91例存在した．これらの例の予後は，本院初診時からの1年生存率は69.7％，3年生存率は40.2％，5年生存率は38.1％であった．この結果はNIH症例の予後と極めて近似し，未治療のI/HPAH例の予後には人種差はない可能性が示唆された[4]（図2）．

本症に対する治療法が存在しなかった旧来の報告では，I/HPAHの死亡原因は，63％が右心不全，7％が突然死，7％が肺炎であったといわれている[5]．I/HPAHの自然歴を決定する因子

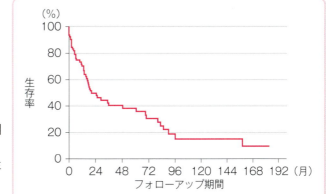

図2 国立循環器病研究センターPPH例の初診時からの予後

本院初診からの1年生存率は91.2％，3年生存率は73.7％，5年生存率は65.1％であった．
PPH：primary pulmonary hypertension

に関しても種々の検討が行われている．NYHA class分類と予後の関係については，NYHA Ⅰ度，Ⅱ度例の平均生存期間は58.6ヵ月であったのに比して，NYHA Ⅲ度例では31.5ヵ月，NYHA Ⅳ度例では6ヵ月と報告されている[1]．肺血行動態諸量，特に右房圧や混合静脈血酸素飽和度(SvO_2)も予後推定に重要な指標であるが，加えて日本の報告や最近の欧州心臓病学会/呼吸器学会のガイドライン[6]では，尿酸値が女性で6.4 mg/dL以上，BNPが150 pg/mL以上，6分間歩行距離が330 m以下，peak VO_2が10.4 mL/kg/min以下，TAPSEは1.8 cm以下などの例は予後不良例であるとされている．また一酸化窒素(NO)やPGI_2などを用いた肺血管反応性試験の陽性例は，カルシウム拮抗薬で長期予後が改善することが報告されている．

b 結合組織病による肺動脈性肺高血圧症（connective tissue disease-pulmonary arterial hypertension：CTD-PAH）の予後

　結合組織病に高度の肺高血圧症が合併することが報告されている．結合組織病自身も病型によっては必ずしも予後良好な疾患ではないが，本症に肺高血圧症が合併すると予後はさらに不良となる[7]．結合組織病に肺高血圧症が生じる原因としては，肺動脈炎の合併，抗リン脂質抗体症候群など凝固−線溶系異常に起因する慢性肺血栓，間質性肺炎などの合併による肺血管床の減少，およびI/HPAHと同様の原因不明の血管変化などの関与が考えられている．海外ではSScで肺高血圧症の合併(SSc-PAH)が多いとされ，その頻度は12〜16％と報告されている[9,10]．またSSc-PAHの予後は1年生存率は81％，2年生存率は63％，3年生存率は56％と報告されている[9]．SSc-PAHとI/HPAHの予後を比較した報告では，両者で肺血行動態や治療内容に差は認められなかったが，SSc-PAHの1年生存率は55％，I/HPAHでは84％と明らかにSSc-PAHの予後が不良であることも示された（図3）[11]．

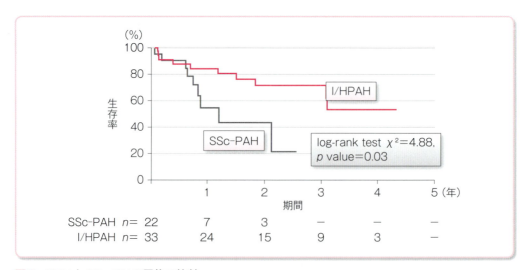

図3　PPHとSSc-PHの予後の比較
全身性硬化症(SSc)の肺高血圧症合併例(SSc-PH)はPPHに比し有意に予後不良である．
（文献11より引用）

c 先天性心疾患に伴う肺高血圧症：congenital heart disease-pulmonary arterial hypertension(CHD-PAH)

　Eisenmenger症候群に代表される，先天性心疾患に伴う肺高血圧症もニース分類の第1群PAHを構成する重要な症例群のひとつである．日本の先天性心疾患児の出生頻度は約1％とされ，早期発見・早期手術による死亡例の減少から2000年には約40万人の先天性心疾患例が現存し，今後毎年1万人ずつ増加するとの報告がある．手術が行われなかった先天性心疾患例では，基礎疾患によって差はあるが約30％に肺高血圧症が発症するとの報告があり，本群に属する症例数も決して少なくはない．肺高血圧症に特異的な治療法の無い時代のEisenmenger症候群例では，単純な先天性心疾患(ASD，VSD，PDA)に合併したEisenmenger症候群例の平均死亡年齢は32.5±14.6歳，複雑心奇形によるEisenmenger症候群例の平均死亡年齢は25.8±7.9歳と報告され，いずれも極めて予後不良であった．

　一方，種々の肺高血圧症治療薬が使われ始めた2006年の報告では，本症の予後は従来より改善し，30歳，40歳，50歳，60歳の各々における生存率は98％，94％，74％，52％との報告がある．ただ基礎となった先天性心疾患の種類を問わず，40歳を境として急速な生存率の低下が認められている（図4）[12]．

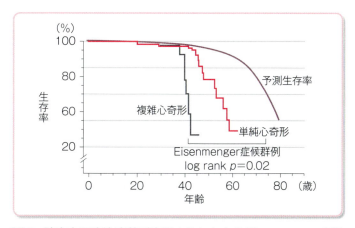

図4　肺高血圧症治療薬が市販されたあとのEisenmenger症候群例の予後
肺高血圧症治療薬が市販後の予後曲線を示す．40歳ごろより，急速に予後が不良となることが示された．
（文献12より引用）

d 第4群：慢性血栓塞栓性肺高血圧症(chronic thromboembolic pulmonary hypertension：CTEPH)

　日本ではCTEPHもI/HPAHと同年に難病指定され，1998年から臨床調査個人票を用いた登録作業が始まっており，2013年度の登録症例数は2140例であった[2]．これの調査研究より，CTEPHは毎年300人が新規に登録され，年間の発症者数は2.4人/100万人の頻度と算出される．CTEPHの性別については，これまでの欧米からの報告では男女比が1：1～1.2と性差は

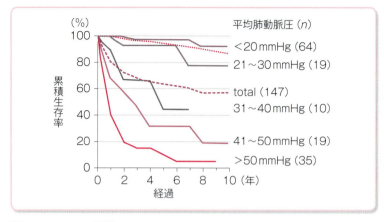

図5 CTEPHの予後

CTEPH例では，肺血行動態重症度に応じて予後が不良となり，特に平均肺動脈圧が50 mmHg以上の重症例はI/HPAHに準じた予後不良例である．
CTEPH：慢性血栓塞栓性肺高血圧症，I/HPAH：特発性/遺伝性肺動脈性肺高血圧症
（文献14より引用）

指摘されていない．しかし，自験例275例の解析結果では 1：1.96 と日本では女性例が多い．本院初回入院時の年齢は平均51歳（14歳〜77歳）で，男性の平均年齢は45歳であるのに対し，女性では56歳で相対的に高齢発症例が多い．また，20〜30歳で発症した男性例では種々の血栓性素因を有する頻度が高い傾向に有るが，50〜60歳代で発症した女性例ではDVTや血栓性素因がない原因不明例が多いことが特徴といえた[13]．CTEPHの予後は，Riedelらの古い報告では PAPm が 30 mmHg 以下の例で5年生存率，約90％と比較的良好であったのに比し，30 mmHg台では約50％，50 mmHg以上では約10％と極めて不良であった（図5）[14]．最近の英国の論文では，2001年以降の手術適応のないCTEPHの1年生存率，3年生存率はそれぞれ82％，70％と報告されている[15]．

日本人CTEPH例の予後に関する報告は極めて少ないが，治療方法が存在しなかった1990年以前の国立循環器病センター診断例78例の1年，3年，5年の生存率はそれぞれ，91.2％，73.7％，65.1％で，英国例とほぼ同等であった[16]．

ニース分類の第2群（左心系疾患による肺高血圧症），第3群（肺疾患および/または低酸素血症による肺高血圧症）については，十分な資料は得られていないが，第1群・第4群例と同様に予後は不良であることが予測され，今後の検討が待たれている．

● 文献

1) D'Alonzo GE et al：Survival in patients with primary pulmonary hypertension. Results from a national prospective registry. Ann Intern Med 1991；115：343-349
2) 難病情報センター：http://www.nanbyou.or.jp/what/nan_kouhu1.htm
3) 栗山喬之：臨床個人調査票を使用した治療給布対象疾患である肺高血圧症に関する研究．厚生労働科学研究費補助金 難治性疾患克服研究事業 呼吸不全に関する調査研究 平成19年度 総括・分担研究報告書，p72-77，2007

4) 中西宣文：肺高血圧症，疫学と予後．新目で見る循環器病シリーズ―肺循環障害，中野 赳（編）．メジカルビュー社，東京，p45-49，2007
5) Fuster V et al：Primary pulmonary hypertension：natural history and the importance of thrombosis. Circulation 1984；**70**；580-587
6) Galiè N et al：Guidelines for the diagnosis and treatment of pulmonary hypertension：the Task Force for the Diagnosis and Treatment of Pulmonary Hypertension of the European Society of Cardiology (ESC) and the European Respiratory Society (ERS), endorsed by the International Society of Heart and Lung Transplantation (ISHLT). Eur Heart J 2009；**30**：2493-2537
7) Koh ET et al：Pulmonary hypertension in systemic sclerosis：an analysis of 17 patients. Br J Rheumatol 1996；**35**：989-993
8) Mukerjee D et al：Prevalence and outcome in systemic sclerosis associated pulmonary arterial hypertension：application of a registry approach. Ann Rheum Dis 2003；**62**：1088-1093
9) Ungerer RG et al：Prevalence and clinical correlates of pulmonary arterial hypertension in progressive systemic sclerosis. Am J Med 1983；**75**：65-74
10) Mukerjee D et al：Prevalence and outcome in systemic sclerosis associated pulmonary arterial hypertension：application of a registry approach. Ann Rheum Dis 2003；**62**：1088-1093
11) Daliento L et al：Eisenmenger syndrome. Factors relating to deterioration and death. Eur Heart J 1998；**19**：1845-1855
12) Diller GP et al：Presentation, survival prospects, and predictors of death in Eisenmenger syndrome：a combined retrospective and case-control study. Eur Heart J 2006；**27**：1737-1742
13) 中西宣文：慢性血栓塞栓性肺高血圧症の病態と治療．呼吸 2009；**28**：190-197
14) Riedel M et al：Longterm follow-up of patients with pulmonary thromboembolism. Late prognosis and evolution of hemodynamic and respiratory data. Chest 1982；**81**：151-158
15) Condliffe R et al：Improved outcomes in medically and surgically treated chronic thromboembolic pulmonary hypertension. Am J Respir Crit Care Med 2008；**177**：1122-1127
16) 中西宣文ほか：慢性肺血栓塞栓症の肺血行動態と長期予後に関する検討．日胸疾 1997；**35**：589-595

IV

肺高血圧症を診断・評価する

1 肺高血圧症の診察法（身体所見のとり方）

a 肺高血圧症でみられる心血管系の異常所見

表1の下線を付けた所見が主にみられる．診察部位・方法としては，頸静脈の視診，胸骨左縁前胸部の触診（右室拍動の触診），前胸部の聴診を中心に行う．

表1　肺高血圧症の診察

1. 右心不全のある肺高血圧症⇒頸静脈
2. 右心不全のない肺高血圧症⇒右室拍動・肺動脈拍動・心音

心音
a) S_{2P} 亢進
b) 三尖弁逆流
c) 第Ⅳ音（S_4）（右心性）
d) 肺動脈弁逆流
e) 第Ⅲ音（S_3）
f) 肺動脈性駆出音

1）頸静脈視診

右房圧の推定を行い，波形から原因疾患の鑑別を行う．頸静脈は下顎を挙上させると頸部が伸展されてみえやすくなる．

a）右房圧の推定

図1に記載した方法を使う．頸静脈は静脈なので本来，拍動はないはずだが，「頸静脈を血液の柱と考え，この柱と右房圧が釣り合っているところまで拍動がみえる」という流体力学理論を使うと，逆に「頸静脈が拍動している最高点を決定し右房からの垂直距離を測るとこれが右房圧となる」．右房の位置の決定は，胸骨角を中継点とする．座位では胸骨角から右房までは10 cm，臥位では胸骨角から右房まで5 cmが非常に大まかな目安となるとされている．45°の仰臥位では胸骨角から右房までをその中間の7 cmぐらいとする．したがって，右房から頸静脈拍動最高点までの垂直距離は，（右房から胸骨角までの垂直距離）＋（胸骨角から頸静脈拍動最高点までの垂直距離）となる（図1）．今，胸骨角より拍動の最も明瞭な最高点までの距離をX cmとすると，右房圧は（7＋X）cm H_2O（水柱）となり，この右房圧推定値は単位がcm水柱となるが，これを水銀柱に変換するには，（7＋X）×10/13.6とすればよい（単位mmHg）．10/13.6 ≒ 3/4となる．

b）波形解析

図2に示すように収縮期にX谷＋X′谷，拡張期にY谷が存在するが，正常人では視診でX谷＋X′谷のみが確認できる．収縮期のX谷＋X′谷の直前に短い陽性波（a波）が明瞭にみられると右室拡張期圧が高いことを示し，肺高血圧症は中等症以上であることを示している．また，

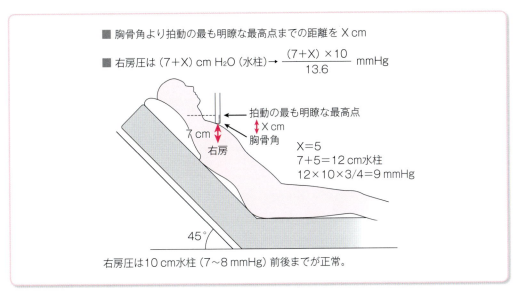

図1 右房圧の推定
(Constant J: Bedside Cardiology, Lippincot Williams & Wilkins, 1999 より改変)

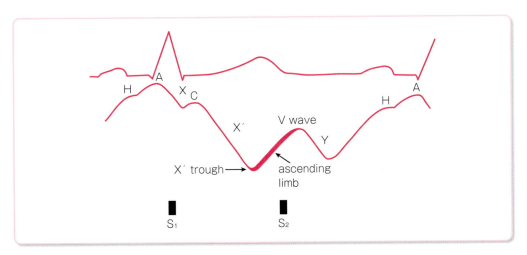

図2 頸動脈波形
(Constant J: Bedside Cardiology, Lippincot Williams & Wilkins, 1999 より改変)

収縮期にX谷＋X′谷よりも外側に盛り上がるV波が観察されると，中等度以上の三尖弁逆流が存在する．この陽性波の持続が長いほうが三尖弁逆流はより重症となる．

2）右室拍動・肺動脈拍動

右室拍動は左前胸部胸骨左縁を手のひらで軽く圧迫すると押し返すように拍動を感じる．肺動脈拍動は第2から第3肋間胸骨左縁で限局性に指先で触れる．ある程度の肺高血圧症があっても右室拍動がみられないことがある．右室拍動の有無は体格の違いが関係している．

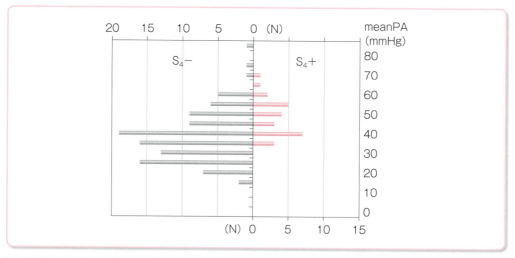

図3 S₄の有無と平均肺動脈圧

肺高血圧症診断のためにカテーテル検査を施行した132例に対し，検査への出室前に心音聴取と心音図記録を行い，S₄が聴取された場合には心音図で確認してS₄であることを確定した．上図は，mPAで5 mmHgごとに分類してS₄の有無で左右にその人数を棒グラフとした．S₄はmPAが35 mmHg以下では聴取されなかった．
（第61回心臓病学会　2013年熊本において）

3) 聴診所見（より重要かつ有用な所見から順に示した）

表1に示すような所見を主に認める．

a) S_{2P}亢進

心音図上はS_{2A}より幅広く持続の長いものをS_{2P}亢進と呼ぶ．聴診して胸骨左縁でS_{2A}より明らかに大きいものは容易に判定できる．両者がほぼ同じ大きさで聴こえるものは，軽度の肺高血圧症である．正常ではS_{2A}のほうがS_{2P}より大きい．心尖部（心尖拍動を触れる付近）で，S_{2P}が聴取されるものもS_{2P}亢進と判定される．S_{2P}亢進は，肺高血圧症診断において感度・特異度ともかなり高い印象を持っている．

b) 三尖弁逆流（tricuspid regurgitation：TR）

第4肋間胸骨左縁から心尖部で聴取される高調な収縮期逆流性雑音．逆流性のためⅠ音から直ちに始まることが多い．右室圧は左室圧より低く，僧帽弁逆流雑音と比較すると三尖弁逆流を生ずるdriving forceが小さいため，音調がより低調となる（一般にdriving forceが大きいとより高調となる）．右室が極度に拡大している症例では，左腋下まで雑音が放散しており僧帽弁逆流と紛らわしい．

c) 第Ⅳ音（S4）

肺動脈圧上昇により右室拡張能が障害されると聴取される．著者らの検討では中等症以上の肺高血圧症で出現することが多く，肺高血圧症の重症度の目安となる（図3）．

d) 肺動脈弁逆流

弁輪が拡張している症例で聴取され経過の長い症例に多いが，肺高血圧症の悪化により急激に発生する症例もある．

e) 第Ⅲ音（S_3）

右心系はもともと壁が薄く柔らかい心室のためS_3は発生しにくい．したがって，右心系の

S_3が聴取される症例は，左心系S_3を認める症例に比してより重症のことが多い．また，心拍が速いとS_3とS_4の区別が難しく，S_3のように聴こえるが，心音図上はS_4の可能性が高い症例が多い．

f) 肺動脈性駆出音

明瞭な駆出音は半月弁狭窄があるとき，弁開放時に弁がしなるよう彎曲して発生するが，肺高血圧症，肺動脈拡大においても聴取される．加齢により大動脈弁硬化で発生する駆出音，若年者におけるS_1の正常分裂と区別が難しく，有用性は低い．

g) 肺野の血管雑音（慢性肺血栓塞栓症に特異的）

肺高血圧症でよく聴かれる三尖弁逆流による収縮期雑音と異なり，I音からわずかの間隙があって始まり，ダイヤモンド型の駆出型の雑音を生じる．聴取する場所も心音が及ばない領域を含む．しかし，この所見が認められる頻度は決して高くなく，感度のよい所見ではないが特異度は高いため肺高血圧症の鑑別においては見逃さないように注意したい．

b 心血管系以外の異常所見

右心不全に陥ると肝腫大，下腿浮腫を生じる．

a) 肝腫大

左葉のほうが拡大の程度が大きく，心窩部に弾力性のある肝臓を触れる．肝うっ血の期間が長いと，より硬く触れる．圧痛を多くの症例で伴う．右房圧が加療により改善してもしばらく残存するため，右心不全の最近の既往の判定にも有用である．

b) 下腿浮腫

脛骨の前を5秒以上かけて圧迫すると凹みとして残存する．元に戻るのに少し時間を要する（40秒以上持続するとうっ血による可能性が高くなる．低蛋白血症による浮腫と鑑別される）．これは入院するなどして臥位でいる時間が長いと目立たなくなることが多い．

肺高血圧症の診断のポイントと注意点

A 診断フローチャートと重症度分類

a 診断フローチャート

診断のおおまかな流れを図1に示す[1]．スクリーニング検査により肺高血圧症の存在を確認すれば，まず肺高血圧症のうち最も高頻度にみられる左心疾患と肺疾患の可能性を考える．これらの可能性が除外された場合，換気血流シンチグラフィを用いて慢性血栓塞栓性肺高血圧症（CTEPH）の存在を検討し，最後に肺動脈性肺高血圧症（PAH）のサブグループおよびほかのまれな病態について各種検査を用いて鑑別する．

1）どのような症例にスクリーニング検査をするべきか

肺高血圧症の診断において，最も重要なことは，「肺高血圧症の存在を疑うこと」である．肺高血圧症の自覚症状として，労作時息切れ，呼吸困難，易疲労感，動悸，失神，浮腫などがあげられる．しかし，これらは肺高血圧症以外の疾患にも認められる臨床症状であり，肺高血圧症に特異的な症状ではない．また，高齢者で症状が軽度の場合には，加齢に伴う生理的変化によるものと見誤られることもある．これらの症状を訴える症例では，常に肺高血圧症の存在を念頭に置いてスクリーニング検査を行うべきである．

また，自覚症状がなくとも，肺高血圧症の発症の危険因子を有する患者には積極的にスクリーニング検査を行うべきである．具体的には，肺高血圧症の家族歴を有する場合および結合組織病，先天性心疾患，門脈圧亢進症，血液疾患などの患者であり，これらの患者には自覚症状がなくとも定期的なスクリーニング検査が推奨される．

肺高血圧の身体所見として，心音でⅡ音肺動脈成分の亢進が認められることがある．三尖弁閉鎖不全を伴うと胸骨左縁下部で汎収縮期雑音が聴取される．また，肺動脈閉鎖不全症に伴う拡張期灌水様雑音（Graham Steel雑音）が第Ⅱ肋間胸骨左縁で聴取されることがある．高度の右心不全を伴う場合は，頸静脈怒張，顔面・下腿浮腫，肝腫大，腹水などが認められる．

2）スクリーニング検査

肺高血圧症が疑われる場合は，心電図，胸部X線検査，血液検査などの一般的な検査に加え肺高血圧症の病型鑑別に必要な検査を行う．肺高血圧症の診断に最も多くの情報をもたらすのは，経胸壁心エコー図検査である．心エコー図検査により，肺動脈収縮期圧および拡張期圧が推定できるのに加え，右房の拡大，右室の肥大・拡大，左室の扁平化，心室中隔の扁平化など心臓の形態を非侵襲的に評価できる．また，左心系心疾患やシャント性心疾患，弁膜疾患などを特定することができる．

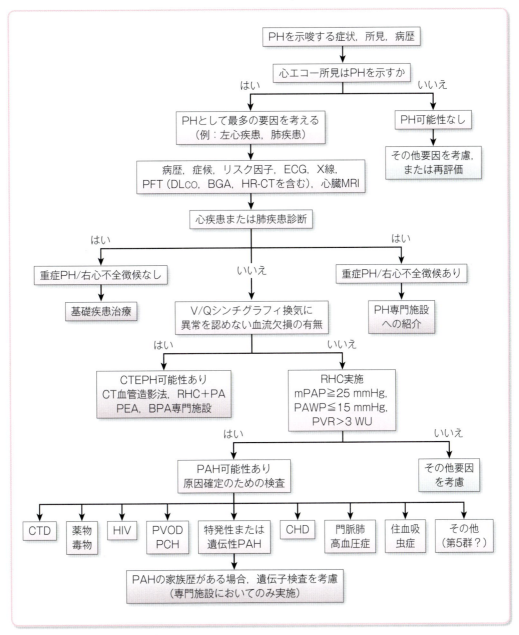

図1 肺高血圧症の診断アプローチ

BGA：血液ガス分析，BPA：バルーン肺動脈形成術，CHD：先天性心疾患，CTD：結合組織病，CTEPH：慢性血栓塞栓性肺高血圧症，DLCO：一酸化炭素肺拡散能，ECG：心電図，HR-CT：高分解能コンピュータ断層撮影法，PA：肺血管造影法，PAH：肺動脈性肺高血圧症，mPAP：平均肺動脈圧，PAWP：肺動脈楔入圧，PCH：肺毛細血管腫症，PEA：肺動脈内膜切除術，PFT：肺機能検査，PH：肺高血圧症，PVOD：肺静脈閉塞症，PVR：肺血管抵抗，RHC：右心カテーテル検査，V/Q：換気/血流
（文献1より改変）

呼吸器疾患に伴う肺高血圧症の診断には，呼吸機能検査，動脈血ガス分析，肺拡散能（DLCO），胸部高解像度CT（HR-CT）を行う．睡眠時無呼吸症候群が疑われる場合には，睡眠ポリグラムでスクリーニングする．

心臓MRは，右室肥大の評価，左室の線維化の評価，心機能評価などに有用である．運動耐容能の評価として，6分間歩行試験や心肺運動負荷試験が用いられる．

3）病型分類に必要な検査

心疾患や呼吸器疾患の存在が確認できない場合は，肺換気血流シンチグラフィを行う．複数の区域性血流欠損，換気血流のミスマッチが認められればCTEPHが強く疑われる．まれに大動脈炎症候群，肺動脈肉腫，末梢型肺動脈狭窄でも同様の所見を認めることがあるため注意を要する．肺換気血流シンチグラフィで正常もしくは亜区域性斑状血流欠損を認める場合にはPAHもしくは肺静脈閉塞性疾患/肺毛細血管腫症（PVOD/PCH）が疑われる．

最終的には，右心カテーテル検査により，PAHの確定診断と重症度の評価を行う．CTEPHについても，診断の確定および血栓内膜摘除術や経皮的肺動脈カテーテル治療の適応を評価するために右心カテーテルおよび肺動脈造影を行う．

血行動態評価でPAHの診断が確定すれば，種々の疾患特異的検査を組み合わせて行いPAHの各群の鑑別をする．特発性PAH（IPAH）の診断はPAHの各群を診断したあとの除外診断として確定される．

b 重症度分類

近年，PAHに対する治療介入として，複数の経路にそれぞれ複数の薬剤が存在し，また投与経路の違いや肺移植を含めると複数の異なる治療アプローチが可能となった．このような状況で，予後の改善を目指した治療方針を決定するためには，重症度を正確に評価する必要がある．

以前より，重症度の評価として臨床症状およびその経過（失神の有無，右心不全の臨床所見，病状の進行速度など），WHO肺高血圧症機能分類（表1）[2]，運動耐容能（6分間歩行距離，心肺運動負荷試験など），バイオマーカー，心エコー図検査による心機能評価，血行動態指標などが用いられてきた（表2）．これらを用いて重症度を評価することは治療前およびフォローアップ中のいずれにおいても重要である（表3）．すなわち，治療前の評価は初期治療法の選択に重要であり，またフォローアップ中の評価は治療法の適否の判断に有用である．最近の報告では，予後予測の指標としては，治療前の評価よりもフォローアップ中の評価がより優れていることが示されている[3,4]．

重症度や予後の予測には，これらのうち単独の指標を用いるべきではなく，総合的に評価することが重要である．

表1 肺高血圧症機能分類

	NYHA心機能分類
Ⅰ度	通常の身体活動では無症状
Ⅱ度	通常の身体活動で症状発現，身体活動がやや制限される
Ⅲ度	通常以下の身体活動で症状発現，身体活動が著しく制限される
Ⅳ度	どんな身体活動あるいは安静時でも症状発現

	WHO肺高血圧症機能分類
Ⅰ度	身体活動に制限のない肺高血圧症患者 　普通の身体活動では呼吸困難や疲労，胸痛や失神など生じない．
Ⅱ度	身体活動に軽度に制限のある肺高血圧症患者 　安静時には自覚症状がない．普通の身体活動で呼吸困難や疲労，胸痛や失神などが起こる．
Ⅲ度	身体活動に著しい制限のある肺高血圧症患者 　安静時に自覚症状がない．普通以下の軽度の身体活動では呼吸困難や疲労，胸痛や失神などが起こる．
Ⅳ度	どんな身体活動もすべて苦痛となる肺高血圧症患者 　これらの患者は右心不全の症状を表している．安静時にも呼吸困難および/または疲労がみられる．どんな身体活動でも自覚症状の増悪がある．

（文献2より引用）

表2 PAH患者の治療反応性および予後を規定する臨床指標

機能クラス	ⅠまたはⅡ
心エコー検査/CMR	正常またはほぼ正常の右室容量と機能
血行動態	右室機能正常（RAP＜8 mmHgおよびCI＞2.5〜3.0 L/min/m^2）
6分間歩行距離	＞380〜440 m，若年患者の場合，この値では不十分の可能性がある．
心肺機能検査	最大 VO_2 ＞15 mL/min/kg および $EqCO_2$ ＜45 L/min/L/min
BNP	正常

CI：心係数，CMR：心臓磁気共鳴画像，$EqCO_2$：呼気炭酸ガス濃度，PAH：肺動脈性高血圧症，RAP：右房圧，VO_2：最大酸素消費量
（文献3より引用改変）

表3 PAH患者の治療反応性および予後を規定する臨床指標

		治療前	フォローアップ時
運動耐容能	WHO FC	○	○
	6分間歩行距離	○	○
	peak VO_2	○	
血行動態	RAP	○	○
	mPAP	○	○
	PVR	○	○
	CO/CI	○	○
	SvO_2	○	○
心エコー図評価	TAPSE	○	
	右室ストレイン	○	
	RA area	○	
	心嚢液	○	
バイオマーカー	BNP/NT-proBNP	○	○
	トロポニン	○	
	尿酸	○	
	CRP	○	
	$PaCO_2$	○	○
CMR評価	SV index	○	
	RVEDVI	○	
	LVEDV	○	
	RVEF	○	
	RVFAC		○

BNP：ヒト脳性ナトリウム利尿ペプチド，CI：心係数，CMR：心臓磁気共鳴画像，CO：心拍出量，CRP：C反応蛋白質，LVEDV：左室拡張末期容積，NYHA FC：NYHA機能クラス，NT-proBNP：ヒト脳性ナトリウム利尿ペプチド前駆体N端フラグメント，6MWD：6分間歩行距離，$PaCO_2$：動脈血中CO_2分圧，mPAP：平均肺動脈圧，PVR：肺血管抵抗，RA：右房，RAP：右房圧，RVEDVI：右室拡張末期容積指数，RVEF：右室駆出率，RVFAC：右室面積変化率，SV：1回拍出量，SvO_2：混合静脈血酸素飽和度，TAPSE：三尖弁輪部収縮期移動距離，VO_2：酸素消費量

（文献3，4をもとに作成）

● 文献

1) Hoeper MM et al：Definitions and diagnosis of pulmonary hypertension. J Am Coll Cardiol 2013；**62**(25 Suppl)：D42-D50
2) 肺高血圧症治療ガイドライン（2012年改訂版）Guidelines for Treatment of Pulmonary Hypertension（JCS2012）
3) McLaughlin VV et al：Treatment goals of pulmonary hypertension. J Am Coll Cardiol 2013；**62**(25 Suppl)：D73-D81
4) Ogawa A et al：Long-term patient survival with idiopathic/heritable pulmonary arterial hypertension treated at a single center in Japan. Life Sci 2014；**118**：414-419

B 胸部X線

　肺高血圧症例の胸部単純X線写真では，肺動脈主幹部の拡張が左第2弓の突出として認められる（図1）．一方，末梢肺動脈は狭小化し，これは末梢肺野の透過性亢進としてみられる．病状が進行すると右房の拡大が右第2弓の突出，右室の拡大が左第4弓の突出，また右室流出路の拡大が左第3弓の突出としてそれぞれ認められることがある（図2）．先天性短絡性心疾患に伴う肺高血圧症，特に心房中隔欠損症では，肺動脈の著明な拡張や瘤化を認めることがある（図3）．

　また，左心系心疾患や呼吸器疾患に伴う肺高血圧症の場合は，それぞれの原疾患に伴う所見が認められることがあり，ほかの検査と組み合わせて鑑別診断を行う．

　ただし，胸部X線所見の異常の程度と肺高血圧症の重症度との間には必ずしも相関は認められないことに留意する必要がある．

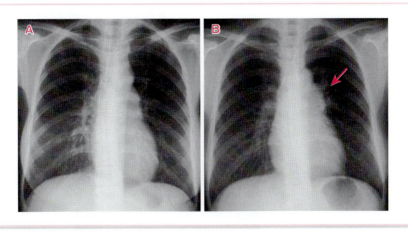

図1 病歴の短い肺高血圧症の胸部X線例（32歳　女性　SLEに伴うPAH例）
A：発症1年前
B：発症直後
発症前の胸部X線と比較して発症時には左第2弓の突出が認められるが，心陰影の拡大は著明ではない．

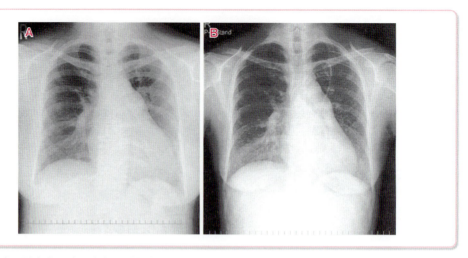

図2 重症の肺高血圧症の胸部X線例（39歳，女性．特発性PAH例）
A：発症時
B：加療後
発症時の胸部X線で認められた左第2弓の突出，および心陰影の拡大が，加療後には改善している．

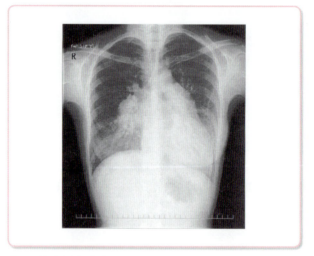

図3 先天性心疾患に伴う肺高血圧症の胸部X線例（32歳，女性．心房中隔欠損症に伴う肺高血圧症）
著明な肺動脈拡張および肺動脈瘤の形成を認める．

C 心電図

a 肺高血圧診療における心電図の位置づけ

　肺高血圧症の心電図では一般的に右室肥大などが認められるが，スクリーニング検査としては感度・特異度が低く意義はあまりないともいわれている[1]．ニース国際会議で示された肺高血圧症の診断アプローチでも，心電図ではなく心エコーが最初に行うべき検査として記されている[2]．特徴的な心電図所見がない場合に肺高血圧症の除外はできないが，心電図から得られる情報は多い．また，簡便に，非侵襲的に繰り返し行うことができ，循環器内科以外の医師が診療を行う場合でも施行可能である点で，心エコーに勝る．心電図は，肺高血圧症の診療において忘れてはならない検査であり，初診時のみでなく，治療中の病態把握のためにも，必ず定期的に施行すべき検査である．

b 肺高血圧の心電図所見

　肺高血圧症症例の心電図では，右房拡大と右室圧の上昇に伴う所見が認められるとされる．P波の増高（特にⅡ誘導），右軸偏位，右側胸部誘導におけるR波の増高やST低下などである[3]．右心負荷，右室肥大が進行した場合には高率にこれらの所見を認める（図1A）．自験例の検討では，肺動脈性肺高血圧症（PAH）症例の心電図所見の特徴として，右軸偏位のほか，V_1誘導でのR波増高，ⅠあるいはV_6誘導でのS波増高，胸部誘導でのT波の陰転化などを認めた（表1）．

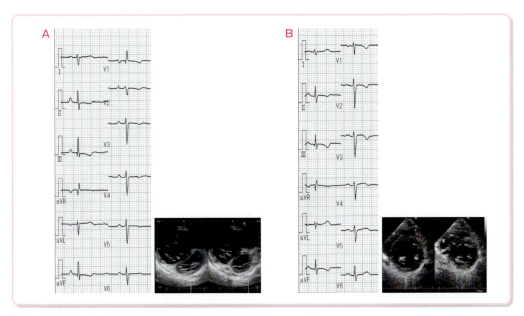

図1　特発性肺動脈性肺高血圧症症例の心電図と心エコー図
20歳代女性．初診時心電図（A）では右軸偏位，V_1誘導でのR波の増高を認めたが，治療開始9ヵ月後の心電図（B）では右軸偏位は改善し，V_1誘導でのR波は減高した．心エコー図でも右室拡大・左室圧排像が改善した．

慢性血栓塞栓性肺高血圧症(CTEPH)では，一般に急性肺塞栓症の特徴とされるS I，Q III，T IIIを認めることが多く，特にIII誘導のQ波は疾患特異性が高い．また，胸部誘導で陰性T波を示す誘導数はPAHに比べて少ない(図2A)．左心系心疾患に伴う肺高血圧症の場合には，原疾患である高血圧や心筋虚血に伴う所見が認められる．

表1 肺動脈性肺高血圧症症例の主要な心電図所見の測定結果

心電図所見	平均±SD (mm)
V₁誘導のR波高	8.9±6.7
I誘導のS波高	5.2±3.5
V₆誘導のS波高	5.6±4.2
各誘導における陰性T波の深さ	平均±SD (mm)
V₂	2.7±3.0
V₃	2.5±3.5
V₄	1.5±2.1
V₅	0.6±1.0
V₆	0.2±0.4

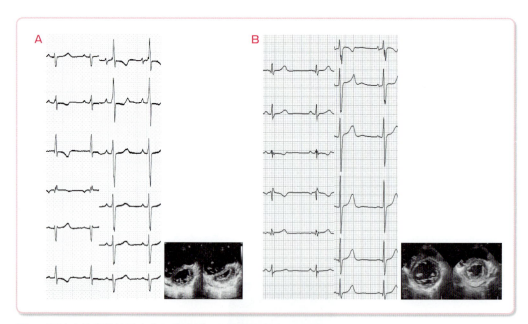

図2 慢性血栓塞栓性肺高血圧症症例の心電図と心エコー図
30歳代女性．入院時(A)は心電図上右軸偏位，右室肥大，S I T IIIを認めた．バルーン肺動脈形成術により血行動態が改善した5ヵ月後の心電図所見(B)では，右軸偏位，V₁のR波増高が軽快し，V₂誘導の陰性T波も消失した．心エコー図でも右室拡大が改善し，左室圧排像が消失した．

c 心電図による肺高血圧症の重症度評価と血行動態との相関

　ガイドラインでは，血行動態などの臨床指標を参考にして治療薬を選択する治療アルゴリズムが示されているが，その判断の基礎となる臨床指標の項目に心電図は含まれていない[4]．しかし，心電図所見は肺高血圧症における血行動態の変化を反映する．

　自験例での検討では，推定肺動脈圧と相関するのは右軸偏位とaVF誘導における陰性T波の存在であった[5]．また，初診時の心電図所見のうち，治療抵抗性で静注エポプロステノール治療が必要となることを予測する独立因子はV_1誘導のR波高であった．このように，心電図所見は重症度あるいは治療方針決定の参考となりうる．また，Ⅱ誘導のP波の高さと肺血管抵抗値が相関することも報告されている．予後との関連では，P波の高さと右室肥大所見の進行，V_1でのqRパターンが特発性PAHの予後と相関するとの報告もある[6]．

d 治療による心電図所見の変化

　有効な治療が適切な時期に開始された症例では血行動態が改善するが，このような例では心電図所見も著明に改善する．特発性PAH症例の一例では，初診時に右軸偏位，V_1誘導でのR波の増高を認めた(図1A)が，持続静注エポプロステノールとボセンタンの併用療法にて平均肺動脈圧は49 mmHgから35 mmHgと著明に低下した．9ヵ月後の心電図では右軸偏位は改善し，V_1誘導でのR波は減高した(図1B)．また，CTEPHの症例でも，入院時は心電図上右軸偏位，右室肥大，ＳⅠＴⅢを認めた(図2A)が，バルーン肺動脈形成術を行い平均肺動脈圧は47 mmHgから32 mmHgと著明に低下した．5ヵ月後の心電図では右軸偏位，V_1のR波増高が軽快し，V_2誘導の陰性T波も消失した(図2A)．

　推定肺動脈圧の改善は陰性T波の消失と相関する[5]．また，P波，QRSやT波の軸を治療開始前後で比較すると，治療に対する反応性がわかることも報告されている[7]．

e まとめ

　肺高血圧症症例の心電図所見は，原疾患や重症度により，その特徴が異なる．さらに，血行動態を反映し，病態の進展・改善に伴って変化する．心電図所見を注意深く観察することにより，治療に対する反応性の評価が可能であり，心電図は，肺高血圧症の診療上，治療方針の決定に際して重要な臨床指標のひとつであると考えられる．

●文献

1) Galie N et al：Guidelines for the diagnosis and treatment of pulmonary hypertension：The task force for the diagnosis and treatment of pulmonary hypertension of the european society of cardiology(esc) and the european respiratory society(ers), endorsed by the international society of heart and lung transplantation(ishlt). Eur Heart J 2009；**30**：2493-2537
2) Hoeper MM et al：Definitions and diagnosis of pulmonary hypertension. J Am Coll Cardiol 2013；**62**：D42-D50
3) Frantz RP, McGoon MD：An integrated approach to the diagnosis of pulmonary hypertension. UK：Hodder & Stoughton Ltd, 2011
4) Galie N et al：Updated treatment algorithm of pulmonary arterial hypertension. J Am Coll Cardiol

2013；**62**：D60-D72
5) 佐藤慎二ほか：肺高血圧症の心電図変化．Ther Res 2011；**32**：1250-1252
6) Bossone E et al：The prognostic role of the ecg in primary pulmonary hypertension. Chest 2002；**121**：513-518
7) Henkens IR et al：ECG monitoring of treatment response in pulmonary arterial hypertension patients. Chest 2008；**134**：1250-1257

D 血液検査

a 肺高血圧症における血液検査

　肺高血圧症診療ガイドラインでは，肺高血圧症の存在診断のための検査項目としては血液検査は重要視されていない[1]．肺高血圧症の診断上，特異的な血液検査項目が存在しないことと，肺高血圧症は，様々な原疾患に起因して発症するものであり，個々の原疾患により，必要な検査項目やその結果が異なるためである．原疾患の診断にはそれぞれの疾患に特異的な血液検査を行うことが必要であり，また，病状の変化を反映するバイオマーカーの測定は，肺高血圧症の診療上有用である．

b 原疾患診断のための血液検査

　肺高血圧症の診断がついた症例では，肺高血圧をきたすことが知られている原疾患のスクリーニングを行う．特に膠原病に関連して発症する症例は多く，また，肺高血圧症が初発症状である場合もあるため，抗核抗体の測定が必要である[2]．特発性PAHでも低力価陽性となる症例が40％にあるとされているが，自験例では極めてまれである．陽性の場合には身体所見と合わせて，各疾患に特異的な抗体などを測定し，診断を行う．
　日本では症例数が少ないが，HIV関連PAHではHIV陽性を認める．
　門脈肺高血圧症では肝疾患の重症度に応じて肝機能異常を認める．また，ウイルス性肝炎や肝硬変のない症例でも，先天性門脈閉鎖症等の門脈体循環シャントを有する例がある．総胆汁酸やアンモニア値が高いことを手がかりとして診断に至る例もあるので，肺高血圧症の原疾患のスクリーニング検査としてこの2項目は忘れてはならない．
　CTEPHの症例では，血栓性素因のスクリーニング検査を行う．抗リン脂質抗体は特発性PAHの10％，CTEPHの20％で陽性になると報告されており[3]，抗カルジオリピン抗体，ループスアンチコアグラントを測定する．また，CTEPHとの関連性は証明されていないが，塞栓症の誘因となるプロテインC，プロテインS，アンチトロンビンⅢ欠損症の可能性も検討しておく．

c 治療・経過観察中の血液検査

　様々な治療薬を使用する場合に，一般的な肝機能や腎機能の定期的な測定が必要である．ワルファリン投与中の症例ではPT-INRを測定する．また，PGI_2製剤使用中には血小板減少や甲状腺機能異常が出現しやすいため，定期的にフォローを行う．
　尿酸値やBNP，NT-proBNPはバイオマーカーと考えられており，経過中定期的に測定することが推奨されている．ただし，尿酸値については利尿薬や尿酸合成阻害薬などの投与により大きく変動するため評価しづらい．BNPは心筋細胞の伸展により心筋から分泌されるが，右心負荷の増減に伴って変動し，肺高血圧症の予後とも相関するとされ，状態の把握に有用である[4]．

d ハイリスクグループにおけるスクリーニング検査

　膠原病，HIV感染，肝疾患，先天性心疾患など，肺高血圧発症リスクの高い症例では早期診断の必要性が検討されているが，有効なスクリーニング法に関するエビデンスはほとんどない．唯一，強皮症では肺高血圧症のハイリスクグループであるため，年1回のスクリーニング検査が推奨されている[1]．2段階診断法のうちの1段階目に，毛細血管拡張の存在，呼吸機能検査，心電図に加えて，抗セントロメア抗体とバイオマーカー（NT-proBNPと尿酸）の測定があげられている．

e 動脈血ガス分析

　肺高血圧症では，動脈血酸素分圧は低下し，また呼吸数の増加により二酸化炭素分圧も低下するとされている[5]．動脈血酸素分圧の低下は，混合静脈血酸素飽和度の低下，すなわち心係数の低下を反映する．非常に低値を示す場合には，画像検査や呼吸機能検査結果と合わせて，PVOD/PCHや肺疾患，シャントの存在の可能性についても検討する．

f 遺伝子検査

　詳細は「遺伝子診断」の項に譲るが，肺高血圧症の発症に関連する遺伝子としてBMPR2を含む複数のTGF-βスーパーファミリーに属する遺伝子などの異常が報告されている[1]．このうち最も症例数が多いのがBMPR2遺伝子で，特発性PAH症例の約20％，遺伝性PAH症例の約70％で変異が検出される．しかし，変異保因者のうち実際に発症するのは約20％程度であり，発症には他の修飾因子，環境因子などの関与が必須であると考えられている．したがって，現時点では遺伝子検査の意義は定まっていない．また，検査に先立って遺伝カウンセリングなどの心理的なサポートが必要であることにも注意が必要である．

●文献

1) Hoeper MM et al：Definitions and diagnosis of pulmonary hypertension. J Am Coll Cardiol 2013；**62**：D42-D50
2) Frantz RP, McGoon MD：An integrated approach to the diagnosis of pulmonary hypertension. UK：Hodder & Stoughton Ltd, 2011
3) Wolf M et al：Thrombotic risk factors in pulmonary hypertension. Eur Respir J 2000；**15**：395-399
4) Nagaya N et al：Plasma brain natriuretic peptide as a prognostic indicator in patients with primary pulmonary hypertension. Circulation 2000；**102**：865-870
5) Peacock AJ, Church C：Clinical features. UK：Hodder & Stoughton Ltd, 2011

Column 2

遺伝子診断

　肺動脈性肺高血圧症(PAH)のなかでも，先天性心疾患や門脈圧亢進症などのような先行する要因がないまま，家族内発症してくる特発性PAH(IPAH)では，2000年に家系解析によりその原因遺伝子がBMPに対する2型受容体(BMPR2)をコードする*BMPR2*遺伝子であることが報告された[1,2]．その後，家族的背景を認めない孤発例でもBMPR2遺伝子の変異を認める症例が多数報告され[3,4]．さらに，類縁のTGF-βシグナル伝達系の分子であるALK1(*ACVRL1*遺伝子)[5]，Endoglin(*ENG*遺伝子)，Smad9(*SMAD9*遺伝子)などの異常によってもPAHを発症することが明らかとなった．こうした研究の進展を受けて，2008年の分類(ダナポイント分類)では，遺伝子変異(BMPR2, ALK1, endoglin)を認めるものと家族性発症の明らかな一群を「1. 2. 遺伝性肺動脈性肺高血圧症(heritable PAH：HPAH)」として分類するに至っている．本項では，これまでに明らかになっている*BMPR2*遺伝子および*ACVRL1*遺伝子の遺伝子診断を中心に概説する．

❶ PAHの遺伝

　家族発症を認める場合には，浸透率の低い常染色体性優性遺伝形式をとる．*BMPR2*遺伝子または*ACVRL1*遺伝子の変異保因者であっても，実際にPAHを発症するのは20％程度であることが知られており[6]，発症には，ほかの病態修飾遺伝子，あるいは環境因子の関与が必要であると考えられている．

❷ PAHの原因遺伝子

　原因変異として検出された遺伝子変異は，家族発症例，孤発例ともに*BMPR2*遺伝子変異が大部分であり，前者では，約80％で*BMPR2*遺伝子変異が検出されている．一方，*ACVRL1*遺伝子変異は，遺伝性出血性毛細血管拡張症(hereditary hemorrhagic telangiectasia：HHT)を合併，あるいは家族歴に持つ症例で検出されることが多い．当院における解析では，家族歴のある患者では全例で*BMPR2*遺伝子変異が検出されており，PAH発端症例全体では，30％で*BMPR2*遺伝子変異，6％で*ACVRL1*遺伝子変異が同定されている．

　*BMPR2*遺伝子の変異の約70％はナンセンス変異や挿入・欠失変異によるフレームシフトなどの早期停止型の変異でNMD(nonsense mediated decay)により選択的に分解されると考えられるものであり，また機能解析されたミスセンス変異もほとんど機能低下型の変異であることから，*BMPR2*遺伝子変異によるPAH発症の主要機序はBMPR2のハプロ不全であると考えられている．

　一方，*ACVRL1*遺伝子の変異は，キナーゼ活性領域におけるアミノ酸置換型変異がほとんどで，早期停止型の変異は少ない．

　*BMPR2*遺伝子あるいは*ACVRL1*遺伝子変異が検出された群とそうでない群を比較すると，変異検出群において発症年齢が有意に低いことが知られている[7,8]．さらに，ここ数年の遺伝子解析技術の急激な進展を受け，2012年には，次世代シークエンサーを用いたエクソーム解析によりわずか1家系のデータ解析から*CAV1*遺伝子が原因遺伝子として同定され[9]，2013年には同様のアプローチで*KCNK3*遺伝子が同定された[10]．新手法により同定されたこれらの遺伝子は，これまでに報告されていたPAH原因遺伝子がすべてTGF-βシグナル伝達系に属するものであったのとは異なり，いずれもTGF-βシグナル伝達系とは直接関連はないと考えられる遺伝子であった．こ

のことは，PAH発症の新たな機序解明にもつながると期待されている．

❸ PAHの病態修飾遺伝子

　PAHの発症や重症化には，上記の主働遺伝子とは異なる病態修飾遺伝子や環境要因の関与が必要であると考えられている．候補遺伝子解析により，セロトニントランスポーター(5HTT)をコードする*SLC6A4*遺伝子のプロモーター領域のL (long) 型多型[11]，*TGFB1*遺伝子多型[12]，*CYP1B1*遺伝子多型[13]などが，従来より病態修飾遺伝子として報告されていたが，最近の高密度SNPアレイを用いたGWAS解析により，2013年，*CBLN2*遺伝子近傍の領域も疾患感受性領域として報告された[14]．

● 文献

1) Lane KB et al：Heterozygous germline mutations in BMPR2, encoding a TGF-beta receptor, cause familial primary pulmonary hypertension：The International PPH Consortium. Nat Genet 2000；**26**：81-84
2) Deng Z et al：Familial primary pulmonary hypertension(gene PPH1)is caused by mutations in the bone morphogenetic protein receptor-Ⅱ gene. Am J Hum Genet 2000；**67**：737-744
3) Morisaki H et al：BMPR2 mutations found in Japanese patients with familial and sporadic primary pulmonary hypertension. Hum Mutat 2004；**23**：632
4) Machado RD et al：BMPR2 haploinsufficiency as the inherited molecular mechanism for primary pulmonary hypertension. Am J Hum Genet 2001；**68**：92-102
5) Trembath RC et al：Clinical and molecular genetic features of pulmonary hypertension in patients with hereditary hemorrhagic telangiectasia. N Engl J Med 2001；**345**：325-334
6) Newman JH et al：Mutation in the gene for bone morphogenetic protein receptor Ⅱ as a cause of primary pulmonary hypertension in a large kindred. N Engl J Med 2001；**345**：319-324
7) Girerd B et al：Clinical outcomes of pulmonary arterial hypertension in patients carrying an ACVRL1(ALK1)mutation. Am J Respir Crit Care Med 2010；**181**：851-861
8) Sztrymf B et al：Clinical outcomes of pulmonary arterial hypertension in carriers of BMPR2 mutation. Am J Respir Crit Care Med 2008；**177**：1377-1383
9) Austin ED et al：Whole exome sequencing to identify a novel gene(caveolin-1)associated with human pulmonary arterial hypertension Circ Cardiovasc Genet 2012；**5**：336-343
10) Ma L et al：A novel channelopathy in pulmonary arterial hypertension N Engl J Med 2013；**369**：351-361
11) Eddahibi S et al：Serotonin transporter overexpression is responsible for pulmonary artery smooth muscle hyperplasia in primary pulmonary hypertension. J Clin Invest 2001；**108**：1141-1150
12) Phillips JA 3rd et al：Synergistic heterozygosity for TGFbeta1 SNPs and BMPR2 mutations modulates the age at diagnosis and penetrance of familial pulmonary arterial hypertension. Genet Med 2008；**10**：359-365
13) Austin ED et al：Alterations in oestrogen metabolism：implications for higher penetrance of familial pulmonary arterial hypertension in females. Eur Respir J 2009；**34**：1093-1099
14) Germain M et al：Genome-wide association analysis identifies a susceptibility locus for pulmonary arterial hypertension Nat Genet 2013；**45**：518-521

E 6分間歩行距離，心肺運動負荷試験

　6分間歩行距離，心肺運動負荷試験に代表される運動負荷試験は，肺高血圧症の原因の鑑別や運動耐容能ならびに疾患重症度と生命予後を評価する手法として行われている．

　肺高血圧症患者の運動負荷試験を行うにあたって，肺高血圧症患者特有の肺循環動態を理解しておく必要がある．健常者では，肺循環は予備能力が大きく，運動時に心拍出量増加に伴う肺血流増加が生じた際，肺血管抵抗は増加せず，肺動脈圧上昇は軽微である．しかし，肺高血圧症患者では，肺循環の応答不全や低酸素性肺血管攣縮のため，肺血管抵抗が運動時に増大し肺動脈圧の著しい上昇をきたす．

　また，運動負荷テストを実施する際には，事故予防に注意を払う必要がある．検査当日の自覚症状・バイタルサインや心不全，不整脈に注意を払い，検査の際には医師の立ち会いのもとで血圧・酸素飽和度のモニタリング監視下に行うことが大切である．

a 6分間歩行距離テスト(6 minute walk test：6MWT)

　本検査は，簡単・安価・再現性があり，肺高血圧症患者の評価を行うための妥当な検査であることが証明されている．6分間で患者が自分のペースで歩くことができる最大距離は，患者の最大運動耐容能と正の相関にある[1,2]．本法は，方法が標準化されており，これまでに多くの大規模臨床試験において主要評価項目として設定されている[3]．6分間歩行距離が，300 m未満や10％を超える酸素飽和度の低下は，予後不良である[4]．

1) 方法

　平坦な直線をできるだけ速く歩き，6分間での歩行距離を測定する．往復回数と3〜5 mごとにつけた目盛によって歩行距離を測定する．検査実施場所の片道距離は30 mが推奨されている．歩行に伴う酸素飽和度(SpO_2)の低下やBorgスケールによる疲労度の評価も併せて行う．検者は，適切な声がけを行い，一定負荷となるように心がける．被験者は，休憩が必要な時は壁にもたれかかって休むことができ，中断した場合にはその理由や時間・距離の記録が必要である．

　6分間一定の負荷にするための決まった声がけとして，表1に一例をあげる．

2) 注意点

　本検査は，歩行距離が患者の気分・やる気に影響される．また，ceiling effectが知られており，WHO-FC II度の症状の少ない人や下肢筋力の強い人では十分な負荷となっておらず評価が不可能である．すでに，治療薬が開始されており，これ以上歩行距離の改善しない患者での評価も困難である．強皮症や筋肉のdeconditioningなど肺高血圧症の重症度と関係なく歩行距離の短い患者の評価も難しい場合がある．患者への声がけでは，励ましにより歩行距離が延びたり，逆に声がけが歩行の妨げとなり歩行距離が短くなる場合もある．必要以上の声がけは避けるべきである．ベースラインの6分間歩行距離は短期の予後指標には有用であるが，長期の予後指標になりうるか否かは現時点では明らかでない．また，6分間歩行距離の変化もアウトカムとの関係は明らかでない[5]．

表1 6分間歩行距離テスト時の声がけ例

開始前：検査中はしゃべらず，できるだけ速く歩いてください．検査中に歩行を中断したり，休息が必要になったら壁にもたれかかって休むこともできます．大丈夫と感じたらいつでも歩き続けてください．

1分後：うまく歩けています．残り時間はあと5分です．

2分後：その調子を維持してください．残り時間はあと4分です．

3分後：うまく歩けています．半分終了しました．

4分後：その調子を維持してください．残り時間はあと2分です．

5分後：うまく歩けています．残り時間はあと1分です．

残り15秒：もうすぐ止まってくださいと言います．私がそういったらすぐに立ち止まってください．私があなたのところに行きます．

6分後：止まってください．

b 心肺運動負荷試験（cardiopulmonary exercise test：CPET, CPX）

心肺運動負荷試験（cardiopulmonary exercise test：CPET, CPX）は，運動負荷中の呼気ガス分析を行うことで，循環・呼吸・代謝の病態を評価する検査である．測定するパラメーターは，酸素摂取量（$\dot{V}O_2$），二酸化炭素排泄量（$\dot{V}CO_2$），1回換気量（VT），呼吸数（RR），心電図，血圧である．運動負荷様式としては，自転車エルゴメーターやトレッドミルを用いる直線的漸増負荷（ramp負荷）を用いることが多い．CPXは，6分間歩行距離テストに比べ，より多くの情報を得ることができる．一方，CPXは大腿四頭筋を含めた下肢筋力に依存する傾向がある．

肺高血圧症患者におけるCPXの指標としては，peak $\dot{V}O_2$低下，嫌気性代謝閾値（anaerobic threshold：AT）低下，minimum $\dot{V}E/\dot{V}CO_2$上昇，$\dot{V}E/\dot{V}CO_2$ slope上昇，$PETCO_2$低下，動脈血酸素飽和度（SpO_2）低下，などがある[6]．肺高血圧症患者では，運動時換気量の増加に対して，肺の毛細血管の拡張不良により肺血流の不足が生じ，換気血流不均衡が増強し，生理学的肺胞死腔量が増大する．そのため$\dot{V}E/\dot{V}CO_2$上昇・呼気終末二酸化炭素分圧（$PETCO_2$）低下をきたす．ガス交換の障害は，動脈血酸素含量低下を生じ，peak $\dot{V}O_2$低下・SpO_2低下をきたす．心臓では，肺血管抵抗増加による左室の前負荷の減少と右室からの左室圧排や心嚢水貯留による左室の拡張障害により，左室の充満不全が生じ，心拍出量が十分増加せず，peak $\dot{V}O_2$低下・AT低下，SpO_2低下が生じる．骨格筋では，筋肉内の血流低下により早期よりアシドーシスが生じる．アシドーシスは，換気を亢進させ$\dot{V}E/\dot{V}CO_2$上昇をきたす．peak $\dot{V}O_2$ 10.4 mL・kg^{-1}・min^{-1}以下，peak systolic blood pressure 120 mmHg以下は予後不良である．

● 文献

1) Ats statement：Guidelines for the six-minute walk test. Am J Respir Crit Care Med. 2002；**166**：111-117
2) Miyamoto S et al：Clinical correlates and prognostic significance of six-minute walk test in patients with primary pulmonary hypertension. Comparison with cardiopulmonary exercise testing. Am J Respir Crit Care Med 2000；**161**：487-492
3) McLaughlin VV et al：End points and clinical trial design in pulmonary arterial hypertension. J Am Coll Cardiol 2009；**54**：S97-S107
4) Galiè N et al：Guidelines for the diagnosis and treatment of pulmonary hypertension：The task force

for the diagnosis and treatment of pulmonary hypertension of the european society of cardiology(esc) and the european respiratory society(ers), endorsed by the international society of heart and lung transplantation(ishlt). Eur Heart J 2009 ; **30** : 2493-2537
5) Gaine S, Simonneau G : The need to move from 6-minute walk distance to outcome trials in pulmonary arterial hypertension. Eur Respir Rev 2013 ; **22** : 487-494
6) Arena R et al : Cardiopulmonary exercise testing in the assessment of pulmonary hypertension. Expert Rev Respir Med 2011 ; **5** : 281-293

F 呼吸機能検査

a 肺高血圧症と呼吸機能検査

　肺高血圧症における呼吸機能を評価する際には，呼吸器疾患や膠原病などに起因する呼吸機能障害の併存の有無を見極めることが重要である．肺高血圧症そのものでは，肺活量（VC）や1秒量（FEV_1）は通常正常であり拘束性障害や閉塞性障害はきたさない．一方，肺拡散能検査（DLCO）は肺血管病変そのものを反映する重要な指標となる．

b 肺拡散能としてのDLCO

　空気中の酸素は換気によって呼吸細気管支レベルに到達する．呼吸細気管支より末梢では肺胞が出現し，酸素は拡散により肺毛細血管内に移動し，さらに赤血球中のヘモグロビンに結合する．

　DLCOは低酸素血症を認めなくても低下することがあり肺高血圧症のスクリーニングとしての意義も高い．通常，1回呼吸法にて測定される．1分間に肺毛細血管膜を通って拡散するCO量（mL/min）／平均肺胞気CO分圧（mL/min/mmHg）として表わされ，対予測値（％DLCO）にて評価する．また肺胞気容量（VA）で除したDLCO/VAおよび％（DLCO/VA）も同時に評価することが重要である．

c DLCOの規定因子

　拡散するガスの移動速度（$\dot{V}$）は，拡散面積（A），濃度差（Δc），拡散係数（K）に比例し，拡散距離（X）に反比例する．そのため"$\dot{V} = K \cdot \alpha \cdot A \cdot \Delta c/X$"（Fickの式）となる．肺胞気のような気体では，ΔPを分圧差とすると"$\dot{V} = K \cdot \alpha \cdot A \cdot \Delta P/X$"と表記しうる．ここで，"$K \cdot \alpha \cdot A/X = DL$"とすると，"$\dot{V} = DL \cdot \Delta P$"，つまり"$DL = \dot{V}/\Delta P$"となる．COガス吸入では"$\Delta P = $肺胞気CO分圧（$P_{ACO}$）－肺毛細血管CO分圧"であり，肺毛細血管CO分圧はゼロとみなせるので"$DLCO = \dot{V}/P_{ACO}$"となる．

　●補足

　酸素拡散能（DLO_2）ではなくDLCOを測定する理由として，："$DLO_2 = \dot{V}/\Delta P = \dot{V}/$（肺胞気$O_2$分圧（$P_{AO_2}$）－肺毛細血管$O_2$分圧））"となるが，肺毛細血管$O_2$分圧は容易には計測できないため，肺毛細血管CO分圧がゼロとみなせ，かつ，ヘモグロビンへの反応がO_2に似た性質を持つCOにてDLCOが測定される．

　生体（肺）においては，DLCOは上記に示した狭義の拡散能力（COに対する膜拡散能力（D_M））のみならず，COがヘモグロビンと結合するまでの血液中の拡散能力の因子も考慮する．そのため，COとヘモグロビンの反応速度をθ，肺毛細血管血液量をVCとすると，DLCOは"$1/DLCO = 1/D_{MCO} + 1/(\theta VC)$"と表記しうる．よってDLCOは膜拡散能力が低下したとき（拡散面積Aの低下，拡散距離Xの増大），もしくは，肺毛細血管血液量VCが低下した際に低下する．

　DLCOは肺胞気容量（VA）の関数でありVAの大きさに伴いDLCOも変化する．そのため臨床データを評価する際にはDLCOとともにDLCO/VAも重要となる．

d 病因からみたDLCOの低下

DLCOが低下する要因を表1に示す.

表1 DLCOが低下する要因

1.	拡散面積が低下した場合	肺胞壁破壊(肺気腫, リンパ脈管筋腫症) 肺胞虚脱(間質性肺炎, 肺線維症) 肺血管床減少(肺高血圧症, 肺気腫, 血管炎, 肺血栓塞栓症) 肺容量低下(肺切除) など
2.	拡散距離が増加した場合	肺胞間質線維化(間質性肺炎, 肺線維症) 肺毛細血管拡張(肺静脈閉塞性疾患(PVOD), 肝肺症候群) 肺胞・間質浮腫(肺水腫) など
3.	毛細血管血液量が低下した場合	心拍出量低下(心不全, 肺高血圧症) 肺血管床減少(肺高血圧症, 肺気腫, 血管炎, 肺血栓塞栓症) など
4.	有効ヘモグロビン量が低下した場合	貧血, CO中毒 など
5.	COとヘモグロビンの反応速度(θ)が低下した場合	酸素分圧上昇 など
6.	換気・血流不均等分布が増大した場合	慢性閉塞性肺疾患 など

一方で, 気管支喘息発作ではVAが増加した場合, 肺胞出血をきたした場合などではDLCOは増加する.

e 肺高血圧症におけるDLCOの評価

特発性肺動脈性肺高血圧症のような併存症を伴わない肺高血圧症では, 呼吸機能検査において拘束性障害や閉塞性障害はきたさないものの肺拡散能は顕著に低下する. 安静時におけるDLCO検査は肺高血圧症の診断に役立つのみならず, 拡散面積の低下, 拡散距離の増加, 毛細血管血液量の低下など, 肺高血圧症の病態生理に深くかかわっていることを認識する必要がある.

f DLCOの正常値と異常値の判断

呼吸機能障害を合併した場合にはDLCOを評価する際には注意が必要となる. 肺過膨張により肺胞気容量(V_A)が大きくなると拡散面積が増大し, 拡散面積の視点からみるとDLCOは増大する. このことからDLCO/VAを用いることによりVAの変化の影響を除外しうる.

一方, 実際の肺全体の機能を反映するのはDLcoであり, たとえば一側肺を切除すると肺拡散面積の低下によりDLCOは半分になるが, DLCO/VAは正常にとどまる. しかし, 運動時には拡散面積が減り拡散障害が起こる. DLCOは換気と循環の接点であることを念頭に置き, DLCOとDLCO/VAを並列で評価しすることが重要となる.

●文献
1) 一般社団法人日本呼吸器学会肺生理専門委員会(編):臨床呼吸機能検査,第8版,メディカルレビュー社,東京,2016
2) Trip P et al:Eur Respir J 2013;**42**:1575-1585

G 心エコー図

　第5回肺高血圧症ワールド・シンポジウム（2013年ニース）で示された肺高血圧症の診断アプローチチャートで，肺高血圧症の症状（息切れなど，多くは非特異的）もしくは肺高血圧症を疑う既往（先天性心疾患，肺疾患など多岐にわたる）のある患者には，まず心エコー図検査で肺高血圧症のスクリーニングを行うように示されている[1]．本項では，肺高血圧症の診療において広く用いられている心エコー図指標の計測方法とその限界について提示する．

a 断層法・Mモード法による肺高血圧の推定

　断層法あるいはMモード法による観察で，右室拡大あるいは右室肥大を認めた場合，肺高血圧の存在を疑う．右室拡大は右室容量負荷あるいは急性の右室圧負荷のサインであり，右室肥大は慢性の右室圧負荷を示唆する所見である．肺高血圧により右室圧負荷が生じると，心室中隔は拡張早期に左室側への著明な後方運動（dip）を呈する．圧負荷が最大となる収縮末期から拡張早期に，心室中隔の直線化が認められる（図1）．短軸断面においては，収縮末期から拡張期に左室が楕円形を呈すれば軽度，半円形では中等度，三日月状になれば高度の肺高血圧の存在が推定できる[2]．一方，容量負荷が生じると右室は拡張するが，容量負荷は右室流入が終了する拡張末期に最大となるため，拡張末期にかけて心室中隔の直線化が観察される．肺高血圧症において，容量負荷および圧負荷は併存する場合も多いが，どちらの要素がより強く肺高血圧症の病態と関連しているかは常に念頭に置いて原因の診断を行う．また，断層法・Mモード法における評価は半定量的であり，次に述べるドプラ法による肺動脈圧の推定は欠かせない．

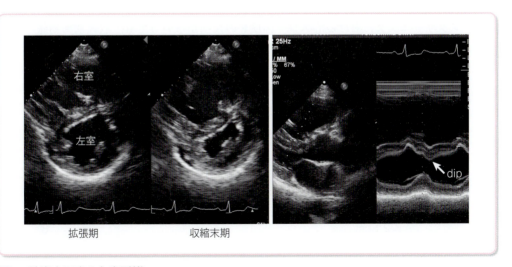

図1　肺高血圧症の左室形態
心室中隔は収縮末期から拡張早期にかけて直線化を呈し，重症の肺高血圧症では左室は半円から三日月状の変形をきたす．また，拡張早期には著明な後方運動（dip）を示す．

b 肺動脈圧の推定

肺動脈性肺高血圧症の診断基準は，安静時に右心カテーテル検査により計測する平均肺動脈圧が25 mmHg以上と定義されている．しかし，平均肺動脈圧の心エコー図法による推定法は，後述のごとくいくつか提唱されているものの，その再現性および論理的根拠に多くの問題が残っている．したがって，肺高血圧症の診断，経過観察，治療の効果判定に広く用いられている心エコー図指標は，右室-右房間圧較差，および本値から算出される推定収縮期肺動脈圧である．

心エコードプラ法を用いた収縮期肺動脈圧の推定は，右室-右房間圧較差に，右房圧を加えることで行う．まず，連続波ドプラ法を用いて三尖弁逆流血流速波形を記録し，その最大速度V(m/sec)を計測し，簡易Bernoulli式：$\Delta P = 4V^2$を用いて，右室-右房間圧較差を算出する．これに右房圧を加えることで，収縮期右室圧が推定される．右室流出路に狭窄がなければ，収縮期右室圧は収縮期肺動脈圧に等しいため，収縮期肺動脈圧の推定が可能である．しかし，右室流出路や肺動脈弁に有意な狭窄がある場合は，収縮期肺動脈圧と収縮期右室圧は異なるため，本法では収縮期肺動脈圧が推定できない．また，簡易Bernoulli式は血流加速部位で十分な血流の加速が得られるときに成立するため，三尖弁に離開を生じるような重症三尖弁逆流症では本法の利用に注意が必要である．もちろん，三尖弁逆流が存在しないか，あってもわずかしか認めず，逆流血流速波形の記録が困難な例でも用いることはできない．

右房圧は下大静脈の径と呼吸性変動により推定するのが一般的である．下大静脈の描出は仰臥位で右房開口部から3 cm以内の肝静脈合流部の上流部において，呼吸により変動する最大および最小の血管径を記録し，推定表(表1)に基づいて推定を行う．しかしながら，近年の検討では心エコー図検査による右房圧の推定精度は低いとされており，右房圧は一律(5 mmHgもしくは10 mmHg)で統一するほうがシンプルでよいとの考えもある[3]．

心エコー図検査で得られた推定肺動脈収縮期圧の基準値については，多くの議論があるが，米国心エコー図学会のガイドラインでは35～36 mmHgまでを正常値としている[4]．近年，38 mmHgを上限値とすると感度・特異度ともよく肺高血圧症を診断できるという報告もあり，スクリーニングにおける心エコー図検査の役割からいっても，収縮期肺動脈圧の上限値を38 mmHg以上とすることは，コンセンサスが得られていると思われる[5]．

心エコー図検査による平均肺動脈圧の推定は，①右室駆出血流波形の加速時間(AT)を用いる方法，②拡張早期の肺動脈弁逆流速度を用いる方法，③三尖弁逆流の速度時間積分値を用いる方法[6]が米国心エコー図学会のガイドラインで示されている．これらの方法は，三尖弁逆流

表1 下大静脈の径と呼吸性変動を用いた右房圧の推定

下大静脈最大径(cm)	呼吸性変動(%)	推定右房圧(mmHg)
≦2.1 cm	>50%	3
≦2.1 cm	<50%	8
>2.1 cm	>50%	8
>2.1 cm	<50%	15

下大静脈径は仰臥位で右房開口部から3 cm以内の肝静脈合流部の上流部において，呼吸により変動する最大および最小の血管径を記録する．

血流速波形から肺動脈収縮期圧が推定できない例において，肺高血圧の有無を確認するのに有用である．しかしながら，いずれの方法も上述のごとく問題を抱えているため，ルーチン検査で計測することについては議論の余地がある．

c 肺血管抵抗の推定

肺動脈性肺高血圧症の診断基準のひとつに，肺血管抵抗（PVR）が3 Wood単位より大であることが2013年のニースシンポジウムで新たに明記された[1]．これは，正常なPVRであれば肺血管障害がない状態と考えられ，肺動脈性肺高血圧症と鑑別の必要な左心疾患の可能性を検討する契機となることによる．また，PVRの評価を必須にすることで心拍出量の重要性を強調する意味もあるとされる[1]．

非侵襲的に肺血管抵抗を算出する方法はいくつか提唱されているが，ガイドラインで定められた方法はない．心カテーテル検査により，肺血管抵抗＝（平均肺動脈圧－肺動脈楔入圧）/心拍出量で計算されることから，これら検査項目（平均肺動脈圧，心拍出量）を心エコー図検査で推定し，肺動脈楔入圧を10 mmHgと仮定して算出する方法がある[7]．しかし，この方法は多くの仮定から成り立っており，左心機能障害を有する例は特に注意が必要である．また，右室流入血流速波形と，断層図および僧帽弁輪運動速度を用いてスコアリングを行うことにより（表2），PVRの上昇した肺血管異常による肺高血圧（肺動脈楔入圧15 mmHg以下およびPVR＞3 WU）を鑑別可能であったとの報告がある[8]．スコア0以上であれば感度100％，特異度62％で肺動脈性肺高血圧が診断でき，スコア0未満では肺動脈性肺高血圧症は存在しなかった．今後はこのようなスコアリングシステムが，心エコー図検査でのスクリーニングに取り入れられるかもしれない．

表2 心エコー図指標による肺動脈性肺高血圧症の診断スコアリング

エコー指標	cut off値	Score
僧帽弁輪側壁側で計測したE/e'	＞10	−1
傍胸骨長軸像における左房前後径	＞4.2 cm	−1
	＜3.2 cm	＋1
右室駆出血流速波形	mid-systolic notch あり，あるいは acceleration time＜80 msec	＋1

スコア0であれば感度100％，特異度62％で肺動脈性肺高血圧症を診断可能である．

d 右室機能の評価

肺高血圧診療において，患者の予後規定因子としてしばしば右室機能が用いられる．米国心エコー図学会のガイドラインでは，右室機能の評価において三尖弁輪部収縮期移動距離（TAPSE：16 mm未満），三尖弁輪部の長軸方向移動速度（S'：10 cm/sec 未満），右室面積変化率（RVFAC：35％未満）などを用いることが推奨されている[4]．また，右房サイズは心エコー検査による有用な予後指標のひとつであり[9]，有意な心膜液の貯留が重要な死亡予測因子となることも報告されている[10]．近年，スペックルトラッキング法を用いた右室自由壁長軸方向

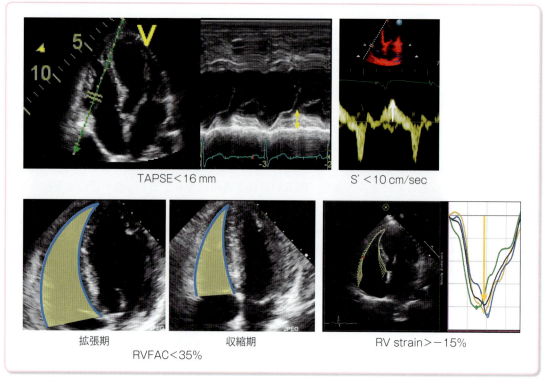

図2　右室機能を示す各種心エコー図指標とその異常値
収縮期三尖弁輪移動距離（TAPSE：16 mm未満）
収縮期三尖弁輪運動速度速（S'：10 cm/sec未満）
右室面積変化率（RVFAC：35％未満）
収縮期右室自由壁心筋ストレイン値（RV strain ＞-15％）

ストレイン（-15％以上）が，肺高血圧症の独立した予後規定因子であることも報告されている（図2）[11]．また，肺高血圧症に特徴的な所見として，中等症から重症の急性肺塞栓症では高頻度に右室収縮能の低下を認められるが，この右室壁運動低下は右室中央部の自由壁にみられ，右室心基部と心尖部の壁運動が保持されることが報告されている（McConnell sign）．この壁運動低下は血栓溶解により肺動脈圧が低下すると軽快する．このように，右室壁運動は前負荷および後負荷に影響を受けることも常に念頭に置く必要がある．

心エコー指標を経過観察のマーカーとして用いる際の限界として，右室容積および機能を安定して測定する方法がないこと，安定した画像を取得する技術的限界があげられる．そのため，現ガイドラインには治療効果の判定について「右室サイズおよび機能が正常・ほぼ正常になる」と記載されているに過ぎず，具体的な指標や数値は記載されていない[1]．右室機能を反映する信頼性の高い定量的な指標については，今後の検討が必要である．

● 文献
1) Hoeper MM et al：Definitions and diagnosis of pulmonary hypertension. J Am Coll Cardiol 2013；**62**：D42-D50
2) Ryan T et al：An echocardiographic index for separation of right ventricular volume and pressure over-

load. J Am Coll Cardiol 1985 ; **5** : 918-927
3) Tsutsui RS et al : Precision of echocardiographic estimates of right atrial pressure in patients with acute decompensated heart failure. J Am Soc Echocardiogr 2014 ; **27** : 1072-1078 e2
4) Rudski LG et al : Guidelines for the echocardiographic assessment of the right heart in adults : a report from the American Society of Echocardiography endorsed by the European Association of Echocardiography, a registered branch of the European Society of Cardiology, and the Canadian Society of Echocardiography. J Am Soc Echocardiogr 2010 ; **23** : 685-713
5) Lafitte S et al : Estimation of pulmonary pressures and diagnosis of pulmonary hypertension by Doppler echocardiography : a retrospective comparison of routine echocardiography and invasive hemodynamics. J Am Soc Echocardiogr 2013 ; **26** : 457-463
6) Aduen JF et al : Accuracy and precision of three echocardiographic methods for estimating mean pulmonary artery pressure. Chest 2011 ; **139** : 347-352
7) Lindqvist P et al : Echocardiography based estimation of pulmonary vascular resistance in patients with pulmonary hypertension : a simultaneous Doppler echocardiography and cardiac catheterization study. Eur J Echocardiogr 2011 ; **12** : 961-966
8) Opotowsky AR et al : A simple echocardiographic prediction rule for hemodynamics in pulmonary hypertension. Circ Cardiovasc Imaging 2012 ; **5** : 765-775
9) Cenedese E et al : Measurement of quality of life in pulmonary hypertension and its significance. Eur Respir J 2006 ; **28** : 808-815
10) Eysmann SB et al : Two-dimensional and Doppler-echocardiographic and cardiac catheterization correlates of survival in primary pulmonary hypertension. Circulation 1989 ; **80** : 353-360
11) Fine NM et al : Outcome prediction by quantitative right ventricular function assessment in 575 subjects evaluated for pulmonary hypertension. Circ Cardiovasc Imaging 2013 ; **6** : 711-721

H 胸部CT

　肺高血圧症における画像診断の役割は，鑑別疾患と重症度評価，そして治療効果判定である．なかでも画像診断が重要な疾患はニース分類第4群に分類されるCTEPHである．本項ではCTEPHの画像所見を中心に他疾患との鑑別などについても述べる

a 肺高血圧症に伴うCT所見

　近年は呼吸器疾患に対しても肺野，縦隔いずれの条件においてもマルチスライスCTを用いた診断が通常行われる．特に肺動脈内の病変診断が重要なCTEPHの診断にはCT pulmonary angiographyが有用な方法である[1]．撮像タイミングは肺動脈本幹または右心室内にプレップROI（region of interest）を設定して，注入前からのCT値の上昇をモニターして120〜150 HUの上昇をめどに撮像をスタートする．撮像は通常頭側→尾側方向で行われるが，呼吸機能が悪く呼吸停止が不良な症例においては尾側→頭側に行うと病変が多く分布する下葉病変の検出に有用である．画像再構成は1 mm以下間隔，1 mm厚で行われることが多い．通常の肺野条件，縦隔条件に加えて，window width 500〜650 HU，window level 100〜150 HU程度の条件を加えた3条件で読影すると診断精度の向上が期待できる（図1）．multiplanar reformatted image（MPR）やmaximum intensity projection（MIP）画像は長軸方向の診断精度の向上に有用である．

　肺高血圧症においては種々のレベルにおける血管床の閉塞などにより血管抵抗の増大のを来すため，中枢側肺動脈の拡張が認められる．肺動脈本幹径が29 mm以上であれば，成因にかかわらず，肺高血圧症を考える[2,3]．肺動脈本幹の径はその分岐部でのスライスで長軸方向に直角，上行大動脈のすぐ横の部位が計測される．50歳以下の患者で肺動脈と大動脈の直径の比が1：1以上の場合は肺高血圧症と強く関連があると考えられる[4]．

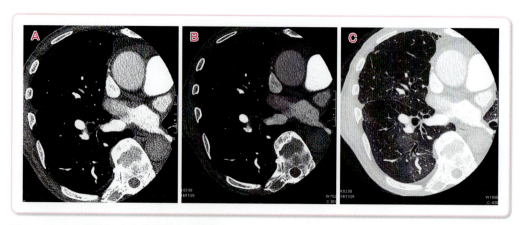

図1　window設定による病変描出の改善
A：造影CT縦隔条件（WW：450，WL：20）
B：（WW：750，WL：350）
C：肺野条件（WW：1500，WL：-500）
条件設定を変えると右下葉A10近位側の低吸収を呈するdefect像（web）の性状の診断が容易になる．

右心室の拡大も肺高血圧症の影響として認められることがある．右室負荷の増大の結果右室の拡大，肥大(壁厚4 mm以上)が起こる．右室と左室の直径比が1：1以上で左室の圧排所見があれば右室拡大があると考えられるが，CTにおいては心電同期を用いなくともこの所見を評価できる[1]．

重度の肺高血圧症患者においては軽度の心膜肥厚や少量の心嚢液貯留が見られることがある[5]．心嚢液の貯留は予後不良との相関があると報告されている．

b CTEPHのCT診断

CTEPHのCT所見は血管に現れる所見と肺実質に現れる所見に大別される．血管に現れる所見としては，①肺動脈に直接現れる変化(完全閉塞，部分閉塞，偏心性血栓，石灰化血栓，web，band，狭窄後拡張)，②肺高血圧症に伴う変化(肺中枢血管の拡大，心肥大)，③側副血管の発達(気管支動脈，肋間動脈，内胸動脈拡大など)，肺実質に現れる所見としてはmosaic様，限局したすりガラス陰影，気管支拡張である．

1) 肺動脈に現れる所見

完全閉塞病変はpouch defectと表される鈍な辺縁を持つ血管の途絶像を示す[6]．途絶した血管より末梢の急激な径の減少や末梢血管の造影効果の消失も容易に認められる(図2)．肺野条件においては伴走する気管支より著しく径の小さい血管構造として認識される[7]．

部分閉塞病変は器質化血栓に伴う血管の狭小化，内腔の不整，webやbandとして現れる．急激な血管径の減少は壁在血栓の中のわずかな再開通の結果として起こる．内腔の再開通があれば厚く，不整な壁在血栓の中に造影効果が認められる．器質化血栓は血管内腔に沿って認められ，壁の肥厚として表される．横断面においては末梢の三日月形の内腔の欠損像としても認められる[6,8]．狭窄後拡張が認められることもある[6]．bandは線状の構造物で両側が血管壁に固定されている．一般的に0.3〜2 cmの長さで，しばしば血管の長軸方向に認められる[9](図3)．webは多数のbandから構成され篩い状の構造をなす(図4)．CT angiography上，

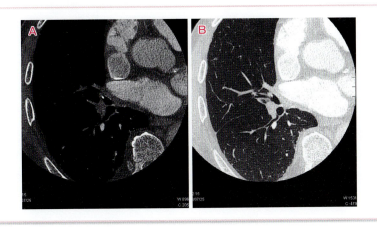

図2　pouch defectを呈する病変のCT
下葉末梢の肺動脈は同レベルの肺静脈と比べても著しく狭小化している．

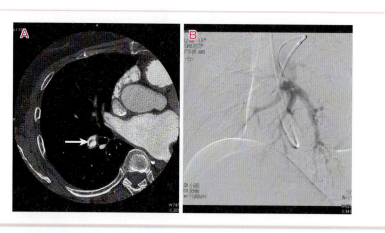

図3 bandのCT,血管造影
A：CT上,下葉本幹に血管に両端を固定され,線状の構造をしたbandを認める(矢印).
B：血管造影では線状の欠損像として認められる.

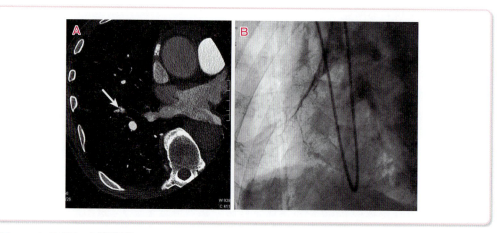

図4 webのCT,血管造影
CT上,右A8a,bの分岐部に低吸収を呈するの欠損像を認める(矢印).選択的血管造影においてはA8に篩状の欠損像を認め,末梢の肺動脈は狭小化している.病変部近傍までガイディングカテーテルを進めてはじめてこのような病変が診断できる.

band,webともに造影剤に囲まれた薄い線状構造物といて認められる.これらの構造物はしばしば区域枝のレベルで認められ,まれに主肺動脈にも認められる[6,9].

器質化血栓のなかの石灰化も認められることがある.通常の縦隔条件において,石灰化は造影剤と区別がつきにくいため,window level,widthを調節するか,MIPを作ることで石灰化の判別が容易となる[1].区域枝の器質化血栓内の石灰化は石灰化を有する肺腫瘍との鑑別を要するが管状の構造や病変の存在部位などにより鑑別が可能である[1].

2）肺高血圧による所見

前述の肺高血圧症に伴う所見と同様であるが,CTEPHにおいても肺動脈本幹の拡張は通常

認められる．CTEPHにおいては左右主肺動脈の拡張は非対称であることが多く，左右対称に肺動脈が拡張しているときは，非血栓栓塞性の肺高血圧症を考える[10]．肺動脈の蛇行についても肺高血圧症患者では認められ，CTEPHにおいてもしばしば認められる[11]．

慢性肺血栓塞栓性肺高血圧症においては縦隔のリンパ節腫大が認められることがある[12]．

3）側副血行路の発達所見

肺動脈の閉塞性変化に対応する変化として気管支動脈の拡張が認められる．また，横隔膜近傍に分布する肋間動脈，下横隔動脈，内胸動脈などの体循環系の分枝も拡張が認められる[13]．正常の気管支動脈血液量は心拍出量の1〜2％であるが，CTEPHにおいては体循環血流量のほぼ30％にまで達することがある[14,15]．気管支動脈は下行大動脈の気管分岐部のレベルから分枝し通常は1〜2 mmであるが，2 mm以上の拡大と蛇行の所見は肺高血圧症における気管支動脈の代償性の拡張所見といえる[1]．CTEPHにおいては73％に気管支動脈やその他の体循環系の分枝の異常拡張がみられ，特発性肺高血圧症患者より有意に高頻度であったとの報告も認められる[13]．急性肺動脈血栓塞栓症においては気管支動脈の拡張は認められないため，急性肺動脈血栓塞栓症症例が疑われる症例で，気管支動脈の拡張所見が認められれば，CTEPHの急性増悪か肺動脈塞栓の再発が疑われる[16]．気管支動脈拡張が認められる症例においては肺動脈血栓内膜摘除術後の周術期死亡が低率であると報告されている[17]．また，体循環系の分枝の拡張は喀血の原因ともなりうる[17]．

4）肺実質の所見

CTEPHの肺実質のCT所見として，過去の肺梗塞に伴う収縮性陰影が最もよく認められる所見であり，肺野濃度の低下した収縮性変化を有する楔状の浸潤影または結節影，線状影として認められる[2]．多発性に下葉に好発して認められ，しばしば胸膜肥厚を合併して認める[2]．

肺野の辺縁明瞭なモザイク状の陰影も高頻度で認められ，肺野の不均一な還流を示している（図5）．低濃度の領域は肺動脈末梢病変に伴う肺血流量の減少に伴う変化であり，高濃度の領域は肺血流量が保たれている領域である[10,18]．モザイク状陰影は心疾患や肺疾患が原疾患である肺高血圧症より区域〜亜区域肺動脈病変が原因の肺高血圧症で好発してみられる．した

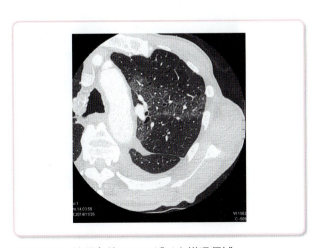

図5　CT，肺野条件でのモザイク様吸収域

がって，モザイク状陰影は特発性肺高血圧症患者よりもCTEPHに高頻度に認められる[19]．体循環系からの還流は孤立性のすりガラス状陰影としても認められる[11, 20]．

C 鑑別疾患

CTEPHはしばしば他疾患との鑑別に苦慮する．はじめの急性肺動脈血栓塞栓症が無症状で経過するか，見過ごされてしまうことがあるからである．先天性の疾患でも後天性の疾患でも肺高血圧症や肺動脈閉塞来すことがあるため，鑑別診断は重要である．鑑別すべき疾患としては肺動脈性肺高血圧症（図6），肺動脈肉腫（図7），高安動脈炎などがある[1]．

以上，肺高血圧症のCT診断について症例を提示しながら述べた．肺高血圧症の診断は自覚症状や他の他覚所見と総合的に判断され，画像のみで診断されることは少ないが，画像所見を把握しておくことも重要であると考えられる．

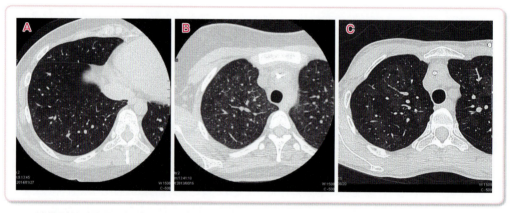

図6 肺動脈性肺高血圧症のCT
肺野条件において淡い小粒状影の多発(A)，小葉間隔壁の肥厚(B)，すりガラス状陰影(C)を呈する．

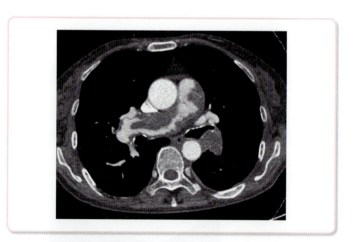

図7 肺動脈肉腫の造影CT
肺動脈本幹～左右肺動脈近位側に至るまで不整な低吸収域を広範囲に認め，肺動脈は狭小化している．生検の結果，肺動脈肉腫と診断された．

●文献

1) Castaner E et al : CT diagnosis of chronic pulmonary thromboembolism. Radiographics 2009 ; **29** : 31-50 ; discussion -3
2) Frazier AA et al : From the archives of the AFIP : pulmonary vasculature : hypertension and infarction. Radiographics 2000 ; **20** : 491-524 ; quiz 30-1, 32
3) Tan RT et al : Utility of CT scan evaluation for predicting pulmonary hypertension in patients with parenchymal lung disease. Medical College of Wisconsin Lung Transplant Group. Chest 1998 ; **113** : 1250-1256
4) Ng CS et al : A CT sign of chronic pulmonary arterial hypertension : the ratio of main pulmonary artery to aortic diameter. J Thorac Imaging 1999 ; **14** : 270-278
5) Baque-Juston MC et al : Pericardial thickening or effusion in patients with pulmonary artery hypertension : a CT study. AJR Am J Roentgenol 1999 ; **172** : 361-364
6) Auger WR et al : Chronic major-vessel thromboembolic pulmonary artery obstruction : appearance at angiography. Radiology 1992 ; **182** : 393-398
7) Wittram C et al : Acute and chronic pulmonary emboli : angiography-CT correlation. AJR Am J Roentgenol 2006 ; **186** : S421-S429
8) Bergin CJ et al : Chronic thromboembolism : diagnosis with helical CT and MR imaging with angiographic and surgical correlation. Radiology 1997 ; **204** : 695-702
9) Korn D et al : Pulmonary arterial bands and webs : an unrecognized manifestation of organized pulmonary emboli. Am J Pathol 1962 ; **40** : 129-151
10) King MA et al : Chronic thromboembolic pulmonary hypertension : CT findings. AJR Am J Roentgenol 1998 ; **170** : 955-960
11) Tardivon AA et al : Role of CT in chronic pulmonary embolism : comparison with pulmonary angiography. J Comput Assist Tomogr 1993 ; **17** : 345-351
12) Meysman M et al : Chronic thromboembolic pulmonary hypertension and vascular transformation of the lymph node sinuses. Eur Respir J 1997 ; **10** : 1191-1193
13) Remy-Jardin M et al : Systemic collateral supply in patients with chronic thromboembolic and primary pulmonary hypertension : assessment with multi-detector row helical CT angiography. Radiology 2005 ; **235** : 274-281
14) Endrys J et al : Comparison of bronchopulmonary collaterals and collateral blood flow in patients with chronic thromboembolic and primary pulmonary hypertension. Heart 1997 ; **78** : 171-176
15) Ley S et al : Bronchopulmonary shunts in patients with chronic thromboembolic pulmonary hypertension : evaluation with helical CT and MR imaging. AJR Am J Roentgenol 2002 ; **179** : 1209-1215
16) Hasegawa I et al : Bronchial artery dilatation on MDCT scans of patients with acute pulmonary embolism : comparison with chronic or recurrent pulmonary embolism. AJR Am J Roentgenol 2004 ; **182** : 67-72
17) Kauczor HU et al : Spiral CT of bronchial arteries in chronic thromboembolism. J Comput Assist Tomogr 1994 ; **18** : 855-861
18) Moser KM et al : Chronic thromboembolic pulmonary hypertension : clinical picture and surgical treatment. Eur Respir J 1992 ; **5** : 334-342
19) Sherrick AD et al : Mosaic pattern of lung attenuation on CT scans : frequency among patients with pulmonary artery hypertension of different causes. AJR Am J Roentgenol 1997 ; **169** : 79-82
20) Chitwood WR Jr et al : Surgical management of chronic pulmonary embolism. Ann Surg 1985 ; **201** : 11-26

1 胸部MRI

MRIは高い濃度分解能や様々な撮影シークエンスを利用することで，形態を含めた多元的な情報を得ることができるのが大きな特徴である．本項では，肺血管疾患におけるMRIの役割について概説する．

a 肺動脈MRA

近年の高磁場装置の普及やコイル・シークエンスの開発により，肺動脈に関しても息止め下で分解能の高い造影MRAが撮影可能となっている(図1)．一方，造影MRAはCTAよりも空間分解能が劣ることや空気(肺野)との磁化率効果によるアーチファクトなどの弱点がある．現在は高速化・高分解能化が著しいMDCTが第一選択となっているが，放射線被曝がないMRAは若年者や経過観察などに有用な検査法のひとつと考えられる．

また，高速撮影法の進歩により，短時間で三次元データの収集を繰り返すことで高時間分解能MRA(time-resolved MRA)を撮影することが可能となった[1,2]．これにより，1回の撮影で多時相の画像が得られ，肺動静脈の分離や肺野の血流も評価できる．

腎機能低下症例におけるNSF(腎性全身性線維症)の問題があり，非造影MRAへの関心も高まっている．最近ではbSSFP法，FBI法，Time-SLIP法などの有用性が報告されており[3]，本項では詳細は割愛するが，肺血管の領域でも適応の拡大が期待される．著者の施設では，三次元高速スピンエコー法であるT2 SPACE法を，呼吸同期と心電同期併用にて，胸部の非造影MRAとして撮影している．

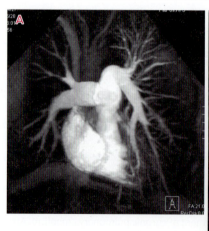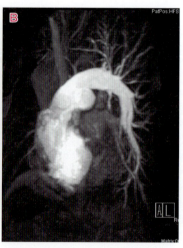

図1　慢性血栓塞栓性肺高血圧症(CTEPH)の造影MRA
A：正面MIP
B：LAO MIP
造影MRAはテストインジェクション法にて撮影タイミングを決定し，呼吸停止下で撮影．撮影時間は約15秒，スライス厚1.2 mm．肺動脈には右側優位に狭小化，先細り像を認める．

b 肺動脈壁の性状評価

　大動脈炎症候群など肺動脈に炎症性変化を起こす病態において血管壁の性状を評価することは診断や治療効果の判定に有用である．MRIでは壁肥厚の程度や造影剤投与にて炎症や線維化を評価できる可能性がある．まだ確立された撮影法，評価法はないが，当施設では心筋の遅延造影で用いているシークエンス(IR-SSFP)にて肺動脈壁の評価を行っている．

c 右心室評価

　シネMRIによる心機能解析は，死角がない任意な撮影断面設定が可能であり，計測値の再現性や精度が高い長所がある．シネMRIは，内腔と心筋のコントラストに優れ高速撮影が可能なSSFP法で撮影され，心室の形態評価や壁運動評価に用いられる．特に，他のモダリティでは評価が難しい右心機能評価に対する有用性は高い．

　最近，MRIを用いたストレイン解析が心機能評価のひとつの指標として期待されている．ストレイン解析の撮影法としては，tagging法・DENSE法・SENC法などが提案されており，最近の報告では，SENC法を用いた右室ストレインが肺高血圧症の患者の右心機能や肺動脈圧と相関することが示されている[4, 5]．確立された評価法や解析法などまだ定まっていないが，今後のエビデンスの蓄積が期待される．

　右室壁の性状評価として，遅延造影に関して簡単に述べる．以前の報告[6]や著者らの経験では，肺高血圧症の遅延造影では，中隔の接合部付近に造影がみられることが多く，右室の機械的なストレスによるものとも推定されている(図2)．まだ臨床的意義ははっきりしていないが，遅延造影の程度が疾患の重症度の指標のひとつになる可能性がある．

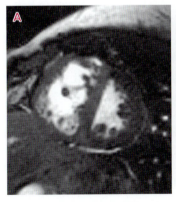 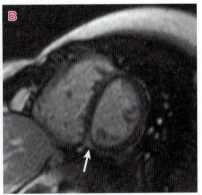

図2　肺高血圧症
A：シネMRI
B：遅延造影
16歳女性．シネMRIでは右室の拡大，壁肥厚を認め，心室中隔が扁平化しており，右室圧上昇が示唆される．遅延造影では下接合部に遅延造影を認める(矢印)．

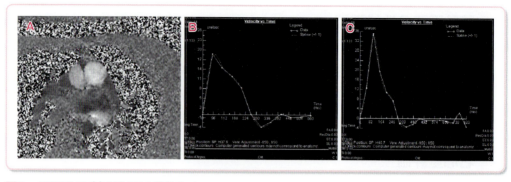

図3　CTEPHに対するBPA前後のphase contrast MRI
A：主肺動脈（PA）レベルの位相差画像
B：BPA前 time-flow curve
C：BPA後 time-flow curve
BPA後は，time flow curveのAT/ET短縮の所見が改善している（0.28→0.48）．また，average velocityも4.7 cm/secから9.4 cm/secまで上昇した．

d phase contrast法による肺動脈の流速/流量解析

　MRIでは位相による方法（phase contrast法）を用いて血流速度を測ることができる．
　たとえば，主肺動脈に垂直な断面で撮影することで，肺動脈の流速・流量（逆流量を含む）などを算出することが可能である．過去の報告[7, 8]では，肺動脈の平均流速や収縮期肺動脈最高速度，肺動脈血流量，tine-velocity curveから得られるacceleration tine（AT），AT/ET ratioなどが肺高血圧症の診断に有用であることが示唆されており，PHの経過観察のひとつとして今後の普及が期待される（図3）．

　MRIは形態だけでなく，組織性状や機能解析において有用性が高いモダリティであり，肺血管疾患においても1回の検査で，MRA・perfusion・心機能・血流計測など多元的な情報を得ることが可能であり，臨床的な有用性も高い．一方，肺血管の領域に限らないが，MRIでは撮影法の種類も多く，撮影された画像の解釈も複雑であり，装置や施設によって画質や診断能に差が生じる可能性もある．撮影法や画像評価などの標準化も重要と思われる．

●文献

1) Ohno Y et al：Time-Resolved Contrast-Enhanced Pulmonary MR Angiography Using Sensitivity Encoding（SENSE）. J Magn Reson Imaging 2003；**17**：330-336
2) Ersoy H et al：Time-resolved MR angiography：a primary screening examination of patients with suspected pulmonary embolism and contraindications to administration of iodinated contrast material. Am J Roentgenol 2007；**188**：1246-1254
3) Hui BK et al：Navigator-gated three-dimensional MR angiography of the pulmonary arteries using steady-state free precession.J Magn Reson Imaging 2005；**21**：831-835
4) Shehata ML et al：Regional and Global Biventricular Function in Pulmonary Arterial Hypertension：a Cardiac MR Imaging Study. Radiology 2013；**266**：114-122
5) Oyama-Manabe N et al：The strain-encoded（SENC）MR imaging for detection of global right ventricular dysfunction in pulmonary hypertension.Int J Cardiovasc Imaging 2013；**29**：371-378

6) Blyth KG et al：Contrast enhanced-cardiovascular magnetic resonance imaging in patients with pulmonary hypertension.Eur Heart J 2005；**26**：1993-1999
7) Sanz J et al：Pulmonary arterial hypertension：noninvasive detection with phase-contrast MR imaging. Radiology 2007；**243**：70-79
8) Ley S et al：Value of MR phase-contrast flow measurements for functional assessment of pulmonary arterial hypertension.Eur Radiol 2007；**17**：1892-1897

J 肺血流シンチグラフィ

肺血流シンチグラフィ（以下：シンチ）は肺の血流分布を可視化できる数少ない画像診断法であり，その有用性は高く評価され，これまでも肺高血圧疾患の診断に長らく用いられてきた．

a 検査方法

1）肺血流シンチに用いられる放射性薬剤の特徴と画像化の原理

テクネチウム（^{99m}Tc）標識大凝集人血清アルブミン（^{99m}Tc-macroaggregated human serum albumin：^{99m}Tc-MAA）を用いる．同薬剤は径が約10〜60 μmに調整された放射性微粒子薬剤で，静脈投与されると肺毛細血管径よりもサイズが大きいため毛細血管を通過できずに捕捉され，微小塞栓となって肺に選択的に集積する．この原理により画像化される肺内集積分布はその領域を流れる肺動脈血流量に比例することから肺循環疾患の診断・鑑別に多用されている．なお，この微小塞栓は通常投与量では正常人の場合は血管床の横断面部分の0.1％に塞栓を起こすに過ぎず，呼吸機能に影響がないと考えられている．肺血管に塞栓した^{99m}Tc-MAAはその後細片となり，体循環に入った後に網内系で処理され，大部分が尿中に排泄される．

2）^{99m}Tc-MAAの標識と投与法

^{99m}Tc-MAAは製薬会社から供給されるバイアル製剤の他に，自施設に^{99m}Tc-ジェネレーターがある場合は^{99m}Tc-MAAを自家標識できるため緊急使用時などに有用性が高い．

a）^{99m}Tc-MAAの自家標識調整法
① 冷凍保存のMAAキットバイアルを15分程度室温に放置し解凍する．
② ^{99m}Tc-ジェネレーターから^{99m}TcO^{4}を抽出する．
③ 抽出した^{99m}TcO^{4}数mLを解凍したMAAキットバイアルに加え，よく振盪したあとに15分間放置する．
以上の過程で^{99m}Tc-MAAの標識が完了する．

b）投与量
① 一般成人では185 MBq前後が通常量とされ，体格や年齢に応じて適宜増減する．
② MAAの粒子数にすると20万〜70万個とされる．キットバイアル1個あたり約200万個の粒子が含有されていることから患者1人あたりの投与量が1/3バイアル以下となるように，混和する^{99m}TcO^{4}量を調整する．
③ 右左シャントや肺高血圧を有する患者には投与粒子数の制限（10万〜20万個）が推奨されている．

c）薬剤投与方法
① 投与前にバイアルを振盪し，粒子を分散均一化する．
② 静脈注射にて投与する．
③ 肺血流分布は静注時の体位の影響を受けるため，仰臥位で静注する．（投与量の半量を仰臥位で，残りの半量を腹臥位で投与する方法も提唱されている．）
④ 長時間留置された静脈ラインからの投与では^{99m}Tc-MAAの凝集塊を形成し，画像にアーチファクトをきたす可能性があるため，新たに静脈ラインをとることが勧められる．

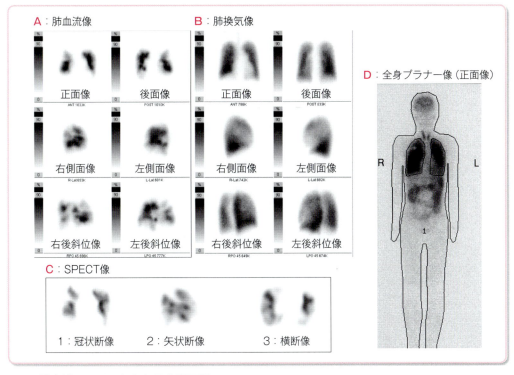

図1 肺血流シンチにかかわる各種画像
A：肺血流シンチのプラナー像（6方向）
B：肺換気シンチのプラナー像（6方向）
C 1〜3：肺血流シンチのSPECT像
（A〜CはCTEPHの同一症例：肺血流シンチでは多発する楔状の区域性血流欠損を呈しており，肺換気シンチと比較して明らかなミスマッチを認める）
D：肝肺症候群の全身プラナー像
本来ならば肺毛細管で捕捉される^{99m}Tc-MAAが脳・甲状腺・肝・腸管などの他臓器にも分布している．このことにより右左シャントの存在が示唆される．また，全身領域と肺領域とにそれぞれ関心領域をおいて放射線カウント数を比較することでシャント率を簡易的に評価できる．本画像からの右左シャント率の計算値は49％と異常高値を示した．

d）撮影方法

通常は6〜8方向からのプラナー像（正面・背面・左右側面・左右前斜位および後斜位）を撮影する．また，SPECT像（断層像）を加えることで診断精度が向上することも報告されている．さらに肺高血圧の原因に右左シャントが疑われる症例ではシャント率の測定目的で全身スキャンが施行されることもある（図1）．

b 診断方法

1）肺血流シンチが有用な肺高血圧疾患

慢性血栓塞栓症性肺高血圧（CTEPH）をはじめとする肺血栓塞栓症や肺動脈性肺高血圧症（PAH）の診断・鑑別に有用とされる．

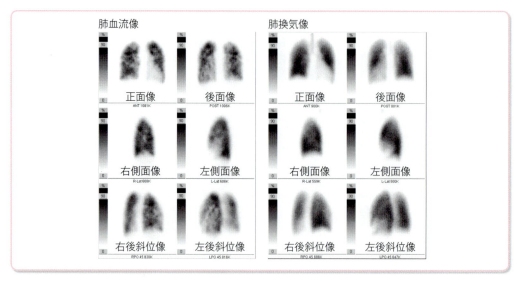

図2 特発性肺動脈性肺高血圧症の一例
肺血流シンチ(左図)では全体的に斑状の不均一分布を呈しており，換気像(右図)とミスマッチしている．このような斑状不均一分布をmottled patternという．

2）診断手順

　肺血流シンチで検出される血流障害には無気肺・肺気腫・肺炎などの肺実質障害の影響も含まれるため，肺換気シンチや胸部X線，胸部CTなどの画像診断により肺実質障害の有無も併せて評価する．

　CTEPHや血管炎など肺血管の狭窄・閉塞に起因する疾患では，肺血流シンチでは区域性の楔状血流欠損像として描出されるが他の画像で異常が認められない．特に換気シンチ所見との乖離は「換気-血流ミスマッチ」として肺塞栓を示唆する重要な所見として知られている(図1A～C)．

　また，PAHでは肺換気・肺血流シンチともに正常の場合も多いが，換気-血流ミスマッチを伴う末梢の小さな血流欠損や血流の斑状不均一分布(mottled pattern)がみられることがある(図2)．

C まとめ

　以上のように，肺血流シンチは比較的簡便で非侵襲的に肺血流分布を評価でき，さらには緊急検査も可能であることから肺高血圧疾患の鑑別などに有用性が高い．今後の日常診療においてもぜひ活用していただきたい．

K 肺動脈造影

　肺動脈造影は，心エコー図で肺高血圧があり，肺換気血流シンチグラムで換気血流ミスマッチを認めた症例に対して適応となる．以下に肺動脈造影について述べる．

a 手技

1）静脈穿刺

　高度の三尖弁逆流や著明な右房・右室拡大を伴う症例においては手技に難渋することがあるが，肺動脈造影の対象患者は，血行動態・酸素化が不安定なことがあり，術者は手技時間を短縮する努力をするべきである．穿刺部位としては，カテーテル操作の容易さ，術後安静時間の短かさ，合併症の低さなどの点で，右内頸静脈穿刺が最も優れていると思われる．カテーテルのフレンチサイズもカテーテル操作性と良質な造影を得るために重要である．また，穿刺部血腫や気胸などの合併症はエコーガイド下で穿刺を実施することで減らすことができる．一般に内頸静脈穿刺ができない症例では大腿静脈を選択することが多い．

2）カテーテル操作

　上記のアプローチ部位より，ピッグテールカテーテル（アングルまたはストレート），または先端バルーン付きカテーテルを左右肺動脈へ挿入する．当院では右内頸静脈穿刺で6 Frまたは7 Frシースを挿入後，ピッグテールカテーテル（5 Fr JET Blance）を使用する．ピッグテールカテーテルを右房中間部へ置き，3.5インチラジフォーカスガイドワイヤーを右室から肺動脈主幹部へ挿入する．その後，ガイドワイヤーに沿って，ピッグテールカテーテルを右肺動脈へ進める．この際，注意点が2つある．1点目は，ガイドワイヤーを肺動脈末梢へ深く進め過ぎないこと，2点目は，ガイドワイヤーを右室ではなく，冠静脈洞へ迷入させてしまわないことである．いずれも血管穿孔を起こす可能性があり，注意が必要である．その他，肺動脈への挿入に難渋する場合には，ロングシースを右房近傍まで進めることにより，カテーテル操作性が向上し，肺動脈へ進めるのが容易になる．なお，左肺動脈へはピッグテールカテーテルのみを進めるだけで挿入可能なことが多い．

3）撮影方法

　ピッグテールカテーテルを左右肺動脈本幹へ進め，位置調節し，深吸気で撮影する．この際，深吸気でピッグテールカテーテルが過度に引けると鮮明な造影が得られなくなるため，患者ごとに適切な調節をする．撮影法・撮影角度は施設によって異なるが，われわれの施設では非サブトラクション造影（DA）で正面，側面の2方向を撮影している（秒間15〜17 mL/総量30〜33 mL）．本来，肺動脈造影のゴールドスタンダードはデジタルサブトラクション造影（DSA）である．DSAは呼吸調節ができれば，少ない造影剤で高い分解能が得られる撮影法であり，異なる診断者における診断一致率も高いといわれている．著者らも以前は全例をDSAで撮影し，外科手術の適応を検討していた．しかし，CTEPHに対してBPAという治療選択肢が増えてからはDAで撮影することが多くなった．DAはDSAと比較して，造影剤を20〜30％程度多く使用すること，また，読影に慣れが必要であるが，空間分解能・時間分解能に優れ，末梢

肺動脈病変の存在だけでなく，肺動脈病変の質感や造影遅延による重症度判定もできると考えている．また，BPAを施行する際にはリファレンスにもなりうる．

4) 選択的肺動脈造影

右心カテーテル検査で平均肺動脈圧（mean PAP）が50 mmHg以上，心係数（CI）が2.0 L/min/m^{2}以下または右心不全症例（WHO機能分類Ⅳ度）では，造影剤による心負荷を軽減するために選択的肺動脈造影の実施を考慮する．当院では7Frシース（11 cm）の中に先端をアングル型にシェイプした5Frロングシース（55 cm）を3.5インチラジフォーカスガイドワイヤー単体またはピッグテールカテーテルを介して，肺動脈本幹へ進める．次に5Frマルチパーパス型または右冠動脈用ジャドキンス型診断カテーテルを各葉動脈または区域枝へ進め，選択造影する．各枝の大きさにもよるが，1枝の造影に5 mL程度の造影剤が必要であり，重症度に応じて2～5ヵ所，撮影する．選択的肺動脈造影には肺動脈分岐の解剖学的理解が必須である．可能であれば，事前に3D CTなどで確認しておくと手技が円滑に進行する．

5) 合併症

1,111例を対象としたPIOPED研究において，肺動脈造影による死亡率は0.5％であり，これらの多くは右心機能が低下していたとのことであった[1]．現在は，非イオン性造影剤が普及しており，上記の研究結果よりもさらに安全であると考えられる．その他，注意すべき合併症として，アレルギー，腎機能障害，穿刺部血腫，心不全，不整脈などがあるが，通常の心臓カテーテル検査と同様の頻度であると考えられる．なお，肺動脈造影により，一過性に右脚ブロックを生じることがあり，左脚ブロック症例では注意する必要がある．選択的肺動脈造影は手技に熟練が必要であるが，造影剤量を減らせるため，合併症を低減することができる．

b 解 剖

1) 右肺動脈

右上葉にはA1，A2，A3が含まれる．1～3分岐のバリエーションがあり，2分岐（上幹動脈・上行動脈）（約78％）が最も多い．どのパターンでも上幹動脈は存在し，正面像において，椎体右縁付近から右45°方向へ走行する．上行動脈は上幹動脈の遠位やや後方より右45°方向へ走行する．撮影角度は，APに加えて，LAO60°，RAO60°などの斜位が用いられる．

右中葉はA4，A5で1～3分岐のバリエーションがある．大切なことは正面像でA5が内側（近位），A4が外側（遠位）に位置していることであり，後述する左舌区とは異なる．撮影角度について，APは右下葉と一部重なること，血管が短縮することより，あまり適しておらず，LAO60°，RAO60°のほうが観察に適している．

右下葉はA6，A7，A8，A9，A10で構成される．A6は1～3分岐のバリエーションがあるが，多くが1分岐で背側方向へ走行する．A6の観察にはLAO60°，RAO60°などの斜位が優れる．A7はA8から分岐することが多いため，詳細な説明は割愛する．A8，A9，A10は，A8＋9とA10，A8とA9＋10の2分岐パターン，A8，A9，A10の3分岐パターンに分かれる．いずれの区域枝もAP，LAO60°，RAO60°で観察できる．

2) 左肺動脈

　左上葉はA1，A2，A3，A4，A5の5区域であり，A4，A5は左舌区といわれる．A1，A2，A3は1～3分岐となり，様々なパターンが存在する．A4，A5は1～2分岐であり，1分岐は44％，2分岐は26％との報告がある．注意すべきは残りの30％は縦隔側から分岐するパターンであり，急な角度のために選択造影は困難なことが多い．左舌区は右中葉と異なり，正面像でA4が上側（近位），A5が下側（遠位）に位置している．これらはAP，LAO60°で観察する（APよりもLAO15～30°を推奨する施設もある）．

　左下葉はA6，A8，A9，A10で構成される．A6は単独分岐が多く，背側へ走行する．A8，A9，A10は右葉と同様にA8＋9とA10，A8とA9＋10の2分岐パターン，A8，A9，A10の3分岐パターンとなる．これらはAPおよびLAO60°で観察できる．

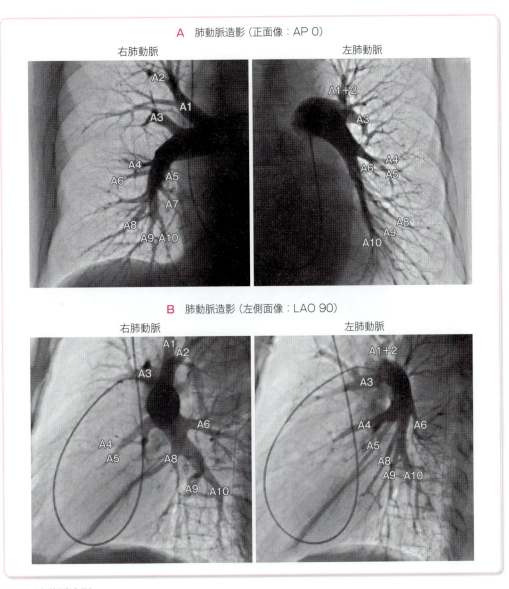

図1　肺動脈造影

以上，各々の肺動脈区域枝の分離は正面像のみでは困難なことが多く，斜位も撮影することが正確な病変の局在を知るうえで必須である．両葉とも前方の枝であるA3，A4，A5，A8などの区別には斜位でのmajor fissure，minor fissureが参考になる．

c 読　影

　肺動脈造影（図1）において，急性肺血栓塞栓症（APTE）は陰影欠損（filling defect），肺動脈分枝閉塞（cut off）などの所見を認める．一方，慢性血栓塞栓性肺高血圧症（CTEPH）では①pouch defects，②webs and bands，③intimal irregularities，④abrupt narrowing，⑤complete obstructionなどの特徴的な造影所見を認める[2]．日本循環器学会ガイドラインでは上記の5つの造影所見のうち少なくとも1つが証明されること，肺動脈圧・肺血管抵抗の上昇（mPAP 25 mmHg以上・PVR 240 dynes・sec・cm^{-5}以上），肺動脈楔入圧が正常（mPAWP 15 mmHg以下）であることをCTEPHの診断基準としている[3]（図2，図3）．

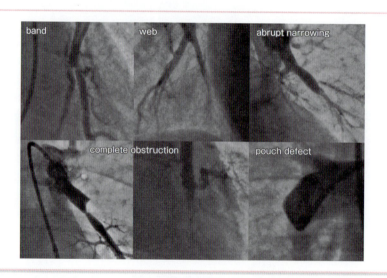

図2　CTEPHの代表的な病変型

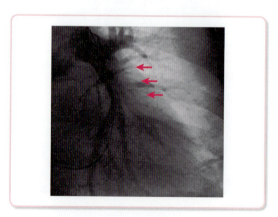

図3　filling defect（APTE症例）

近年,CT angiographyの著しい発展により,急性肺血栓塞栓症(APTE)に対する肺動脈造影は減少している.しかし,慢性血栓塞栓性肺高血圧症(CTEPH)の確定診断,肺動脈内膜摘除術(PEA),バルーン肺動脈形成術(BPA)の適応判断においては,依然として肺動脈造影がゴールドスタンダードであり,本領域の診断・治療に携わる医師にとって,手技の理解と習得は必須である.

●文献
1) Stein PD et al：Complications and validity of pulmonary angiography in acute pulmonary embolism. Circulation 1992；**85**：462-468
2) Auger WR et al：Chronic major-vessel thromboembolic pulmonary artery obstruction：appearance at angiography. Radiology 1992；**182**：393-398
3) 循環器病の診断と治療に関するガイドライン：肺血栓塞栓症および深部静脈血栓症の診断,治療,予防に関するガイドライン(2009年改訂版)

L 右心カテーテル検査

a 目的

肺高血圧症の定義は，安静時の平均肺動脈圧（mean pulmonary artery pressure：mPAP）≧ 25 mmHgである．これを知る唯一の方法は右心カテーテル検査での心内圧測定で，同時に心拍出量や心内短絡の有無も調べることができる．

b 方法

1）Swan-Ganz カテーテル

右心カテーテル検査で用いるのはSwan-Ganzカテーテルで，シャフト内に4つの内腔構造（①先端ルーメン，②注入用ルーメン，③バルーンルーメン，④サーミスタ）を持つ．先端ルーメンは先端で開口し，先端圧の測定や血液採取ができる．注入用ルーメンは先端から約30 cmの側孔に開口し，先端を主肺動脈に留置すると側孔が右房内に位置する．先端バルーンは手元に接続した付属シリンジで膨張・収縮できる．サーミスタにより，カテーテル先端の血液温度を測定できる．

2）穿刺部位

内頸静脈，大腿静脈，鎖骨下静脈，肘静脈からアプローチ可能である．肺高血圧症では右心系拡大や重症三尖弁逆流を認めるため，操作性に優れる右内頸静脈からのアプローチが望ましい．ただし，心房中隔欠損症では欠損孔が足側に面しているので，大腿静脈穿刺の方が欠損孔をカテーテルが通過しやすい．

3）操作・測定

Swan-Ganzカテーテルが血管内に入ったら，先端バルーンを膨らませカテーテルを進める．肺動脈への到達が困難な場合はガイドワイヤーを用いる．圧トランスデューサーの0値は，仰臥位で胸中部ラインにおける前胸骨とベッド表面の中間地点に設定する．心内圧は胸腔内圧が安定する呼気終末期で測定する．

4）注意点・合併症

静脈穿刺に伴う合併症を避けるために，血管エコーガイド下での静脈穿刺が望ましい．カテーテルによる不整脈誘発や右室壁損傷にも注意が必要である．

c 圧測定

右心カテーテル検査では，肺動脈楔入圧，肺動脈圧，右室圧，右房圧を測定する．それぞれの正常値を表1に示す．2013年のニース会議で，肺動脈楔入圧（pulmonary artery wedge pressure：PAWP）が，従来用いられていた肺毛細血管楔入圧（pulmonary capillary wedge pressure：PCWP）に代わって用語統一された．重症肺高血圧症では正確なPAWPの測定が難

表1 各正常値

右房圧	平均：1～5	mmHg
右室圧	収縮期：15～30	mmHg
	拡張期：1～7	mmHg
肺動脈圧	収縮期：15～30	mmHg
	拡張期：1～7	mmHg
	平均：9～18	mmHg
肺動脈楔入圧	平均：4～12	mmHg
心拍出量	3.6～5.8	L/min
心係数	2.5～4.2	L/min/m^2
肺血管抵抗	2以下	Wood unit

しい場合があり，その際には楔入させる血管を変えてみる．またバルーン過膨張が原因の場合もあり，小さめにバルーンを膨張して測定してみる．

d 心拍出量測定

心拍出量測定には酸素消費量測定法(Fick法)と指示薬希釈法(熱希釈法など)がある．

1) Fick法

Fick法で心拍出量を算出する式は以下である．

心拍出量(L/min) = 酸素消費量(mL/min)/(体動脈血酸素含有量(mL/L) − 混合静脈血酸素含有量(mL/L))

酸素消費量は呼気ガス分析での測定を要するため，しばしば簡易法として推定酸素消費量を用いる．

①推定酸素消費量：LaFargeの推定式から計算できる．

　　男性：体表面積(m^2) × [138.1 − (11.49 × ln 年齢) + (0.378 × 心拍数(/min))]
　　女性：体表面積(m^2) × [138.1 − (17.04 × ln 年齢) + (0.378 × 心拍数(/min))]
　　　＊体表面積(デュボア式) = 身長(cm)$^{0.725}$ × 体重(kg)$^{0.425}$ × 0.007184

②体動脈血酸素含有量：理論的酸素抱合能(mL O_2/L) × 体動脈血酸素飽和度(%) × 0.01で求められる．理論的酸素抱合能は，1.36(mL O_2/g) × ヘモグロビン(g/dL) × 10で求められる．

③混合静脈血酸素含有量：理論的酸素抱合能(mL O_2/L) × 混合静脈血酸素飽和度(%) × 0.01で求められる．

まとめると以下の式になる．

男性：心拍出量 = 身長$^{0.725}$ × 体重$^{0.425}$ × 0.007184 × [138.1 − (11.49 × ln 年齢) + (0.378 × 心拍数)]/[1.36 × ヘモグロビン × 10 × 0.01 × (体動脈血酸素飽和度 − 混合静脈血酸素飽和度)]

女性：心拍出量 = 身長$^{0.725}$ × 体重$^{0.425}$ × 0.007184 × [138.1 − (17.04 × ln 年齢) + (0.378 × 心拍数)]/[1.36 × ヘモグロビン × 10 × 0.01 × (体動脈血酸素飽和度 − 混合静脈血酸素飽和度)]

すなわちFick法での心拍出量測定には，身長，体重，年齢，心拍数，ヘモグロビン，体動脈血酸素飽和度，混合静脈血酸素飽和度が必要である．混合静脈血酸素飽和度は，短絡疾患が

なければ肺動脈血酸素飽和度を用いる．

2）熱希釈法

Swan-Ganzカテーテルの注入用ルーメンから冷生理食塩水を注入し，その温度変化から心拍出量を算出する．この方法は血流が一方向性であるという原理に基づいており，重症三尖弁逆流が見られる場合は不正確となる．

e 肺血管抵抗

肺血管抵抗は，[（mPAP(mmHg) − PAWP(mmHg)）]/心拍出量(L/min)で算出される．単位はwood単位であるが，80倍することで$dyn \cdot sec \cdot cm^{-5}$に変換できる．2013年のニース会議でwood単位に統一するよう提言された．

f オキシメトリーラン

オキシメトリーランとは，左右短絡を検出しその量を測定する方法である．上大静脈（上，下部），下大静脈（上，下部），右房（上，中，下部），右室（心尖部，中央部，流出路），肺動脈（主，左，右）より採取された血液サンプルの酸素飽和度を測定し，酸素飽和度の有意な上昇（step-up）があれば，左右短絡とその位置が明らかになる．上下大静脈→右房の酸素飽和度最高値の差が11％以上（心房中隔欠損症や部分肺静脈還流異常症など），右房→右室の酸素飽和度最高値の差が10％以上（心室中隔欠損症など），右室→肺動脈の酸素飽和度最高値の差が5％以上（動脈管開存など）であれば有意な上昇と考えられる．短絡があればFick法で肺血流量（Qp）及び体血流量（Qs）を求め短絡量の評価を行う．

Qp＝酸素消費量/（肺静脈血酸素含有量−肺動脈血酸素含有量）
Qs＝酸素消費量/（体動脈血酸素含有量−混合静脈血酸素含有量）

心房中隔欠損症の混合静脈血酸素飽和度は，（3×上大静脈酸素飽和度＋下大静脈酸素飽和度）/4で計算する．心室中隔欠損症の混合静脈血酸素飽和度は，右心房内サンプルの平均酸素飽和度を用いる．動脈管開存症の混合静脈血酸素飽和度は，右室内サンプルの平均酸素飽和度を用いる．また，直接肺静脈から血液を採取できない場合，体動脈血酸素飽和度が95％以上であれば，体動脈血酸素飽和度を肺静脈血酸素飽和度とみなしてよい．

g 負荷試験（NO負荷，酸素負荷）

NOを吸入（使用できなければエポプロステノールやアデノシンで代用）してカルシウム拮抗薬による治療の可否を判断するため，急性血管反応性試験を行う．mPAPが10 mmHg以上低下して，40 mmHg以下となれば陽性と判断する．この試験は特発性肺動脈性肺高血圧症にのみ推奨され，他の肺動脈性肺高血圧症では推奨されない．

酸素負荷は短絡や血管反応性評価のひとつであり，100％酸素を10分間投与して行う．100％酸素投与すると溶存酸素の存在が無視できなくなるため，真の血中酸素含有量を求める必要がある．37℃全血の酸素溶解度は0.0031 vol％/mmHgであり，これをFick法の式に組み込むと以下の式となる．

心拍出量＝酸素消費量／(真の動脈血酸素含有量－真の混合静脈血酸素含有量)
　　　＝酸素消費量／10×[(1.36×ヘモグロビン×0.01×(動脈血酸素飽和度－混合静脈血酸素飽和度＋0.0031×(動脈血酸素分圧(mmHg)－混合静脈血酸素分圧(mmHg))]

h 右心カテーテル法の限界と有用性

　右心カテーテル検査で肺高血圧症に関する様々な情報を得ることが可能だが侵襲的である．また，得られたデータは安静時での状態を表すものであり，活動に伴う変化を示すものではない．しかしながら，肺高血圧症が疑われる症例では診断確定のために必須である．また，正確に肺動脈圧や肺血管抵抗を算出できるため，病態の把握，治療効果の判定を行うために必須の検査と考えられる．

3 各群の鑑別

a 鑑別のために必要な検査項目

　肺高血圧症の診断のために必要な検査の項目および各検査の詳細については前項ですでに述べられているが，ここではまず各検査項目につき，各群を鑑別するために注意すべき点についてまとめておく．

1）胸部X線検査

　肺高血圧症の一般的な所見として両側中枢側肺動脈の拡張と末梢肺動脈の急峻な狭小化，右房，右室の拡張に伴う心拡大などを認めるが，特に中枢側肺動脈の拡張が著しく瘤状になっているケースでは，大量の左-右シャントを有するシャント性心疾患の存在が疑われる．また，3群の呼吸器疾患および/または低酸素血症による肺高血圧症のうち，慢性閉塞性肺疾患（COPD）および間質性肺疾患（ILD）の鑑別で特に有用である．

2）血液検査，血液ガス分析

　各種自己抗体の測定が膠原病性の肺動脈性肺高血圧症（PAH）の鑑別に有用である．膠原病患者の肺高血圧症においては，PAHのみならず慢性血栓塞栓性肺高血圧症（CTEPH）のケースもあるので，ループスアンチコアグラントや抗カルジオリピン抗体の測定も重要である．また，CTEPHが疑われるケースではプロテインC，プロテインSを測定し，先天性凝固異常の有無をチェックする．その他，肝機能の測定は門脈高血圧の鑑別に有用であり，HIV抗体の測定はHIV感染に関連するPAHの鑑別に有用である．

　また，血液ガス分析において，肺高血圧症の多くでは低炭酸ガス血症を伴った低酸素血症を認める．高炭酸ガス血症を認める場合にはCOPDや肺胞低換気症候群を疑う．

3）呼吸機能検査

　COPDでは閉塞性換気障害を呈し，ILDでは拘束性換気障害を呈する．特発性/遺伝性PAH（I/HPAH）でも軽度の拘束性障害を呈したり，進行例では残気量の増加や最大換気量の減少を認めたりすることもある．肺拡散能（DLCO）はほぼすべての肺高血圧症で低下するが，I/HPAHよりも肺静脈閉塞症（PVOD）/肺毛細血管腫症（PCH）や膠原病性のPAH，さらに3群の呼吸器疾患および/または低酸素血症による肺高血圧症で特に著しい．

4）経胸壁・経食道心エコー図検査

　ニース分類の2群に属する左心系心疾患による肺高血圧症の鑑別に有用である．また，PAHのうち，先天性シャント性疾患の鑑別にも有用であるが，Qp/Qsが1に近いような心房中隔欠損症は経胸壁心エコー図では見逃されてしまうことも少なくない．先天性シャント性疾患が疑

表1　心エコー図検査で鑑別可能な疾患

肺高血圧症をきたしうる疾患
・先天性・後天性弁膜疾患（僧帽弁閉鎖不全症，僧帽弁狭窄症，大動脈弁狭窄症，人工弁機能不全） ・左室収縮不全 ・左室拡張不全（高血圧性心疾患，肥大型心筋症，Fabry病，拘束型心筋症） ・その他の閉塞性障害（大動脈縮窄症，大動脈弁上・弁下狭窄，三心房心） ・先天性シャント性疾患（心房中隔欠損症，心室中隔欠損症，冠動脈瘻，動脈管開存症，肺静脈還流異常） ・肺血栓塞栓症（下大静脈，右房・右室，もしくは肺動脈内の血栓の存在，三尖弁もしくは肺動脈弁の疣贅） ・肺静脈血栓症／狭窄症
特定の疾患を示唆する所見
・左心系の弁の変性（全身性エリテマトーデス，やせ薬の使用） ・肺内シャント（遺伝性出血性毛細管拡張症） ・心嚢液貯留（IPAH，全身性エリテマトーデス，全身性強皮症）

（文献1より引用）

われるケースでは経食道心エコー図検査も施行することが望ましい．心エコー図検査で鑑別可能な肺高血圧症の原因疾患を**表1**に記した[1]．

5）胸部CT

　胸部X線同様，COPDおよびILDの鑑別に特に有用である．また，造影CTで肺動脈内血栓像を同定できればCTEPHの診断に有用である．CTEPHにおいては単純CTでモザイク灌流パターン（血流の多い部位の肺野が高吸収領域，少ない部位の肺野が低吸収領域）を呈することが特徴とされ，このような所見を認めるときには本疾患を疑う．なお，高解像度CT（HRCT）では比較的末梢の血栓を同定することも可能であるが，それでも肺動脈区域枝よりも末梢の血栓の同定には限界があるため，シンチグラフィなどの結果からCTEPHが疑われながらCTで血栓が同定できないような場合には，肺動脈造影を考慮すべきである．

　また，HRCTはPVOD/PCHの鑑別に特に有用である．小葉中心性のすりガラス様陰影（ground-glass opacity：GGO）を伴った限局性の水腫や小葉間隔壁の肥厚はPVOD/PCHを強く示唆する所見である．

6）肺換気血流シンチグラフィ

　第4群のCTEPHの鑑別に有用である．換気分布に異常のない区域性血流分布欠損（segmental defects）を認めるときにはCTEPHを疑う．CTで診断が困難とされる亜区域枝以下の末梢塞栓も肺血流シンチグラフィで診断できる場合が多い．ただし，肺血流シンチグラフィは肺実質障害部位でも血流欠損を生じるため，胸部X線や胸部CTといった他の画像あるいは換気シンチグラフィの所見と併せて判断することが必要である．

7）右心カテーテル検査，肺動脈造影

　右心カテーテルでは右房圧，右室圧，肺動脈圧，肺動脈楔入圧，動脈血および混合静脈血の酸素飽和度，心拍出量を測定して肺高血圧症の診断確定および重症度評価を主に行うが，先天

性シャント性疾患の鑑別にも有用である．先にも述べたように，経胸壁心エコー図検査では見逃されてしまうケースも少なくないので，特に経食道心エコー図検査が施行されていないようなケースでは，血液サンプリングを行い，シャントが存在しないかどうか確認することが重要である．また，PAHでは「平均肺動脈圧－肺動脈楔入圧」によって求められるtranspulmonary pressure gradient（TPG）が通常20以上となるが，TPGが小さい（通常12以下）場合には，2群の左心系心疾患に伴う肺高血圧症を疑う．

　肺動脈造影は侵襲の高い検査であり，その適応については慎重に判断する必要があるが，現代においてもCTEPHの鑑別のためには極めて重要な検査である．CTEPHにおいては，肺動脈の分枝が閉塞し，器質化した血栓による閉塞部末端に造影剤が貯留した所見（pouch like defect），造影不良により生じるスリット状の陰影（webs and bands），血栓および内膜の肥厚による血管壁の不整（intimal irregularities），主肺動脈の突然の狭小化（adrupt narrowing），肺動脈の閉塞（complete obstruction）などの所見が認められる[2]．

b 各群の鑑別の実際

　各群の鑑別のためのフローチャートは，「Ⅳ-2-A．診断フローチャートと重症度分類」参照．
　ここで注意が必要なのは，特に結合組織病などではPAHと間質性肺疾患（ILD），PAHと肺血栓塞栓症など，複数の原因を合併しているケースが少なからずあるため，診断がひとつ得られたからといってそこで検索をやめてしまうと，合併している疾患が見逃されてしまうおそれがあるということである．ILDに伴う肺高血圧症（ILD-associated pulmonary hypertension）は，「全肺気量（TLC）＜60％」もしくは「60％＜TLC＜70％かつCT上中等度以上の線維化がある」患者に合併した肺高血圧症などとして定義されることがあるが[3]，特に強皮症の患者などでは，ILDの程度に比して肺高血圧症が重症であるような場合には，PAHとILD-associated pulmonary hypertensionを合併しているものと考えたほうがよいことも多い．このため，実際には先に述べた鑑別のために必要な検査については，肺動脈造影などの侵襲の高い検査を除いては，極力網羅的に行うべきである．また，近年のPAH治療薬進歩の弊害として，十分な鑑別診断が行われないままに安易に治療が行われているように思われる．当然のことながらPAH治療薬はPAH以外の肺高血圧症に対してはエビデンスがないだけでなく，原因疾患によっては症状を悪化させてしまうこともある．さらに，検索が不十分なまま治療が開始されてしまうことにより，本来の原因疾患に対する治療がなされないままに経過してしまうというおそれもあるので，各群の鑑別には細心の注意を払う必要がある．

●文献

1) McLaughlin VV et al：ACCF/AHA 2009 expert consensus document on pulmonary hypertension a report of the American College of Cardiology Foundation Task Force on Expert Consensus Documents and the American Heart Association developed in collaboration with the American College of Chest Physicians; American Thoracic Society, Inc.; and the Pulmonary Hypertension Association. J Am Coll Cardiol 2009；**53**：1573-1619
2) Koning R et al：A new treatment for pulmonary embolism：percutaneous rheolytic thrombovectomy. Circulation 1997；**96**：2948-2500
3) Mathai SC et al：Survival in pulmonary hypertension associated with the scleroderma spectrum of diseases：impact of interstitial lung disease. Arthritis Rheum 2009；**60**：569-577

V

特発性および遺伝性肺動脈性肺高血圧症の診療指針と実践

診断のポイントと注意点

　IPAHの確定診断には，他の成因によるPAHをすべて否定することが必要である．HPAHについては家族歴から明らかな場合もあるものの，遺伝子異常を有するのみの場合，やはり他のPAHをすべて鑑別したうえで遺伝子解析を行ってはじめて確定できる．したがって，I/HPAHの診断確定のためには，どういう順番であったとしても，最終的にはPHに関するほぼすべての検査を実施することが必要となる．しかしながら，いくつかのポイントから，ある程度"あたり"をつけることは可能である．ガイドラインで解説されている当たり前の診断手順[1, 2]を，ここで改めて紹介するのは紙面の無駄なので，本項では著者の経験に基づいて，PH患者のなかからI/HPAH患者を診断する際のポイントについて概説する．

a 患者背景　─I/HPAHは若年女性の病気である─

　最近では高齢発症のIPAHが増えていると報告されている．実際著者の施設においても，他疾患の診断基準を満たさないためにIPAHと言わざるを得ない高齢の患者がいくらかは認められる．しかし，圧倒的多数例は診断確定時点の年齢が20歳代である（図1）．初診時点で50歳以上であった場合，多くは強皮症などの膠原病に伴うPAHであり，各種抗体検査を急ぐべきである．また，膠原病の診断に至らない場合でも，のちのち抗体が陽性となるケースもときに経験するので，半年ごとなど定期的に確認を行うことも重要である．また，I/HPAHは圧倒的に女性に多いので，男性のPAH患者を診た場合，若年（10歳代）でない限りは他の要因を検索すべきである．男性の場合，I/HPAHと誤認される頻度が多いのは，10～20歳代だと先天性肺動脈狭窄か門脈体循環シャントに伴う門脈肺高血圧（POPH），30歳代以降だと肺静脈閉塞症/肺毛細血管腫症である．女性の場合は上述のように，50歳以上では膠原病性が最も多い．

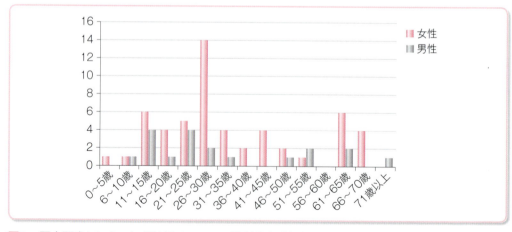

図1　岡山医療センターにおけるI/HPAHの診断確定時年齢

b 身体所見 ―低酸素血症は認めない―

　肺高血圧，右心不全を示す以外の身体所見はないのが普通である．肺血管の病気であるため，低酸素血症を伴いそうに思うが，高度の右心不全をきたしていない限りは，安静時の低酸素血症は認めず，待合から診察室への移動程度の体動では，SpO_2の低下を認めることはほとんどない．このように身体所見に乏しいにもかかわらず息切れを訴えるため，咳喘息と誤診されることも多い．安静時または軽労作後の低酸素血症が顕著な場合には，慢性血栓塞栓性肺高血圧症（CTEPH）や肺静脈閉塞症/肺毛細血管腫症を疑う．生理検査・血液生化学においても，何ら特徴的な所見がないのがI/HPAHの特徴である．

c 画像所見 ―カラードプラを妄信しない，必ず血流シンチも実施する―

　心房中隔欠損（ASD）に伴うPAHの場合，多くはカラードプラでASD検出が可能である．しかし，静脈洞型のASDの場合は通常の検査では見落とす可能性があるうえ，肺動脈圧が体動脈圧とほぼ等圧となっているケースでは，右→左・左→右ともシャントフローがほとんど認められないことがあり，かなり大きな欠損孔でも見落とされていることが少なくない．初回カテーテル時には，心房レベルでの酸素飽和度のステップアップを必ずチェックすべきである．

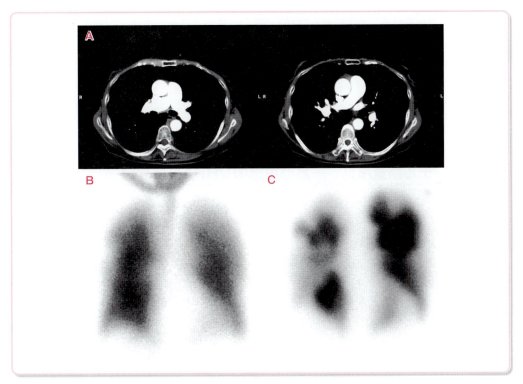

図2　末梢型CTEPH患者の各種画像．
A：造影CT．肺動脈内に血栓は描出されない．
B：肺換気シンチグラム．欠損像は認めない．
C：肺血流シンチグラム．両肺に欠損が多発しており，換気シンチグラムとのミスマッチを認める．

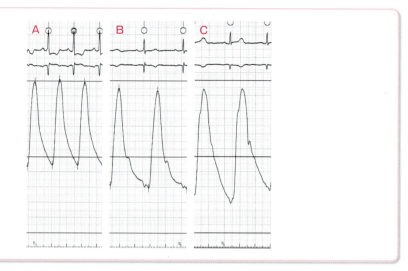

図3 各種肺高血圧症の肺動脈圧波形
A：IPAHの肺動脈圧波形．
B：CTEPHの肺動脈圧波形．脈圧が大きく，拡張期圧がIPAHより低値である．
C：先天性肺動脈狭窄症の肺動脈圧波形．CTEPHよりさらに脈圧が大きい．

肺動脈内血栓は多くの末梢型CTEPHにおいて検出されないので，CTEPHの鑑別を造影CTのみに頼るのは危険である．必ず血流シンチも実施すべきである（図2）．なお，血流シンチはmacroaggregated albuminによる微小塞栓によって肺血流を描出するため，検査後数時間は微小塞栓が残存していると考えねばならない．血流シンチと同日に造影CTなど粘稠な造影剤を使用する検査を実施すると，肺血管抵抗を過度に増加させて，循環動態破綻に至るリスクがあるので注意を要する．

d カテーテル検査所見 ―高心拍出のI/HPAHはない―

未治療である限り，I/HPAHでは心拍出量は通常減少している．軽症であっても正常下限を維持しているのがやっとのことが多い．正常以上の心拍出量であった場合には，門脈体循環シャントに伴うPOPHを疑うべきである．この際，肝硬変を伴っているとは限らないので，肝機能が正常であることはPOPHを否定する根拠とならない．血液生化学検査でアンモニアや総胆汁酸をチェックし，異常値であれば腹部の造影CTでシャントの有無を確認する．また，肺動脈圧の脈圧が大きく，拡張期圧が肺動脈楔入圧（PAWP）に近い場合には，近位肺動脈の狭窄の可能性が高い（CTEPHか先天性肺動脈狭窄）ので，肺動脈造影を施行すべきである（図3）．PAWPは肺静脈閉塞症/肺毛細血管腫症においても正常範囲である．楔入直後は高値であっても，30〜60秒で低値に安定するので，PAWP高値であった場合にはⅡ群の肺高血圧症か，楔入が不十分であるかのいずれかである．多くは後者なので，場所やバルーンの膨らませ方を変えて何度か記録を繰り返す必要がある．

以上のような点に留意しながら最終的にI/HPAHとの診断に至っても，肺静脈閉塞症/肺毛

細血管腫症の鑑別が完全でないことに留意しなければならない．治療開始後の反応性があまりに悪い場合，または低酸素が顕著となる場合には肺静脈閉塞症/肺毛細血管腫症を疑って再度検査を繰り返す必要がある．

● 文献
1) McLaughlin VV et al：Treatment goals of pulmonary hypertension. J Am Coll Cardiol 2013；**62**(25 Suppl)：D73-D81
2) Galiè N et al：2015 ESC/ERS Guidelines for the diagnosis and treatment of pulmonary hypertension：The Joint Task Force for the Diagnosis and Treatment of Pulmonary Hypertension of the European Society of Cardiology(ESC)and the European Respiratory Society(ERS)Endorsed by：Association for European Paediatric and Congenital Cardiology(AEPC), International Society for Heart and Lung Transplantation(ISHLT). Eur Heart J 2016；**37**：67-119

2 治療フローチャート

a 欧米の治療アルゴリズム

　欧米の最新アルゴリズムである，ESC/ERS ガイドライン2015の治療アルゴリズム[1]を図1に示す．従来のアルゴリズムと異なり，多剤併用が取り上げられており，日本における現行の治療に近づいている．しかしながら，このアルゴリズムで目標とするのは，Ⅰ章表2に示す"低リスク"の状態を維持することである．低リスク状態とは，1年後の生存確率95％以上が期待できる状態を指しており，長期生命予後の改善を目指すものではなく，この点は日本での実情とはかけ離れている．欧州は様々な国から成り立っており，各国ごとに経済状況も医療情勢も異なっている．内服薬の多剤併用が承認されていない国，承認はされていても患者負担が大き過ぎて実施できない国，いまだにエポプロステノールが使用できない国すら存在しており，一枚岩にはなり得ないため，最大公約数的な治療ゴール・治療アルゴリズムとせざるを得ない側面もあることを理解しておかねばならない．

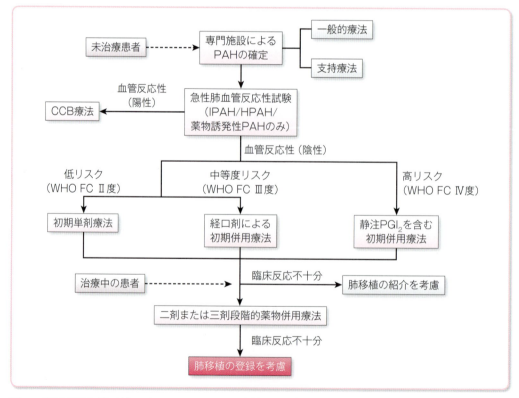

図1　ESC/ERSガイドライン2015における治療アルゴリズム

日本においては肺動脈性肺高血圧症が指定難病の医療給付対象となっているため，患者の個人負担を考慮することなく治療薬の選択が可能であるうえ，現行の治療薬のほぼすべてが使用可能であり，肺高血圧症治療には理想的な環境が整っている．純粋に医学的な観点から治療が可能である以上，欧米より高い治療目標を設定すべきであろう．となれば，日本独自の治療アルゴリズムを考慮する必要がある．

b 日本におけるアルゴリズム

　すでに述べたごとく（「Ⅰ．変貌する肺高血圧症診療」参照），岡山医療センターにおけるI/HPAHの治療ゴールは，心係数正常の条件の下で，平均肺動脈圧の十分な降下を達成することである．これはI/HPAHの10年生存が，治療開始後に到達できた最低の平均肺動脈圧に左右されることから導かれたゴールである[2]．治療開始後の血行動態は，治療薬の種類や量に左右されるが，もちろん治療開始時点の血行動態にも依存する．同じ治療を行っても，肺動脈圧が非常に高値な場合には十分な降下が得にくくなることは，容易に想像できる．したがって，治療開始時点での短期リスクの評価には有用な，WHO機能分類や運動耐容能は，長期にわたるはずの治療方針を決定するうえで，あまり重要ではない．基本的には血行動態指標によって治療方針が決定されるべきで，当院における治療アルゴリズムは図2に示すようなものとなっている．急性血管反応性試験に関しては，日本人には陽性者があまりに少ないこともあって否定的な意見も多いが，カルシウム拮抗薬単剤で治療ゴールが達成できればいうことはないの

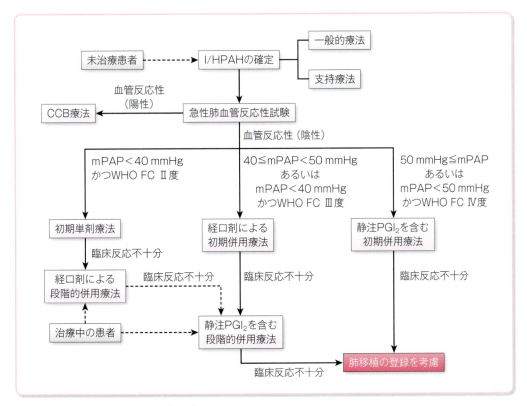

図2　当院における治療アルゴリズム

で，I/HPAHの場合は診断確定時に一度は実施している．

　使用する薬剤の詳細は各論で後述するが，内服薬単剤でも多くの薬剤で自覚症状悪化までにある程度の時間を稼げることはわかっている．しかし，治療とは状態の改善を目指して行うもので，悪化を待って次のステップを考えたのではいつまで経っても循環動態の改善というゴールの達成は望めない．ことに内服薬単剤での治療効果を考えれば，平均肺動脈圧が40 mmHgを超えない症例でのみ，単剤での治療開始も可能と考えるべきである．平均肺動脈圧が40 mmHgを超える症例では，内服薬単剤でのゴール達成は不可能であることは自明であるので，2剤以上での初期併用治療が必要となる．この際，1週間以内をめどに2～3剤の内服薬併用に至っても平均肺動脈圧40 mmHg未満を達成できない場合は静注プロスタサイクリンの併用を行う．平均肺動脈圧が50 mmHgを超えるI/HPAH症例においては，内服3剤併用でもゴールの達成は困難なことが多いので，最初から非経口プロスタサイクリン製剤を含めた多剤の使用を考慮する．

　以上はあくまでI/HPAHを対象とした場合であって，他のPAHでは当然違った対処が必要となる．たとえば，先天性心疾患（心房中隔欠損を除く）に伴うPAHでは，側副血行の発達に伴う肺胞出血が問題となることが多いので，血小板減少を惹起しやすい非経口プロスタサイクリンの使用は極めて重症例に限るようにする．最初から血小板減少を伴う，門脈肺高血圧症や一部の膠原病に伴うPAHにおいても同様の理由から非経口プロスタサイクリンの適応は慎重に考慮する．原疾患のコントロールが不十分な膠原病（SLEやMCTDなど）に伴うPAHの場合，免疫抑制の効果が期待できるので肺高血圧症治療薬の使用を躊躇しがちであるが，十分な効果が得られれば減量・中止すればよいだけなので，早期に降圧が得られるよう，循環動態の重症度に応じて早期から治療介入すべきである．

C 一般療法・支持療法

　肺高血圧症治療というと血管拡張薬の種類と量ばかりを重視しがちであるが，実は一般療法が非常に重要である．右心不全の程度にもよるが，減塩・飲水制限はほぼすべての例で必要と考えてよい．治療開始早期のリハビリテーションや就労などによる身体活動は，適切な血管拡張薬の使用下であっても，肺動脈圧の低下を得にくくする．ESC/ERSガイドライン2015ではデコンディショニングをきたした患者に運動療法を推奨しているが[1]，運動療法自体は循環動態に何らよい影響を与えず，単に下肢筋力の増強による運動耐容能の改善を得るのみである．むしろ，肺動脈圧の十分な降下を得るまでは禁忌と考えたほうがよく，リハビリテーションの主眼はいかに心肺負荷を軽減しつつ日常労作を行うかであろう．

　支持療法としては減塩・飲水と同様に右心負荷軽減のために利尿薬の投与が重要である．労作時・就寝中の低酸素を防ぐこと，酸素ボンベを携帯することにより過度の運動を防ぐことは，早期の肺動脈圧降下につながるので，特に治療早期には，安静時低酸素を呈さない症例においても，在宅酸素の導入が効果的である．

●文献

1) Galiè N et al：2015 ESC/ERS Guidelines for the diagnosis and treatment of pulmonary hypertension：The Joint Task Force for the Diagnosis and Treatment of Pulmonary Hypertension of the European Society of Cardiology（ESC）and the European Respiratory Society（ERS）Endorsed by：Association for Euro-

pean Paediatric and Congenital Cardiology (AEPC), International Society for Heart and Lung Transplantation (ISHLT). Eur Heart J 2016 ; **37** : 67-119
2) Ogawa A et al : Long-term patient survival with idiopathic/heritable pulmonary arterial hypertension treated at a single center in Japan. Life Sci 2014 ; **118** : 414-419

3 薬物療法

a　薬物療法のゴール

　すでに述べたごとく（V章-1参照），当院では肺高血圧症治療のゴールを，「心係数正常の条件の下で，平均肺動脈圧30 mmHg以下を達成すること」としている．薬物療法においてこのゴールを達成するためには，以下に示すような様々な戦術を駆使することが必要となる．

b　ゴール達成のための戦術

1）治療介入時期

　I/HPAHの本態が，肺動脈平滑筋・内皮の増殖による肺動脈リモデリングであることを考えると，ゴール達成のためにはリモデリングの進行を抑えるだけでは不十分で，すでに進行しているリモデリングをある程度はリバースできるだけの治療が必要となる．したがって，既存のリモデリングが高度になればなるほど，治療が困難になるのは自明である．肺癌などのために片肺切除を行っても，たちまち平均肺動脈圧が25 mmHgを超えて上昇することはないことから，肺高血圧症を呈する以上，肺血管床の少なくとも半分以上が障害されていることに疑いの余地はない．そうすると，肺高血圧症と診断された患者がほとんど無症状にみえても，肺動脈病変は広範に重篤な状態であると考えるべきである．米国におけるレジストリ研究の結果でも，登録時点での機能分類がⅠ度であった患者の登録時点の平均肺動脈圧は50 mmHgと他の機能分類の患者と差がなく，5年生存率は最も良好であるものの88％に過ぎない[1]．したがって，自覚症状の軽さを理由に治療を躊躇するのは誤りであろう．これはたとえば癌をみつけても自覚症状がないから治療をしないと判断するのを想像していただければ理解が容易だと思う．癌が広範に転移してからでは治療が困難なのと同様，肺高血圧症で自覚症状が重篤化してから治療介入するとなると，治療の導入も困難になるし，治療成績も悪化する．現にシルデナフィルの長期試験において，わずか3ヵ月の投与開始の遅れが3年生存率を20％程度悪化させることも知られている[2]．加えて，患者は緩徐に進行してきた疾患に合わせて，症状が出ないような範囲で日常労作を行っていることが多いため，症状をあまり自覚していないことも多い．したがって，自覚症状を過度に重視した治療戦術を立てるのは危険である．自覚症状が軽ければ，内服薬による治療を優先すればよいだけである．ゴールはあくまで長期生存を可能にする循環動態の改善であることを忘れてはならない．

2）薬剤の選択

　現在選択可能な特異的治療薬は，①プロスタサイクリン系列の薬剤，②エンドセリン受容体拮抗薬，③ホスホジエステラーゼ-5（PDE-5）阻害薬，④可溶性グアニル酸シクラーゼ刺激薬の4系統に大別される．また投与方法からは，持続静注・皮下注が必要なエポプロステノール，

表1 各内服薬の効果一覧

薬剤	量	患者数	治療期間	6分間歩行距離	平均肺動脈圧	臨床的悪化
ベラプロスト（徐放剤）	360 μg/日	44	12週	＋33.4 m	－2.8 mmHg	15.9％
ボセンタン	250 mg/日	16	12週	＋70 m	－1.6 mmHg	0％
アンブリセンタン	10 mg/日	29	12週	＋36.1 m	－5.2 mmHg	20.3％
マシテンタン	10 mg/日	242(49)*	24週	＋12.5 m	－5.3 mmHg	31.4％
シルデナフィル	60 mg/日	65	12週	＋45.0 m	－2.1 mmHg	4％
シルデナフィル	240 mg/日	65	12週	＋50.0 m	－4.7 mmHg	7％
タダラフィル	40 mg/日	79	16週	＋33.0 m	－4.3 mmHg	5％
リオシグアト	7.5 mg/日	235	12週	＋35 m	－4 mmHg	1％
セレキシパグ	1.6 mg/日	33	17週	＋24.2 m	－1.7 mmHg	3％

＊血行動態変化を評価した患者数
注：シルデナフィルは60 mg/日までしか承認されていない．

　トレプロスチニルとそれ以外の経口薬剤に二分される．経口で用いられる薬剤のなかでも，後述するように各々作用機序・作用持続時間が異なる．一概にどの薬剤が最もよいといえるものではなく，著者らも重症度や年齢，性別などに応じて薬剤選択を行っているが，単剤での治療には限界があることを認識しておく必要がある（表1）．詳細は各論で後述するが，単剤でも多くの薬剤で自覚症状悪化までにある程度の時間を稼げることはわかっている．しかし，治療とは状態の改善を目指して行うもので，悪化を待って次のステップを考えたのではいつまで経っても循環動態の改善というゴールの達成は望めない．ことに内服薬単剤での治療効果を考えれば，平均肺動脈圧が40 mmHgを超えない症例でのみ，単剤での治療開始も可能と考えるべきである．平均肺動脈圧が40 mmHgを超える症例では，内服薬単剤でのゴール達成は不可能であることは自明であるので，2剤以上での初期併用治療が必要となる．こういった場合，著者らはPDE-5阻害薬またはグアニル酸シクラーゼ刺激薬とエンドセリン受容体拮抗薬の2剤併用で治療を開始することが多い．効果が不十分なら3剤目としてプロスタサイクリン系の内服薬であるベラプロストを選択することもあるが，多くの場合にエポプロステノールまたはトレプロスチニルを追加する．この際，1週間以内をめどに2〜3剤の内服薬併用に至っている．平均肺動脈圧が50 mmHgを超えるI/HPAH症例においては，内服3剤併用でもゴールの達成は困難なことが多いので，最初から非経口プロスタサイクリン製剤の使用を考慮する（Ⅴ章-2. 治療アルゴリズム参照）．

3）薬剤使用量の決定

　現在使用可能ないずれの薬剤もその作用は用量依存性であることが知られている．したがって，併用する場合にも，各々の薬剤をできる限り高用量で使用することが原則である．一方，各薬剤で既知の副作用や，併用によって増強される副作用などのためにすべての薬剤を最大承認用量まで使用できないこともしばしばである．この場合はいずれかの薬剤の使用量を抑えることが必要となるが，優先順位は併用の内容によって異なる．詳細は後述するが，長期に，より有効に，血行動態改善につながる可能性の高い薬剤を優先していくのが基本である．

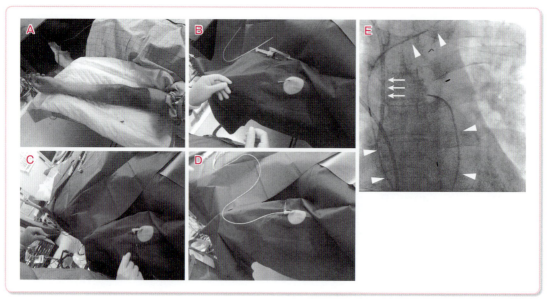

図1　外来カテの実際

現在当院では，PAHのフォローアップのための右心カテは基本的に外来で行っている．所要時間は平均30分ほどである．

A：肘静脈穿刺部位の消毒．
B：通常の静脈確保と同様の手法でワイヤーを挿入．
C：5Frのシースを挿入．
D：シースを介して5FrのSwan-Ganzカテーテルを肺動脈まで挿入，検査を行う．
E：検査中の透視画像．5FrのSwan-Ganzカテーテル(矢頭)はワイヤーを使用しないと操作が困難なため，鎖骨下静脈の閉塞などがない限りは，Hickmanカテーテル(矢印)と反対側からの挿入のほうが容易に施行できる．

4) 治療経過の観察

　　　　治療の開始後は採血，胸部X線，心電図，心エコーなど各種の検査を行って経過を観察していくが，ゴールが血行動態の改善である以上，その達成を確認するためには右心カテーテル検査が必須となる．治療開始前・1週後・3週後・3ヵ月後・6ヵ月後・1年後と頻回に血行動態の確認が必要となるため，当院では初回治療導入時を除いて，右心カテーテルは外来で行っている．侵襲的として嫌われる傾向にある検査だが，5FrのSwan-Ganzカテーテルを用いて肘静脈アプローチで行えば，静脈注射と変わらない程度の侵襲，心エコー検査と変わらない程度の時間で検査を終えることができる(図1)．

C 各経口薬剤の特色と使用の実際

1) カルシウム拮抗薬

　　　　最も古くから使用されてきた血管拡張薬であるが，最近開発されてきた他の系統の薬剤と異なり，単に血管平滑筋の弛緩作用を有するのみで，その増殖を抑制し肺動脈のリモデリングを直接的に抑制することは期待できない．Richらの報告では反応性を有する症例が全体の20%程度[3)]とされていたが，その後の多施設研究では，長期にわたって本剤が有効な症例は6.8%と報告されている[4)]．反応性を有する症例においては5年生存率94%と報告されているが，反

応性のなかった例における5年生存率は本剤投与によって改善せず，したがって反応性なしと判断された症例に対して投与することはまったく無意味である．むしろ血圧低下などのためにほかの治療薬の投与が難しくなることがあり，漫然と処方することは厳に慎むべきである．

血管反応試験にはカルシウム拮抗薬のほかに，一酸化窒素吸入，アデノシン，エポプロステノールなどが使用されているが，本来カルシウム拮抗薬の適応を判断すべき試験であるので，当院ではペルジピンの静注（5～10 μg/kg/5 min）を使用している．当院ではこれまで100例超の肺動脈性肺高血圧症（PAH）例に対して急性血管反応性試験を実施してきたが，過度の血圧低下など患者の生命を脅かすような事故は経験していない[5]．血管反応性ありと判断されればニフェジピンを40 mg/日（分2）より内服開始し，十分な効果が得られるまで1～2週で漸増する．

当院において，血管反応性ありと判断された症例は1例のみであるが，その症例はニフェジピン110 mg/日のみの投与により，経過中1児を出産したにもかかわらず血行動態はほぼ正常化しており，17年間WHO機能分類Ⅰの状態を維持している．反応例があまりにも少数であるため，全例に対して急性血管反応性試験を実施すべきかどうかは専門家のなかでも意見が分かれるが，単剤の内服のみで長期間極めて安定した状態が得られる可能性を考えると，著者らは，I/HPAH症例の診断確定後少なくとも一度は反応性試験を実施すべきだと考えている．

2) プロスタサイクリン（PGI_2）

PPHにおいてプロスタサイクリンの生合成低下が報告され，プロスタサイクリンの治療薬としての可能性が注目された．プロスタサイクリンは血管内皮由来の生理活性物質で，肺動脈平滑筋のレセプターを介して細胞内のサイクリックアデノシン一リン酸（cAMP）を増加させることにより，平滑筋を弛緩させると同時に遊走・増殖抑制効果を発揮し，血小板凝集抑制作用も有する．1996年にエポプロステノールのPPHに対する効果が確認され，その後，ベラプロスト，アイロプロスト，トレプロスチニルといった様々な誘導体が治療薬として開発されてきたが，最近プロスタサイクリンレセプター作動薬であるセレキシパグも承認され使用可能となった．

a) ベラプロスト

日本で開発された経口のプロスタサイクリンアナログで，1999年に保険適用となった．吸収が速く，血中濃度の上昇が急峻であるため効果のわりには頭痛や顔面紅潮などの副作用が強く，120 μg/日（分3）の承認用量の継続使用は難しいことが多かった．その後，2007年には徐放製剤が使用可能となり，360 μg/日（分2）の使用が承認されている．徐放製剤の徐放性はその剤型によるものであり，分割したり粉砕したりすると徐放性が失われるので注意を要する．日本における後ろ向き研究では，本剤の使用によりPPHの生命予後改善が報告されている[5]．他方，米国における治験では，本剤により短期的には運動耐容能の改善が得られたが，長期には改善効果が減退してしまった[6]ことからPAH治療薬としての承認は得られていない．本剤360 μg/日が100％吸収されたとすると，患者の体重60 kgの場合4.2 ng/kg/minのプロスタサイクリンに相当するはずであるが，実際にはせいぜい2 ng/kg/min以下程度のエポプロステノールと同等の手ごたえでしかない．本剤単剤での平均肺動脈圧降下は2.8 mmHgと報告されており[7]，血行動態改善が軽微なぶん，単剤で長期間使用した場合の改善効果が減弱することは想像に難くない．他の強力な内服薬が使用可能となったために，当院においては第一選択の薬剤でないのはもちろんのこと，内服治療の3剤目としての使用頻度も減少してきている．徐

放製剤とはいってもやはり血中濃度の上昇は比較的急峻であるのと，次回内服前の血中濃度は下がってしまって平均の血中濃度はあまり高くならないことから，当院では多くの場合，分3で用い，内服後の副作用を抑えつつ平均血中濃度を高めに保つようにしている．具体的には徐放製剤60 μg錠を2錠/日（分2）から開始して，3錠/日（分3），6錠/日（分3）へと増量していく．

PDE-5阻害薬，グアニル酸シクラーゼ刺激薬と併用した際には，しばしば頭痛に悩まされる．シルデナフィルやリオシグアトの場合，内服時間をずらしたりすることで若干軽快することもあるが，タダラフィルの場合には一度出現すると，頭痛が遷延することが多く，投与量の減量を考慮する．このようなときは，肺動脈圧降下作用の強いPDE-5阻害薬やグアニル酸シクラーゼ刺激薬の投与量は変更せず，本剤の徐放製剤で120 μg/日（分2）または180 μg/日（分3）まで減量することが多い．エンドセリン受容体拮抗薬との併用では減量を考慮するほどの副作用は経験しない．徐放製剤を最大量使用した場合，ときにエポプロステノール同様の下顎痛が出現することがあるが，程度が軽微であるため対処を要することはまずない．

b）セレキシパグ

日本で開発された経口のプロスタサイクリンレセプターアゴニストで，2016年に保険適用となった．プロスタサイクリン誘導体ではないが，作用するレセプターは同一なので，効果としては同等と考えられる．セレキシパグ0.4 mg単回投与後の，活性代謝産物であるBRE269の血中半減期は7時間以上と長く，また高いレセプター選択性を持つ．3.2 mg/日（分2）の使用が承認されている．国際共同第Ⅲ相無作為化プラセボ対照二重盲検比較試験（GRIPHON試験）において，プラセボ群と比較してmorbidity/mortalityの発現リスクを低下させることが確認された[8]．その有効性はPAHの病型，機能分類，ならびにエンドセリン受容体拮抗薬とホスホジエステラーゼ阻害薬の併用療法を含むPAH基礎治療などにかかわらず，経口併用療法の3剤目としての効果が期待される．一方で，本剤単剤での平均肺動脈圧降下は1.7 mmHgに過ぎず[9]，単剤での効果はあまり期待できない．

3）エンドセリン受容体拮抗薬

強力な血管収縮作用を有する血管内皮細胞由来ペプチドであるエンドセリン（ET）は，PAH患者で産生が亢進していることから，PAHにおける肺動脈リモデリングを進行させる一因と考えられている．したがって，エンドセリン受容体拮抗薬もIPAHの本質的な治療薬として期待される．エンドセリン受容体にはエンドセリンA（ET_A）・エンドセリンB（ET_B）の2つのサブタイプが認められており，ET_A受容体は血管平滑筋に発現し，血管収縮と血管平滑筋細胞の遊走・増殖に関与する．ET_B受容体は生理的条件下では血管内皮に多く発現し，一酸化窒素（NO）の産生などを通じ代償的に血管拡張反応を引き起こすが，PAHにおいては血管平滑筋での発現が増え，血管収縮と血管平滑筋細胞の増殖に関与するようになる．これが，非選択的な受容体拮抗薬も治療薬として有用であることの裏づけとなっている．

a）ボセンタン

ET_A・ET_B非選択性のエンドセリン受容体拮抗薬．日本では2005年に保険適用となった．患者が自覚する副作用は軽度のほてり程度で，体血圧の過度の低下なども経験されないので125 mg/日（分2）から投与開始し，承認最大用量の250 mg/日（分2）まで増量するのが比較的容易であるが，肝機能障害の発現が10%と多いことが問題である．肝障害は用量依存性である一方，維持量投与開始から1年以上経って突然出現することもあり注意を要する．いったん肝機能障害が起これば減量・中止が必要となり，治療上も好ましくないので，当院では体重

50 kg以上なら250 mg，40〜50 kgなら187.5 mg，40 kg以下なら125 mgに最初から投与量を調節している．これによりI/HPAH 71例に対する投与経験上，肝障害のために本剤減量・中止を余儀なくされたのは3例に過ぎない．単剤治療におけるWHO機能分類Ⅲ・Ⅳの症例の生命予後改善が実証できている薬剤であり[10]，またWHO機能分類Ⅱの軽症例に対する血行動態改善効果も証明されており[11]，幅広い症例が投与の対象となりうる．また実験的には，肺動脈平滑筋の増殖抑制作用も報告されており，ET_A・ET_B非選択性であることがIPAHの治療上マイナスであるとの印象はない．一方で本剤単剤での平均肺動脈圧降下は1.6 mmHgと報告されており[12]，運動耐容能など自覚症状の改善ほどには血行動態の改善は得られない．

他剤との併用では相互作用に注意を要する．本剤は肝臓のチトクロムP450（CYP）3A4，CYP2C9で代謝され，同じ代謝経路のほかの治療薬であるPDE-5阻害薬（シルデナフィル，タダラフィル）などの血中濃度を低下させる．ボセンタンといずれの薬剤の組み合わせでも，単剤治療より効果が増強することは間違いないが，特にシルデナフィルを先行投与している場合，一時的に作用が減じる可能性がある．プロスタサイクリンとの併用は非常に容易で，目立った副作用の増強もない．当院においては左心不全治療におけるアンジオテンシン変換酵素阻害薬のような位置づけで，本剤によるたちまちの効果はあまり期待せず，併用の基本として第一選択で本剤を使用してきたが，後述するマシテンタンにその座を譲りつつある．

b）アンブリセンタン

ET_A選択性のエンドセリン受容体拮抗薬で，日本では2010年に保険適用となった薬剤である．ボセンタンと異なり肝障害の頻度が少なく，ボセンタンで肝障害をきたした例に対する投与でも忍容性に問題はなかった[13]．ただし，少ないとはいえ0.8〜3％の頻度で肝障害が認められるので注意を要する．長時間作用が持続するため，1日1回最大10 mgの投与で承認されている．ボセンタン250 mg/日（分2）と比較すると，本剤5 mg/日（分1）だと同等，10 mg/日（分1）だと効果が強い印象である．また，患者が自覚できる副作用として，ボセンタンで経験されたほてりなどのほかに，右心不全の増悪によらない浮腫が10〜25％に認められている．当院における処方例においても，特に顔面の浮腫が高度な例が経験され，鼻粘膜浮腫に伴う鼻閉もしばしば経験される．利尿薬の増量によっても改善しないことが多く，10 mg/日の継続使用は困難なことも多い．特発性肺線維症を対象としたプラセボ対象多施設前向き試験において肺線維症を増悪する可能性が示唆され[14]，I/HPAH治療においては問題ないものの，膠原病性PAHの治療に際しては注意を要する．

WHO機能分類Ⅰ〜Ⅳ対象の前向き試験において，運動耐容能の改善が証明されており[15]，幅広い症例が投与の対象となりうる．本剤単剤での平均肺動脈圧降下はボセンタンを上回り，5.2 mmHgと報告されており[16]，ET_A選択性や長時間作用型の利点と考えられる．単剤での長期継続投与では，臨床的悪化を認める症例が1年で17％，2年で28％であったが[17]，タダラフィルとの早期併用（up front combination）を行うことにより各々単剤での治療と比して臨床的悪化までの期間を有意に延長できることが証明されている[18]．

ボセンタンと異なり，他剤との併用での相互作用は比較的少ない．ワルファリンやシクロスポリンとの相互作用も認められていない．当院においては，何らかの肝障害を有する症例や，肝障害のためボセンタンを中止せざるを得なかった症例に対してのエンドセリン受容体拮抗薬として使用してきたが，徐々にマシテンタンにその座を譲りつつある．

c）マシテンタン

ボセンタンの骨格を基本に開発されたET_A・ET_B非選択性のエンドセリン受容体拮抗薬．日

本では2015年に保険適用となった．血中半減期が長いこと，肝障害の頻度が低いこと，組織浸透性が高いこと，受容体への結合能が高いことなどがボセンタンより優れた点である．このため1日1回10 mgとボセンタンと比較して少ない投与量で承認されている．ボセンタン250 mg/日（分2）と比較すると，本剤10 mg/日（分1）だと若干効果が強い印象である．患者が自覚できる副作用としてはボセンタンと同様のほてり程度しかない．

　WHO機能分類Ⅱ〜Ⅲ対象の前向き試験において，臨床症状悪化までの期間を延長することが証明されており[19]，この効果はPDE-5阻害薬の先行投与の有無にかかわらなかった．本剤単剤での平均肺動脈圧降下はボセンタンを上回り，5.3 mmHgと報告されている．ボセンタン同様CYP3A4で代謝されるが，他の肺高血圧症治療薬との相互作用は少ない．ワルファリンやシクロスポリンとの相互作用も認められていない．すなわち，ボセンタンの欠点がすべて解消され，顔面浮腫もきたさないエンドセリン受容体拮抗薬がマシテンタンということになる．当院では，これまでボセンタン最大用量を処方できていなかった例，肝障害のためアンブリセンタンを処方していた例を中心に本剤への移行を進め，すでに40例に他剤との併用で処方しているが，これまでに1例で軽度の肝障害と貧血を認めた以外に目立った副作用を経験していない．長期処方が可能となり，さらに多くの症例がボセンタンから本剤へと移行していく可能性が高い．

4）ホスホジエステラーゼ-5（PDE-5）阻害薬

　血管内皮での一酸化窒素の合成低下がPAHにおいて報告されている．一酸化窒素は平滑筋細胞内のサイクリックグアノシン一リン酸（cGMP）を増加させ強力な血管拡張作用を発揮するが，これを分解するPDE-5の肺動脈平滑筋細胞内における発現亢進なども認められることから，PDE-5阻害薬がPAH治療薬として注目された．PDE-5は陰茎海綿体輸入動脈と肺動脈に局在しており，当初勃起不全の治療薬として開発された薬剤がPAH治療薬に転用されている．また，cGMPはPDE-3を抑制し，プロスタサイクリンの刺激によって増加したcAMPの分解を抑制することから，PDE-5阻害薬の投与は結果としてプロスタサイクリンの作用増強にもつながる．

a）シルデナフィル

　2008年に保険適用となった，短時間作用型のPDE-5阻害薬．欧米での無作為化二重盲検試験において，60 mg，120 mg，240 mg各々分3の投与量において，運動耐容能と血行動態の改善が証明され，また血行動態に関する改善には用量依存性が認められたが，6分間歩行距離に有意差を示せなかったため[20]，承認用量は60 mg/日（分3）にとどまった．本剤は，理論どおりにエポプロステノールとの併用における有効性が直接証明されている[21]．肺線維症を合併したPAHにおいて，肺内シャントを増やさず酸素化の悪化をきたさないとの報告もある[22]．実験的には，用量依存性に肺動脈平滑筋の増殖抑制作用も報告されており，承認用量が60 mg/日（分3）に抑えられたのは残念ではあるが，一方で日本人においても副作用に耐えて240 mg/日（分3）の投与が可能かどうかは定かではない．本剤単剤での平均肺動脈圧降下は2.1 mmHgと報告されているが[18]，実臨床での使用では，内服後急性期の肺動脈圧降下作用はその2〜3倍はありそうな印象である．単剤継続使用では臨床的悪化を認める症例が12週で約5％であり，単剤投与に限界があることは他の薬剤と同様である．

　ボセンタンとの併用に注意を要することは上述したが，本剤は短時間作用で血中濃度の立ち上がりに合わせて内服後1時間ほどで急速に作用・副作用が発現する．副作用でしばしば問題

となるのは頭痛で，ベラプロストや大量のエポプロステノールとの併用では難渋する．これまでの経験からは男性のほうが頭痛に耐えられないことが多く，ベラプロストの減量が必要となったり，エポプロステノールとの併用を断念したりするケースが多い．重症例に対して，ごく少量からの投与を要する場合，本剤では粉砕して20 mg/日（分3）といった使用も可能であるが，非常に苦いうえ，粉砕すると吸収が早まる印象があるので注意を要する．また，人工呼吸管理中に，胃管などから粉砕した本剤を投与した場合，30分ほどで急激な血圧低下をきたすことがあり注意を要する．当院では肺線維症を合併する強皮症などでは本剤をしばしば第一選択とするが，I/HPAHに対しては，非常に重症な例にPDE-5阻害薬を少量から投与開始する場合，タダラフィルが副作用で使えない場合などにマシテンタンの次に追加することが多い．

b）タダラフィル

2009年にランダム化比較試験においてプラセボと比し有意に運動耐容能と血行動態を改善した[22]ことを受け，日本でも2009年に保険適用となった，長時間作用型のPDE-5阻害薬．40 mg/日（分1）投与で承認されている．血中濃度が安定である以外，基本的にはシルデナフィル同様の作用機序である．本剤単剤での平均肺動脈圧降下は4.3 mmHgと報告されているが[23]，実臨床での使用では，内服後急性期の肺動脈圧降下作用はもう少し強い印象である．シルデナフィル60 mg/日（分3）と比較すると，本剤20 mg/日（分1）だと少し効果が弱いか同等，40 mg/日（分1）だと効果が強い印象である．単剤継続使用では臨床的悪化を認める症例が16週で5％であり，単剤投与に限界があることはほかの薬剤と同様である．

ボセンタンとの併用では，シルデナフィルと比較すると相互作用が少なくまず問題とならない．内服後2時間ほどで作用・副作用が発現する．副作用でしばしば問題となるのは頭痛で，シルデナフィルほど急速な発現ではないが，一度起こると本剤または併用薬の減量をしないとなかなか改善しない．40 mg/日（分2）で投与しても頭痛が軽減される印象はない．ベラプロストや大量のエポプロステノールとの併用では難渋すること，男性のほうが頭痛に耐えられないことが多いことはシルデナフィルと同様である．重症例に対して，少量からの投与を要する場合，本剤は変わった形状であるため0.5錠でも均等に割ることができず，粉砕を要する．粉砕しても苦くはなく，長時間作用であるためか，吸収が早まる印象もない．アンブリセンタンとのup front combinationが有効であることが証明されている[18]が，両者の併用では顔面（眼瞼・鼻粘膜を含む）の浮腫が強く出ることが多く，最大用量同士の併用は困難なことが多い．当院では軽症I/HPAHに対して第一選択，WHO機能分類Ⅲ以上の例ではマシテンタンの次に追加することが多い．

5) 可溶性グアニル酸シクラーゼ刺激薬

可溶性グアニル酸シクラーゼを賦活化することにより，平滑筋細胞内のcGMPを増加させ，血管拡張作用を発揮する薬剤．一酸化窒素の経路に作用する薬剤であるが，一酸化窒素の作用によって産生されたcGMPの分解を遅らせるだけのPDE-5阻害薬と異なり，一酸化窒素に依存せずcGMPの産生を増強できる．このため，内皮機能障害などにより一酸化窒素の産生が減少している状況下では，PDE-5阻害薬より強い作用が期待できる．

a）リオシグアト

現時点で唯一使用可能なグアニル酸シクラーゼ刺激薬．2014年に慢性血栓塞栓性肺高血圧症に対して保険適用となり，2015年にはPAHに対する適応が追加された．ランダム化比較試験においてプラセボと比し有意に運動耐容能と血行動態を改善した[24]．3 mg/日（分3）から投

与開始し，2週間ごとに1.5 mg/日ずつ増量可能であるが，承認されている最大用量は7.5 mg/日（分3）である．本剤単剤での平均肺動脈圧降下は4 mmHgと報告されている[24]．シルデナフィル60 mg/日（分3）と比較すると，本剤6 mg/日（分3）だと少し効果が弱いか同等，7.5 mg/日（分3）だと効果が強い印象である．

　ボセンタン・マシテンタンとの併用は，相互作用が少なくほぼ問題ない．副作用として低血圧が強調され，開始に際しては低血圧をきたさない範囲で漸増することが求められているが，実臨床でしばしば問題となるのはPDE-5阻害薬同様に頭痛である．大量のエポプロステノールとの併用では難渋すること，男性のほうが頭痛に耐えられないことが多いこともPDE-5阻害薬と同様である．作用機序的には魅力ある薬剤であるものの，開始に際して漸増が必要であること，1日3回の内服が必要であることが欠点で，当院ではWHO機能分類Ⅲ以上でPDE-5阻害薬が使用できない症例に使用することが多い．

6）その他

a）ワルファリン

　特異的治療薬の開発以前に後ろ向き研究で生命予後改善が認められたが，近年の治療薬との併用にエビデンスはなく，最近のレジストリ研究で有効性が否定された[25]．むしろ高用量のエポプロステノールとの併用では，肺胞出血などの合併症を増やすおそれがあり[26]，当院ではトレプロスチニルの持続静注を行っている場合のみワルファリンを投与している．投与する場合もPT-INRで2.0以下になるよう，少し緩めのコントロールとしている．

b）利尿薬

　経口薬剤のみで治療中にはあまり大量が必要となることはないが，適宜使用する．エポプロステノール増量中には静脈還流量の増加に伴い，かなり大量の利尿薬が必要となることが多い．フロセミド80 mg/日（分2）＋スピロノラクトン50 mgでも不十分でさらにサイアザイド1〜2 mgの併用や，トルバプタン7.5〜15 mgの併用も必要となることがしばしばである．

c）ジギタリスおよびほかの強心薬

　肺高血圧症治療において，これらの薬剤には何のエビデンスもなく，肺血管病変に対する何の効果も期待できない．右心不全の治療は後負荷の軽減によってなされるべきで，左心不全同様収縮力を上げて対処しようと考えるべきではない．こういった薬剤が必要と感じること自体，すでに治療に失敗している証拠である．当院の治療戦術では，これらの薬剤の使用はもとから想定していない．

d　内服併用の実際

　現在，I/HPAH患者が来院した場合，当院における内服治療アルゴリズムはⅤ章-2の治療アルゴリズムの図2のごとくである．治療前の平均肺動脈圧が50 mmHg以上の場合，急性血管反応性陽性者に対するカルシウム拮抗薬を除けば，どの薬剤も単剤で著者らのゴールに達するだけの十分な効果はあげられないので，基本的に治療開始後の再評価は併用療法のあととなる．この際の目的は非経口プロスタサイクリンの導入が必要か否かを判断することにあるので，事前にできる限りの内服治療が終了していることが原則であるが，有効な治療開始までの期間を最短とするため，併用療法であっても基本的に1週間以内に導入を終了する（図2）．内服薬は最終的に投与可能な全系統のものを使用すればその投与順は問わない．以前はベラプロ

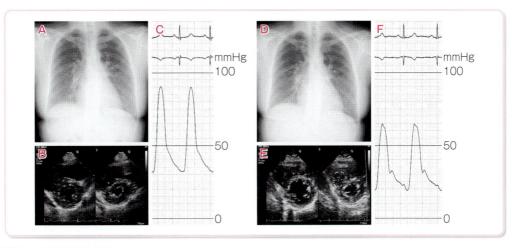

図2 内服治療の効果
60歳代女性のIPAH症例における，胸部X線（A，D），心エコー左室短軸断面（B，E）と肺動脈圧（C，F）の変化．それぞれ左から治療開始前（A，B，C），治療開始1週後（D，E，F）を示す．X線では，治療による変化をほとんど認めない．心エコー図では，治療により左室圧排像の消失を認める．本例の治療開始前の肺動脈圧は89/31（50）mmHg，心係数は1.4 L/min/m2であり，治療開始1週間でマシテンタン10 mg，タダラフィル40 mgの併用を終了した．治療開始1週後の肺動脈圧は64/19（35）mmHg，心係数は2.4 L/min/m^{2}と改善していたためエポプロステノール導入は見送り，3ヵ月後外来右心カテでフォローの予定とした．

ストを投与されただけで紹介されるケースが多かったので，ERAを追加しさらにPDE-5阻害薬を追加といったパターンが多かったが，最近では全系統の薬剤が投与された状態で紹介されることも多いので，せいぜいERAをマシテンタンに変更し，再評価といったパターンも多い．薬剤追加・変更によって頭痛などの副作用が出現した場合，患者は最後に追加・変更された薬剤に対して悪印象を持ち内服を嫌う可能性が高いので，内服薬のなかで最も血行動態改善の可能性の高いPDE-5阻害薬やリオシグアトを最後に追加することは極力避けている．実際I/HPAHに関しては，内服のみでゴールを達成できるケースは，比較的高齢の患者に限られる印象である．

e 非経口プロスタサイクリン製剤

1）エポプロステノール

a）薬剤の特徴

本剤は1999年に承認されたプロスタサイクリン製剤である．血中半減期が3～6分と極めて短いため，持続静脈内投与が必要でpH 10以上と強アルカリ性であるため中心静脈に投与しないと短時間で静脈炎を引き起こす．最近は室温安定の製剤が使用可能となってきたが，オリジナルの製剤では保冷が必要であったうえ，光でも分解が進むため遮光も必要となる．このように極めて厄介な薬剤でありながら，肺高血圧症治療薬としての本剤の効果は，これまで述べてきた内服薬とは別格であり，同列に論じるべきではない．また，持続静注で煩雑であることのみを理由に本剤の使用を躊躇すべきでもない．上述した内服治療を行えるのも，必要であればいつでも本剤を使用できるという裏づけがあってのことで，本剤が使用できないのであれば，

表2　エポプロステノール導入基準

	内服薬なし	内服薬あり
WHO機能分類	Ⅳ	＞Ⅲ
6 MWD（m）	＜300	＜350
BNP（pg/mL）	300＜	100＜
心係数（L/min/m^2）	＜2.0	＜2.5
平均肺動脈圧（mmHg）	50＜	40＜
右心房平均圧（mmHg）	15＜	10＜
中心静脈酸素飽和度（％）	＜60	＜65

治療後は各々最善となった時点の値．いずれか1項目でも基準を超えれば導入を考える．
6 MWD：6分間歩行距離，BNP：brain natriuretic peptide，TRPG：三尖弁逆流圧較差

I/HPAH患者に良好な予後を期待することなど不可能である．最近のメタ解析でも，生命予後を有意に改善できていたのは静注のプロスタサイクリンのみであることが判明しており[27]，十分な効果がないのに内服治療を漫然と継続することは厳に慎まねばならない．確かに本剤を用いての治療は面倒なうえに，どのように使用すべきかの明確な指針もなかったため，実際の使用に際しては混乱を招くことも多かったであろうが，ちょっとしたコツをつかめば決して難しい治療ではない．

b）適　応

内服治療でゴールを達成できないWHO機能分類Ⅲの症例，受診時点でWHO機能分類Ⅳの症例が適応である．このほかに進行の速い例，失神の既往のある症例なども対象と考えるべきとの意見もある．特に内服治療がすでに行われている症例では，初診時と比較してのわずかばかりの症状・運動耐容能改善を過度に重視しないように注意しないと，導入が手遅れとなってしまう．内服治療にもかかわらず，表2に示すような条件をクリアできないようなら本剤の導入を決断すべきであろう．

c）導入の方法

投与初期には本剤の血管拡張作用は肺動脈よりも体動脈に強く作用するため，不用意に投与を開始すると右室の前負荷の減少による低心拍出から高度の血圧低下をきたす．重症例ほど少量から投与を開始し，ゆっくり増量する．PICCカテーテルや通常の中心静脈カテーテルで投与を開始することも可能だが，十分な経験を積むまでは，Swan-Ganzカテーテルを留置して血行動態やSvO$_2$をモニターすることが望ましい．SvO$_2$を極力70％以上，最低でも60％以上に維持しておけば安全で，そのためにはしばしばカテコラミン併用が必要となる．PDE-3阻害薬は，体血圧低下をきたすことが多く著者らは使用しない．エポプロステノール開始量と増量幅の目安を表3に示す．一般的には1週間ほどで血行動態や自覚症状の改善を認めるようになるので，Hickmanカテーテルを留置してエポプロステノールの投与経路を切り替える．

d）Hickmanカテーテルの留置

Hickmanカテーテルは鎖骨下静脈に皮下トンネル経由で留置する中心静脈カテーテルである．カテーテルに巻き付けて固定されているカフに皮下組織が絡みついて固定されるため，完全に固着すると少々引っ張っても抜けなくなる．固着までには3〜4週間程度を要する．気胸は絶対に避けねばならないので，胸郭外穿刺により留置する（図3）．また，将来感染をきたし

表3 エポプロステノール投与開始速度と増量の目安

		最重症	重症	中等症
心係数(L/min/m^2)		<1.6	1.6〜2.0	2.0≦
SvO$_2$(%)		<55	55〜60	60≦
投与開始速度		最少単位×1	最少単位×2	最少単位×4
増量間隔		24〜48時間毎	24時間毎	12〜24時間毎
1回の増量幅(ng/kg/min)		最少単位×1	最少単位×2〜3	最少単位×4

	体重(kg)	40	45	50	55	60
投与速度 (ng/kg/min)	最少単位×1	0.21	0.19	0.17	0.15	0.14
	最少単位×2	0.42	0.38	0.34	0.30	0.28
	最少単位×4	0.84	0.72	0.68	0.60	0.56

最小単位：0.5 mgのエポプロステノールを100 mLの専用溶解液で溶解したもの(5,000 ng/mL)を最低流速(シリンジポンプの場合0.1 mL/hr)としたときの投与速度

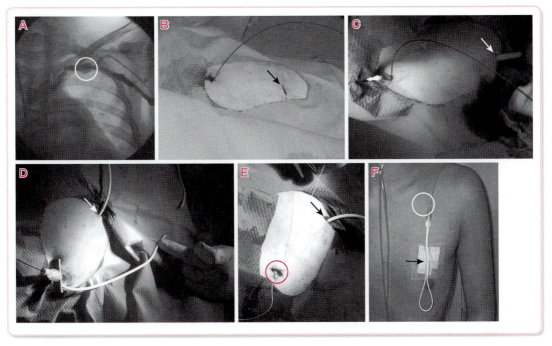

図3 Hickmanカテーテル留置の実際

A：静脈造影を行い，第1肋骨の外を走行する部分(白丸)で鎖骨下静脈を穿刺する．
B：鎖骨下静脈にワイヤーを留置したのち，皮下トンネル出口(矢印)の皮切を加える．
C：カテーテルキットに付属のトンネラーで皮下トンネル出口(矢印)から鎖骨下静脈穿刺点までの皮下トンネルを作製する．
D：トンネラーに括りつけたHickmanカテーテルを，皮下トンネル出口(矢印)から鎖骨下静脈穿刺点まで通す．透視下にワイヤーに沿わせてカテーテルの必要な長さを決定し，余分を切断したらシースを挿入する．
E：シースを介して血管内にカテーテルを挿入しつつ，シースを裂く．シースが完全に取り除かれると，カテーテルは鎖骨下静脈穿刺点の皮下に埋没される(赤丸)ので，カテーテル自体は固定せず，皮切のみを縫合する．
F：完成．鎖骨下静脈穿刺点(白丸)と皮下トンネル出口(矢印)の位置関係に注意．距離だけでなく，着衣で隠れること，消毒がしやすいことなどを考慮してトンネル出口を決定する．

	持続静注用ポンプ		持続皮下注用ポンプ
名称	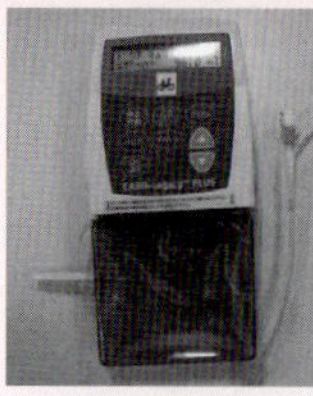 CADD-Legacy® PLUS	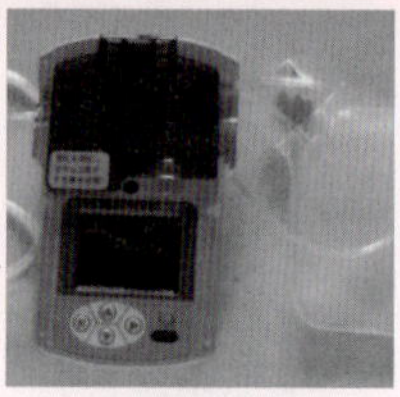 CAP-10	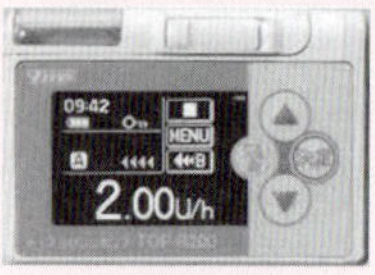 TOP-8200
販売元	スミスメディカル・ジャパン	ニプロ株式会社	株式会社トップ
電力	単三形アルカリ乾電池×2	充電式（リチウムイオン電池）	単四型アルカリ乾電池×1
ポンプ方式	ペリスタルティック	ペリスタルティックローラー	シリンジポンプ
重量	290 g	370 g	約95 g
送液精度	±6％	±5％	±3％
動作時間	約112時間	約7日	約3週間
薬液ルート	開放ルート	完全な閉鎖ルート	―

図4 肺高血圧治療に使用可能な携帯ポンプ

た場合には抜去・再留置が必要となるため，カテーテル留置に恐怖を感じないよう，ペンタジンなどの前投薬を行い鎮痛に配慮する．皮下トンネルを長くとっても感染防御効果は上がらないとされているが，わずかずつだが自然に抜けてくることも多いので，皮下トンネルの出口からカフまで10 cm程度は取れるよう，また，着衣で隠れるような位置にくるようにトンネル出口を決定する．刺入部は1週間で抜糸，トンネル出口は2週間で抜糸するが，抜糸後も最低2週間は自然抜去の予防のためドレッシング材でしっかり固定する．

e）エポプロステノールの継続投与

　Hickmanカテーテル留置後も，毎日0.5～1 ng/kg/min増量しつつ，薬液の調整の仕方，携帯ポンプの使用方法などを訓練する．日本で使用できる携帯ポンプは，デルテック社製のCADD-Legacy PLUSのみであったが，当院ではニプロ社と共同で開発した完全閉鎖型回路を有し，充電して使用可能なCAP-10ポンプを使用している（図4）．ポンプを個別に購入すると非常に高価なので，医療サービス会社とレンタル契約して，安全のため交互に使用できるよう2台を患者の手元に置いてもらう．医療サービス会社は何社かあるが，当院では，均質かつ柔軟なサービスが全国規模で期待できるセコム医療システム（株）と契約している．導入後3週間，手技をマスターして15～20 ng/kg/min程度まで増量した時点で退院とする．エポプロステノール投与早期には，肺動脈圧9％（6 mmHg）の低下に対し，心係数18％の増加によって肺血管抵抗が低下する結果，患者の自覚症状・運動耐容能は改善する[28]．そのため，従来は25～40 ng/kg/min程度まで増量した段階で投与量を維持するのが一般的であった[29]．その場合，症状は徐々に再増悪し，その後に増量しても今度は改善が得られず，3年生存率は50～60％程度で以後も下がり続けることとなる[28]．著者らはゴール達成のため運動耐容能が改善したあとも投与量を増やし続けてきた．最近では退院後2ヵ月は毎月8 ng/kg/min程度増量し，以後6ヵ月目まで毎月4 ng/kg/min程度，6ヵ月目以降は毎月2～3 ng/kg/min程度の増量を肺動

脈圧が十分低下するまで継続している．増量は計画表に基づき，患者自身によって在宅で行ってもらっている．このように増量していくと，投与量は退院1ヵ月後に23〜28 ng/kg/min，6ヵ月後に51〜56 ng/kg/min，1年後に63〜74 ng/kg/minに達する．最近は多くのI/HPAH例で当初から内服併用を行っているため，ここまでに肺動脈圧の十分な低下が得られることが多く，65〜80 ng/kg/min程度の投与量で維持することが多い．

f) 副作用・合併症とその対策

増量に伴い顎痛，足底痛，皮膚紅潮などの副作用は必発である．さらに投与量が増えてくると下痢や四肢伸側の小丘疹が出現してくる．様々な副作用に直面すると増量を中止したくなるが，基本的には対症的に対処して増量中止は考慮しない．右心不全を呈したとき，血小板数が6万/μLを下回ったとき，血痰が出現したとき，甲状腺機能が亢進したときのみ増量を中止する．各々の対処が完了するまで増量を中止するが，その後に肺動脈圧の低下が得られていなければ，増量を再開する．

(a) 右心不全

外来での経過中に，体重増加や心拡大など右心不全の悪化を認めた場合，エポプロステノールの増量をいったん中止して安静・飲水・塩分制限，利尿薬増量などでコントロールを試みる．エポプロステノール増量に伴う心拍出量の増加は，結果として静脈還流を増やして右房圧を上昇させるため，利尿薬の項で述べたように，高用量のエポプロステノールを使用している症例ほど多量の利尿薬が必要となる．

(b) 血小板数減少・肺胞出血

導入初期の血小板数減少は増量中止のみで回復することが多いが，遷延して再増量を断念せざるを得ない場合にはPDE-5阻害薬やリオシグアトの併用も考慮する．維持量投与中に徐々に血小板減少をきたす場合，トレプロスチニルへの置換や，血行動態の改善が得られている症例ではエポプロステノールの減量を考慮する．血小板関連抗体が陽性の場合には，ステロイドホルモンが奏効することもある．肺胞出血による少量の血痰は，病歴の長い症例において肺動脈圧降下が得られ始めたころに多く経験する．CTで出血巣がはっきりしない程度なら入院安静のみで経過をみてもよいが，明らかな肺胞出血が認められれば止血剤投与に加えて非侵襲的陽圧換気(non-invasive positive pressure ventilation：NPPV)を使用して出血を食い止め，止血が確認されれば再吸収過程での過剰なサイトカイン産生を抑えるため，ステロイド投与も考慮する．NPPVでもコントロール不能なら挿管・人工呼吸，場合によっては経皮的心肺補助(PCPS)も考慮する［Column「肺胞出血への対処」(p134)，「PCPS使用時の合併症対策」(p136)参照］．

(c) 甲状腺疾患

当院でエポプロステノール投与中のI/HPAH患者のほぼ全例に甲状腺疾患の合併を認め，その多くが慢性甲状腺炎である．しかし，甲状腺機能低下の合併はまれで，甲状腺機能亢進で判明することが最も多い．抗甲状腺薬の投与を行い，可能であればRI治療を検討する．

(d) カテーテルトラブル

トンネル出口の感染の多くは通常の黄色ブドウ球菌によるもので，抗生剤内服または静注で治癒可能なことが多い．予防のためにはトンネル出口の保清が重要で，消毒のみでは防げない．Hickmanカテーテル挿入1ヵ月後よりシャワーでよく洗うよう指導し，またドレッシングも密閉して汗がたまったりしないようガーゼを当てる程度にしてもらっている．ドレッシング材の糊にかぶれたり，イソジンにかぶれたりして肌荒れを起こすことにより感染しやすくなるの

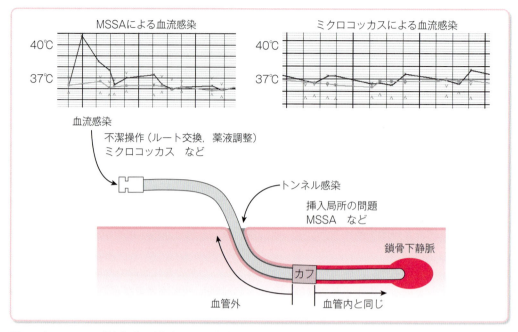

図5 カテーテル感染部位の模式図と起炎菌による熱形の相違
カフを越えていればトンネル感染でも血流感染と同様の対処が必要となる．MSSAでは突然の高熱が，ミクロコッカスでは持続する微熱が特徴的である．
MSSA：methicillin sensitive Staphylococcus aureus

で，入院中にパッチテストで肌に合ったドレッシング材を探したり，消毒はクロルヘキシジンを用いるよう指導する．

　カフより中枢側まで感染が及んだ場合，留置側の肩が痛む場合，高熱を認める場合，CRPが高値の場合はすでに血流感染となっていると考え（図5），躊躇せずカテーテルを抜去する．この際，内頸静脈からの中心静脈カテーテルや上腕からのPIカテーテルなどに一時的に投与ルートを変更する．炎症反応が消褪したら反対側からHickmanカテーテルを再挿入する．不潔操作により薬液からもミクロコッカスによる血流感染を起こす可能性がある．CRPもさほど上昇せず，37℃台の微熱が続くのみで，知らなければなかなか診断に至れない．放置すると右心不全や全身状態の悪化につながるが，閉鎖システムの採用以後，トンネル感染を伴わないミクロコッカスによる血流感染はほぼ根絶された[30]．なお，血流感染時にカテーテルを抜去せず抗生剤投与のみを行っていると，鎖骨下静脈の閉塞や菌塊による肺塞栓などを引き起こし，より重篤な状態となり，対処に苦慮する（図6）．

　カテーテルの穿孔は延長チューブとの接続部にあたるハブの近傍に起こることがほとんどなので，この場合は入れ替えではなくリペアキットを用いて修復を行う（図7）．修復後は4時間で再使用可能なので，その間だけであれば，末梢ルートからの投与も可能である．

　(e) ポンプトラブル
　CADDポンプは，本体と薬液カセットが一体となっているため，薬液を冷やす目的で使用するアイスパックのために本体内部に結露したり，電池も冷えて電圧低下をきたしたりして動作不良を起こすことがある．24時間365日使用し続けるため，これ以外にもCADD，CAP-10

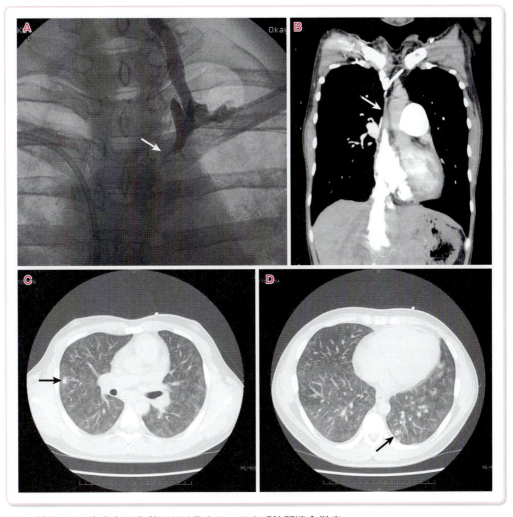

図6 静注PGI₂治療中の患者におけるカテーテル感染関連合併症
A：エポプロステノール治療中患者の鎖骨下静脈閉塞（白矢印）
B：トレプロスチニル治療中患者の上大静脈閉塞（白矢印）
C, D：エポプロステノール治療中患者の菌塊塞栓（黒矢印）

　両ポンプとも，トラブルの頻度は少なくなく，アラーム（表示・警報音）は，日常茶飯事である．解消できない深刻なトラブルに対応するためにも，外出時にも常にスペアのポンプを携帯するよう指導が必要である．また，ポンプの個体差のため2台のポンプ間で実際の投与速度に大きな差がでることも経験する．薬液更新時に薬液の残量をチェックし，ポンプ間の差が許容できる範囲内であるかどうかも，確認し続ける必要がある．

2）トレプロスチニル
a）薬剤の特徴
　トレプロスチニルは，エポプロステノールの化学構造を改変することにより合成されたプロスタサイクリンの誘導体であり，消失半減期と常温下での溶液安定性がエポプロステノールと

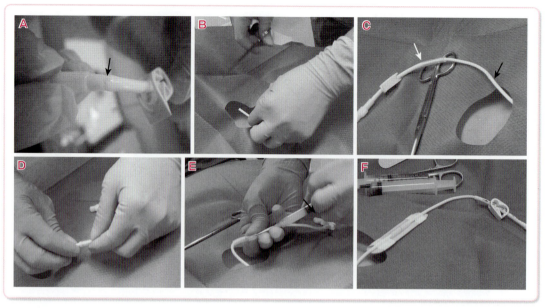

図7　Hickmanカテーテルのリペア
A：ハブ直近のカテーテルに穿孔をきたしている．
B：リペアキットのカテーテルの長さに合わせてHickmanカテーテルを切断する．
C：リペアキットに入っているカテーテル先端の金属コネクターをHickmanカテーテル断端に挿入する．接続部分（黒矢印）は若干膨らんでいるので，スリーブ（白矢印）をかぶせると，どうしても1mm程度のギャップができてしまう．
D：スリーブをずらして接続部分をカバーする．滑りが悪ければ少しずつ付属の接着剤を注入する．
E：スリーブが接続部分を完全にカバーしたら接着剤を充填する．
F：接着剤が固着するのに48時間必要なため，それまでは添え木を当てて外れないように固定する．

　比して著しく改善された．このためトレプロスチニル投与に際してはアイスパックの携行は必要ない．さらにトレプロスチニルの薬液pHはほぼ中性である．このため，必ずしも中心静脈カテーテルからの投与を必要とせず，皮下投与でも使用可能である．また，トレプロスチニルは液体であるため溶解の手間もない．静脈内投与の際には，ある程度の流量を保持しないと投与ルート閉塞のおそれがあるため生理的食塩水などによる希釈が必要となるが，2日分の薬液を調整するにしても，2倍量の薬液を吸い上げるだけで済むので，薬液の安定性と相まって，患者の手間を増やすことなく2日毎の薬液更新とすることも可能である．このように，静注プロスタサイクリン投与における不便さの一部を解消したのがトレプロスチニルである．一方で，消失半減期が長くなったとはいえ，間欠投与ができるほどの長さになったわけではない．そのため，静注にしても皮下注にしても持続投与が必須である．

　トレプロスチニル皮下投与における長期生命予後が，エポプロステノール静注におけるそれと差がないことはすでに示されている[31]．このため，トレプロスチニルはエポプロステノールと同等の効果を持つと期待されがちである．確かに皮下投与においては，同等の投与量のエポプロステノールと同様の長期予後を示しているものの，静脈内投与においては，皮下投与と同等の効果を得るために2～3倍量の投与を要するとされており[32]，著者らの経験でもエポプロステノールからの移行では最低でも1.2～2倍の投与量が必要な印象である．

b）適応

非経口剤である以上，エポプロステノールと同様と考えられるが，そのなかでもエポプロステノールが不適と考えられる症例が適応となる．具体的には最初から血小板減少が顕著な症例，感染などのため中心静脈カテーテルの留置が困難で，末梢静脈または皮下投与を選択せざるを得ない症例などであろう．エポプロステノールより効果が劣ることは明らかなので，エポプロステノールの投与も可能な症例であれば，本剤の投与を優先すべきではない．エポプロステノールで十分な改善を得たのち，本剤に置換すればよいだけのことである．

c）導入の方法

皮下・静脈内投与とも，導入時にはエポプロステノール同様に一定の薬液濃度で，投与速度を漸増していく．皮下投与であればエポプロステノールと同等の投与量で導入しても効果は見込めるが，静脈内投与の場合には，ほぼ2倍の投与量を目指す．導入初期の右心不全増悪の可能性はエポプロステノールより低い．

皮下投与の場合は皮下投与専用の留置針と小型ポンプ（図4）を当初から使用する．静脈内投与の場合，感染のリスクがあるので，投与開始時のSwan-Ganzカテーテルの留置は推奨できない．末梢ラインからの投与のほうが安全であるが，Hickmanカテーテル留置のことも考えれば，PICCを使用するのが現実的である．

d）継続投与

皮下投与の場合，薬液濃度をより高いものに変更しつつ，投与速度を上げることで投与量を漸増していく．投与局所の疼痛は投与量とは関係ないとされているが，経験上は投与量が多いほど疼痛は強い印象である．

静脈内投与の場合にはエポプロステノールと同様にHickmanカテーテルの留置を要する．1日ごとの薬液更新の場合，投与量の漸増は投与速度を上げることで調整可能である．2日ごとの薬液更新の場合，携帯ポンプの薬液カセット（バッグ）の容量が100 mLであるために最大投与速度が2 mL/hr以下に制限されてしまい，あまり投与速度を遅くしすぎるとカテーテル閉塞のおそれもあるので，投与速度による投与量調節は困難となる．このため，当院では投与速度を1.8 mL/hrに固定し，薬液濃度を上げることにより投与量を漸増している．

エポプロステノールと同等の効果を得るには約2倍以上の投与量が必要となるのは上述のとおりだが，投与量を増やしても肺動脈圧の降下は得にくく，心拍出量だけが増加する例が多い．

e）エポプロステノールからの置換

エポプロステノール長期投与により肺動脈圧の十分な降下が得られた症例においては，本剤への置換は薬液調整の手間が減ること，血小板減少が軽減することなどからメリットが多い．静脈内投与の場合，エポプロステノールの1.2倍程度の投与量で置換が可能である．血小板数は置換後2〜3日で増加することが多い．他の副作用も軽減することが多いが，一方で，置換後2日ころより下肢に強い全身の筋肉痛が出現する．筋肉痛の強さには個人差が大きいが，必発であり鎮痛薬もあまり効果はない．1週間ほどで自然に軽快するので，時間経過を待つほかない．エポプロステノールによっても十分な肺動脈圧の降下が得られていない症例において，本剤への置換を行うことは推奨できない．投与量を2倍程度としても急激に血行動態の悪化を来すことがあり，大変危険である．

f）副作用・合併症とその対策

エポプロステノールとほぼ同じ副作用を有するが，全般的にエポプロステノールより軽い．トレプロスチニルの持続静注においては血流感染の頻度がエポプロステノールと比して高く，

ことに起炎菌としてグラム陰性桿菌の頻度が高いことが知られている．血流感染の頻度は，エポプロステノール専用溶解液を希釈液として用いて溶液をアルカリ性にすると減少することが知られており[33]，薬液が中性のうえ保冷されていないことが一因かもしれない．本剤に特有の副作用としては，皮下投与に際しての局所の疼痛と，静脈内投与に際してのカテーテル血栓症があげられる．

(a) 皮下投与局所の疼痛

皮下投与においては注射部位における局所反応と疼痛が問題となる．日本における第Ⅱ/Ⅲ相試験において，皮下投与を行った33例中，注射部位の発赤・腫脹は全例に，注射部位の熱感は24例に認められた．また，注射部位の疼痛も全例に認められ，多くの症例で継続治療が困難であった[34]．現在日本で使用可能な皮下留置針は使用期限3日だが，通常は局所の疼痛のピークが3～5日であるため，3日ごとに差し替えたのでは常にピークに近い疼痛を感じ続けることになる．同じ穿刺部位を長期間使用することにより疼痛は軽減するとの報告[35]はあるが，日本で使用可能な留置針は，一体となっている固定テープの糊が弱いため，1週間程度で剥がれてしまうことが多い．同じ投与量でも疼痛は場所によって異なるので，あまり痛くない場所がみつかれば，極力その近傍を投与場所とすること，適宜鎮痛薬を使うことくらいしか対処法がない．

(b) カテーテル血栓症

他の副作用同様，血小板機能の抑制効果も低いためか，静脈内投与の場合，カテーテル血栓症を認めることがある．場合によっては鎖骨下静脈閉塞にとどまらず，上大静脈の閉塞に至ることもある（図6）ため，本剤の静脈内投与の場合には，ワルファリンによる抗凝固を行ったほうが安全である．

f 非経口プロスタサイクリン製剤と内服薬の併用

当院ではエポプロステノール単剤で治療したWHO機能分類Ⅲ以上のI/HPAH患者20例において，平均生存期間6.9年，5～8年の生存確率67.2％を達成できた[36]．経口薬での治療開始から短期間でエポプロステノールを導入できた患者においては，単剤での治療と比較してより早期に改善が得られる手ごたえがある（図8）ものの，最近の多くの症例は，2剤以上の経口薬投与によっても改善が得られず当院に紹介となっている．このため，当院で非経口プロスタサイクリン製剤を使用中の患者のほとんどは他剤の併用を行っている（図9）．経口薬で改善できないまま長期間経過後に紹介となった患者においては，非経口プロスタサイクリン製剤を導入しても肺動脈圧の降下が得られず（図10），生命予後も改善できない（図11）．短期的に有効でない治療を継続しても，時間経過とともに悪化することはあっても自然に改善することは通常あり得ない．重症のI/HPAH患者の生命予後を改善するうえで重要なのは，多剤を併用することではなく，必要なタイミングで遅滞なく非経口プロスタサイクリン製剤が使用されることである．

他剤，ことにPDE-5阻害薬内服下に非経口プロスタサイクリン製剤を増量していくと，しばしば激しい頭痛を経験する．こういった場合，当院では非経口プロスタサイクリン製剤の増量を優先してPDE-5阻害薬を減量・中止している．非経口プロスタサイクリン製剤を増量したほうが，より大きな肺動脈圧の降下を得られる可能性が高いためで，早期に十分な血行動態の改善を得たあとにPDE-5阻害薬またはリオシグアトを追加して非経口プロスタサイクリン

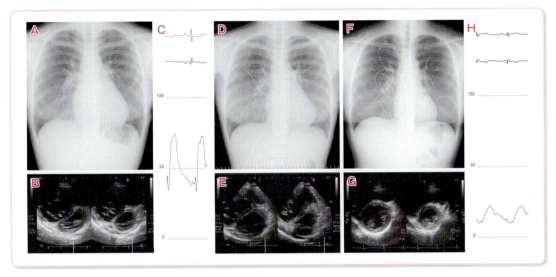

図8 エポプロステノールと内服併用療法の効果
30歳代女性のIPAH症例における，胸部X線(A, D, F)，心エコー左室短軸断面(B, E, G)および肺動脈圧波形(C, H)の変化．それぞれ左から治療開始前，治療開始1週後，治療開始18ヵ月後を示す．エポプロステノール開始と同時にボセンタン125 mgの併用を開始し，エポプロステノール投与量は1週後6 ng/kg/min，18ヵ月後63.9 ng/kg/minまで増量した．治療開始1週後では治療によりX線の心胸郭比と，心エコー図の左室圧排像の軽度改善を認めるのみであるが，18ヵ月後にはいずれもほぼ正常化している．本例初診時の肺動脈圧は74/34(50) mmHg，心係数は1.6 L/min/m^{2}で，1週後には各々75/34(48) mmHg，2.3 L/min/m^2，18ヵ月後には25/10(15) mmHg，4.1 L/min/m^{2}であった．

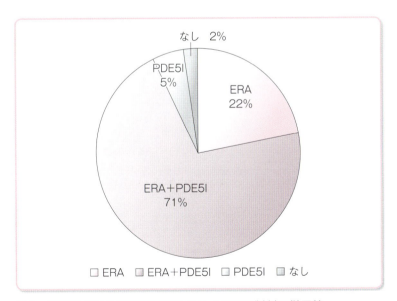

図9 当院における非経口プロスタサイクリン製剤の併用薬
圧倒的多数例がエンドセリン拮抗薬を併用している．また大多数が3剤併用となっている．
ERA：エンドセリン拮抗薬，PDE5I：PDE-5阻害薬

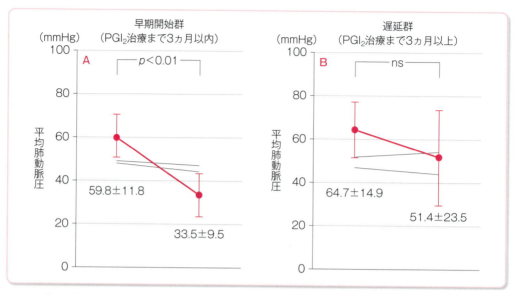

図10 経口薬開始から非経口プロスタサイクリン製剤開始までの期間が平均肺動脈圧の降下に及ぼす影響

経口血管拡張薬開始から3ヵ月以内に非経口プロスタサイクリン製剤が開始されると，有意な肺動脈圧の降下が得られるのに対して，非経口プロスタサイクリン製剤の開始が3ヵ月以上遅延すると肺動脈圧の降下が得られていない．

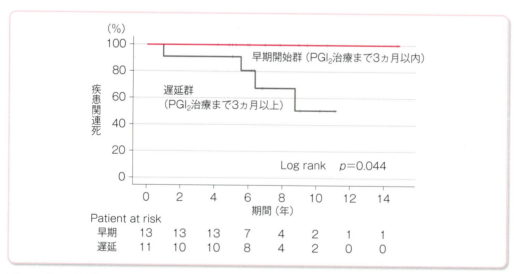

図11 経口薬開始から非経口プロスタサイクリン製剤開始までの期間が長期生命予後に及ぼす影響

経口血管拡張薬開始から3ヵ月以内に非経口プロスタサイクリン製剤が開始されると，10年生存確率100％であるのに対して，非経口プロスタサイクリン製剤の開始が3ヵ月以上遅延すると10年生存確率は50％に低下する．

製剤を減量するほうが，長期生命予後の観点からは安全と考えている．

エンドセリン拮抗薬の併用において，頭痛はあまり経験されないので併用の支障となることは少ない．当院において非経口プロスタサイクリン製剤で治療を受けている患者のほぼ全例にエンドセリン拮抗薬が併用されている．

g 当院におけるゴールの達成状況

2003年以降，当院において治療してきたI/HPAH患者69例中，5例が肺移植を受け（うち2例が死亡），13例が死亡した．死因は9例が右心不全，2例が癌，1例が肺炎で1例は交通事故であった．存命中の51名における平均7.6年の治療期間で，平均肺動脈圧は56.7 mmHgから30.1 mmHgへと低下していた（図12）．82％の患者において，治療後の平均肺動脈圧40 mmHg以下が達成できてはいるものの，治療後の平均肺動脈圧30 mmHg以下の達成率は53％に過ぎない．2009年以前に治療を開始した28例においては治療開始前の平均肺動脈圧61.1 mmHg，30 mmHg以下の達成率46.4％であったのに対し，2010年以降に治療を開始した23例においては治療開始前の平均肺動脈圧51.1 mmHg，30 mmHg以下の達成率60.8％であった．これは平均肺動脈圧を下げることを目標にし始めてからのほうが，より早期により積極的に治療するようになったことの反映と考えられる．血行動態改善を治療ゴールとすることの妥当性は，当院における生命予後からも（Ⅰ．変貌する肺高血圧症診療参照）明白と考える．平均肺動脈圧30 mmHg以下を目指すという当院における治療ゴールは，すでに過半数の症例で達成できていることからみて，決して荒唐無稽なものではないことをご理解いただきたい．

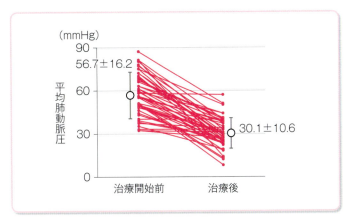

図12 当院にて治療継続中のI/HPAH患者における平均肺動脈圧の変化

全69例中，生存例51例における，治療開始前および治療開始後に達成できた最低の平均肺動脈圧．82％の患者において，治療後の平均肺動脈圧40 mmHg以下が達成できているものの，30 mmHg以下の達成率は53％に過ぎない．

● 文献
1) Farber HW et al : Five-Year outcomes of patients enrolled in the REVEAL Registry. Chest 2015 ; 148 : 1043-1054

2) Rubin LJ et al：Long-term treatment with sildenafil citrate in pulmonary arterial hypertension：the SUPER-2 study. Chest 2011；**140**：1274-1283
3) Rich S et al：The effect of high doses of calcium-channel blockers on survival in primary pulmonary hypertension. N Engl J Med 1992；**327**：76-81
4) Sitbon O et al：Long-term response to calcium channel blockers in idiopathic pulmonary arterial hypertension. Circulation 2005；**111**：3105-3111
5) Nagaya N et al：Effect of orally active prostacyclin analogue on survival of outpatients with primary pulmonary hypertension. J Am Coll Cardiol 1999；**34**：1188-1192
6) Barst RJ et al：Beraprost therapy for pulmonary arterial hypertension. J Am Coll Cardiol 2003；**41**：2119-2125
7) Kunieda T et al：Effects of long-acting beraprost sodium（TRK-100STP）in Japanese patients with pulmonary arterial hypertension. Int Heart J 2009；**50**：513-529
8) Sitbon O et al：Selexipag for the treatment of pulmonary arterial hypertension. N Engl J Med 2015；**373**：2522-2533
9) Simonneau G et al：Selexipag：an oral, selective prostacyclin receptor agonist for the treatment of pulmonary arterial hypertension. Eur Respir J 2012；**40**：874-880
10) McLaughlin VV et al：Survival with first-line bosentan in patients with primary pulmonary hypertension. Eur Respir J 2005；**25**：244-249
11) Galiè N et al：Treatment of patients with mildly symptomatic pulmonary arterial hypertension with bosentan（EARLY study）：a double-blind, randomised controlled trial. Lancet 2008；**371**：2093-2100
12) Channick RN et al：Effects of the dual endothelin-receptor antagonist bosentan in patients with pulmonary hypertension：a randomised placebo-controlled study. Lancet 2001；**358**：1119-1123
13) McGoon MD et al：Ambrisentan therapy in patients with pulmonary arterial hypertension who discontinued bosentan or sitaxsentan due to liver function test abnormalities. Chest 2009；**135**：122-129
14) Raghu G et al：Treatment of idiopathic pulmonary fibrosis with ambrisentan：a parallel, randomizeed trial. Ann Intern Med 2013；**158**：641-649
15) Galiè N et al：Ambrisentan for the treatment of pulmonary arterial hypertension：results of the ambrisentan in pulmonary arterial hypertension, randomized, double-blind, placebo-controlled, multicenter, efficacy（ARIES）study 1 and 2. Circulation 2008；**117**：3010-3019
16) Galiè N et al：Ambrisentan therapy for pulmonary arterial hypertension. J Am Coll Cardiol 2005；**46**：529-535
17) Oudiz RJ et al：Long-term ambrisentan therapy for the treatment of pulmonary arterial hypertension. J Am Coll Cardiol 2009；**54**：1971-1981
18) Galiè N et al：Initial Use of Ambrisentan plus Tadalafil in Pulmonary Arterial Hypertension. N Engl J Med 2015；**373**：834-844
19) Pulido T et al：Macitentan and morbidity and mortality in pulmonary arterial hypertension. N Engl J Med 2013；**369**：809-818
20) Galiè N et al：Sildenafil citrate therapy for pulmonary arterial hypertension. N Engl J Med 2005；**353**：2148-2157
21) Simonneau G et al：Addition of sildenafil to long-term intravenous epoprostenol therapy in patients with pulmonary arterial hypertension：a randomized trial. Ann Intern Med 2008；**149**：521-530
22) Ghofrani HA et al：Sildenafil for treatment of lung fibrosis and pulmonary hypertension：a randomised controlled trial. Lancet 2002；**360**：895-900
23) Galiè N et al：Tadalafil therapy for pulmonary arterial hypertension. Circulation 2009；**119**：2894-2903
24) Ghofrani HA et al：Riociguat for the treatment of pulmonary arterial hypertension. N Engl J Med 2013；**369**：330-340
25) Preston IR et al：Effect of Warfarin Treatment on Survival of Patients With Pulmonary Arterial Hypertension（PAH）in the Registry to Evaluate Early and Long-Term PAH Disease Management（REVEAL）. Circulation 2015；**132**：2403-2411
26) Ogawa A et al：Prednisolone inhibits proliferation of cultured pulmonary artery smooth muscle cells of

patients with idiopathic pulmonary arterial hypertension. Circulation 2005；**112**：1806-1812
27）Ryerson CJ et al：Pharmacotherapy in pulmonary arterial hypertension：a systematic review and meta-analysis. Respir Res 2010；**11**：12
28）Barst RJ et al：Survival in primary pulmonary hypertension with long-term continuous intravenous prostacyclin. Ann Intern Med 1994；**121**：409-415
29）McLaughlin VV, McGoon MD：Pulmonary arterial hypertension. Circulation 2006；**114**：1417-1431
30）Akagi S et al：Prevention of catheter-related infections using a closed hub system in patients with pulmonary arterial hypertension. Circ J 2007；**71**：559-564
31）Lang I et al：Efficacy of long-term subcutaneous treprostinil sodium therapy in pulmonary hypertension. Chest 2006；**129**：1636-1643
32）Skoro-Sajer N et al：Treprostinil for pulmonary hypertension. Vasc Health Risk Manag 2008；**4**：507-513
33）Rich JD：The effect of diluent pH on bloodstream infection rates in patients receiving IV treprostinil for pulmonary arterial hypertension. Chest 2012；**141**：36-42
34）大森庸子ほか：肺動脈性肺高血圧症に対するトレプロスチニル水溶性注射薬の臨床評価．Progress in Medicine 2014；**34**(2)；129-143
35）Skoro-Sajer N et al：Treprostinil for severe inoperable chronic thromboembolic pulmonary hypertension. J Thromb Haemost 2007；**5**：483-489
36）Akagi S et al：Marked hemodynamic improvements by high-dose epoprostenol therapy in patients with idiopathic pulmonary arterial hypertension. Circ J 2010；**74**：2200-2205

Column 3

肺胞出血への対処

　軽度の肺胞出血の対処については「V-3．薬物療法」で述べたが，喀血を伴うような大量の肺胞出血の場合には，より積極的な対処が必要となる．こういった場合には，まず止血が最優先である．気道内圧を高く保つだけでは出血源である動脈圧には抗しがたく，可能なら出血部位を同定して肺動脈または気管支動脈の塞栓を行う．しかし，長期間・高度の肺高血圧から喀血となっているようなケースの場合，単一の出血源ではないことが多く（図1A～C），この場合は，挿管して深鎮静で咳を抑えつつ，呼気終末陽圧（positive end expiratory pressure：PEEP）を10～14cmH$_2$Oの高圧とする．血小板減少がある場合には血小板輸血を行いつつ，新鮮凍結血漿4～10単位も投与する．これでも止血できない場合には，分離換気用の挿管チューブに入れ替え，出血側肺の換気はあきらめて20cmH$_2$O程度の陽圧だけかけておき，健側のみで換気を行う．大量カテコラミン併用によっても血圧や酸素化が維持できない場合，経皮的心肺補助装置（PCPS）も使用する．1～2日ほどして止血が得られれば，通常のチューブに入れ替え，気管支鏡を用いて健側に垂れ込んでいる凝血塊の吸引を行うが，出血側の凝血塊は無理に取り除こうとすると再出血の危険があるので吸引しない．健側下の体位をとる時間を長くしつつ，できるだけSpO$_2$高値を保つ．3日目以降は去痰薬の静注を開始し，少し鎮静を浅くして咳により出血側の凝血塊の喀出を促す．4日目になると線溶が起こってきて凝血塊が取り除きやすくなってくるので，気管支鏡が届く範囲のものを極力取り除き，以後は腹臥位も含めて大きく体位変換を行い，RTXも併用し貯留していた分泌物を取り除く（図1D, E）．このころから酸素化が改善してくるので，PCPS・呼吸器のウィーニングを開始する．感染予防のため最初から広域をカバーできる抗菌薬を投与しておくことも重要で，挿管後できるだけ早期にEDチューブを挿入して経管栄養を開始すること，出血側の凝血塊が取り除け次第呼吸リハビリテーションの介入を開始することと併せて，事後の回復を早めることにつながる．

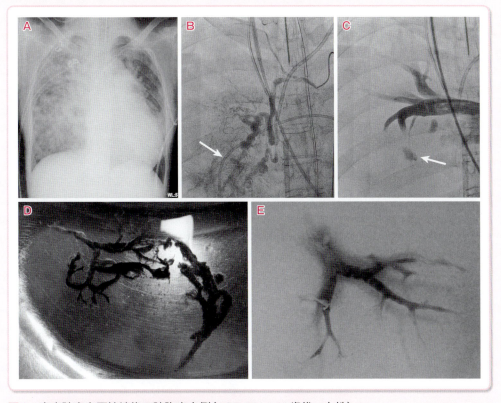

図1 高度肺高血圧持続後の肺胞出血例(ASD PH,30歳代,女性)

A：出血直後の胸部X線．右中肺野中心に斑状影を認め，出血点はこの部分と考えられる．NPPV使用下でも喀血がコントロールできず，挿管のうえ14 cmH$_2$OのPEEPをかけているが出血が持続するため，動脈塞栓が必要と判断した．

B：気管支動脈造影．拡張・蛇行した気管支動脈の末梢に，造影剤の漏出(矢印)を認める．しかし，気管支動脈の塞栓のみでは止血が得られなかったため，PCPS装着のうえ肺動脈造影を行った．

C：肺動脈造影．PCPS装着中のため，全体のフローは遅くなっているが，中葉枝末梢に造影剤の漏出(矢印)を認める．

D：出血後4日目に気管支鏡を用いて取り除いた凝血塊．

E：凝血塊を水に浸しておくと，気管支分枝の鋳型となって樹枝状を呈していることがよくわかる．

Column 4

PCPS使用時の合併症対策

　通常の経皮的心肺補助装置(percutaneous cardiopulmonary support：PCPS)管理のリスクとして，出血・感染・溶血・血栓などがあるが，肺高血圧症におけるPCPS管理において，肺胞出血はしばしば致命的となり治療の継続を困難とする．当院では肺高血圧症におけるPCPSを数多く経験してきたが，当初は，決して納得のいく内容ではなく，出血・感染症など合併症のため症例を失ってきた．

　このように致命的となりうる肺胞出血をPCPS導入時にすでに合併している場合も多く，これを最小限に抑え込むための対処として，当院ではプライミングは生理食塩水のみで抗凝固薬を使用していない．これにより，体外循環開始時の過度の活性化凝固時間(activated coagulation time：ACT)延長を防いでいる．さらに，PCPS維持の際の抗凝固薬としてナファモスタットメシル酸塩を使用し，20 mg/hrより開始し，ACT 150〜180秒となるように適宜投与量を調節している．投与は脱血側回路より行うが，PCPSの脱血側回路は陰圧が強く，シリンジ交換時のエア吸入や過剰注入などの危険を伴う．そこで当院では，送血側回路と脱血側回路をバイパスし，送血側回路に近い陽圧の場所よりナファモスタットメシル酸塩を投与することにより安全性を高めている(図1)．抗凝固薬の調節のみでは，出血を抑制できない場合，PCPSの補助流量を心係数で2.2〜2.4 L/min/m^{2}程度の高流量として，できるだけ肺血流を減らしている．

　また，PCPSは定常流であるため，導入期間が長期間に及ぶと，しばしば腎機能悪化をきたす．このような場合にもバイパス回路を設置して，人工透析を行っている．これにより，新たにブラッドアクセスを挿入する必要がなくなる．さらに，耐久性の高い遠心ポンプの使用により回路交換回数を減らし，合併症回避に努めてきた．

　このように，様々な工夫をしてきたことにより，最近5年間では，20症例中13症例においてPCPSを離脱することが可能となった．

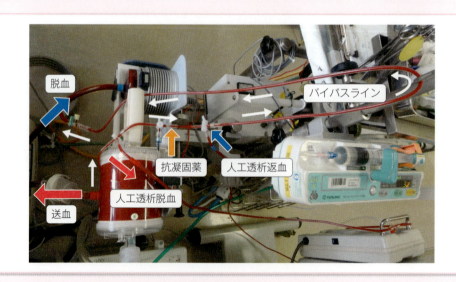

図1

Topics

新規開発中の治療薬

❶ NS-304(Selexipag)

　セレキシパグは経口投与可能なプロスタサイクリン受容体(IP)アゴニストである．本剤の活性代謝物であるMRE-269は血中半減期が長く，また高いIP選択性を有している．本剤は2016年9月にPAHの治療薬として承認されたが，CTEPHを対象とした第Ⅱ相臨床試験によって安全性が確認されたことから，厚生労働省よりCTEPHの効能・効果に対する希少疾病用医薬品の指定を受け，2016年6月より国内第Ⅲ相臨床試験が実施されている．

❷ Nrf2活性化薬(bardoxolone methyl)

　バルドキソロン(Bardoxolone)メチルはNrf2経路を標的とし，細胞内の抗酸化物質および抗炎症メディエーターを増加させる遺伝子の転写を制御する薬剤である．実験的には，Nrf2経路の活性化が，ミトコンドリア内のエネルギー産生を促進する複数の遺伝子を調節することも示唆されている．つまり，これまでのPAH治療薬における血管拡張作用とは異なり，バルドキソロンメチルはPAHにおける炎症とミトコンドリア機能障害を標的とする薬剤である．2015年までに，既存の経口PAH治療薬による治療を受けているPAHを対象とした第Ⅱ相臨床試験が米国で終了し，16週後の6分間歩行距離の有意な延長が認められ，安全性に関してもプラセボと差がないことが確認された．さらに，6分間歩行距離の改善は膠原病性PAHにおいて顕著であることが明らかとなった．この結果を受け，既存の経口PAH治療薬による治療を受けている膠原病性PAHを対象とした，国際共同第Ⅲ相臨床試験が日本でも2016年より開始されている．

❸ その他開発中の薬剤

a) エラスターゼ阻害薬

　Elafin(tiprelestat)やBAY85-8501があり，PAHを対象とした第Ⅱ相臨床試験が実施されている．

b) 細胞治療

　Pluristem's placental expanded(PLX-PAD)細胞の静脈投与の第Ⅰ相臨床試験が，オーストラリアで2014年に実施されている．

c) その他

　実験レベルはあるが，FK506，mTOR inhibitor(Sirolimus)，dual mTOR complex1/2 inhibitor，sphingosine kinase-1 inhibitor，thromboxane receptor antagonist(CPI-211)などが，PAH治療薬の候補として検討されている．

Column 5

チーム医療：集中治療時

　肺高血圧症の患者は，早期から適切な治療を受けなければ重篤化し，また，治療そのものにより，危機的な状況に陥ることもある．

　肺高血圧症患者のPCPSなどのME機器を駆使した呼吸循環管理においては，肺出血をコントロールしながら，適切な抗凝固療法を行うこと，換気血流比の不均衡を是正すること，肺炎を主とした感染防止対策を講じること，超急性期より退院後の自己管理を見据えた早期リハビリテーションをすすめることなど多くの難題を抱えることとなる．岡山医療センターCCUにおいては，臨床工学技士，歯科衛生士，薬剤師，理学療法士，栄養士など多職種の専門的介入により，全身管理を行っている(図1A)．その結果，肺出血を踏まえた抗凝固療法，CCU入室当日からの早期経腸栄養，人工呼吸器関連肺炎予防のための口腔管理(図1B)，体位ドレナージおよび換気血流比改善を目的とした腹臥位療法(図1C, D)などの管理が確立できた．

　多職種協働の意義は，患者を多角的に捉え，最も効果的なケアの検討と実践を可能とし，それが医療の質と安全性の向上につながることである．それぞれの専門性を最大限に発揮するためには，個々が相互の価値観を受け入れる柔軟性を持ち，円滑なコミュニケーションを図ることが必要である．治療方針を十分に理解したうえで，常にベッドサイドで患者の刻々とした変化を観察する看護師が，医療チームのなかでイニシアチブを発揮してタイムリーに最善のケアを選択・実践することが重要であると考えている．チーム医療がもたらした成果をフィードバックすることで，それぞれのメディカルスタッフの自己効力感を高め，モチベーションの向上などの相乗効果を生むことも重要である．

　不確実性の高い急性期において，緊張や難題に直面しながらも進化し続けていくためには，多職種からなるメディカルスタッフが常にプロフェッショナルとしてのスキルを磨きながら，互いに連携・補完し合い，協働していくことが不可欠である．

3 薬物療法

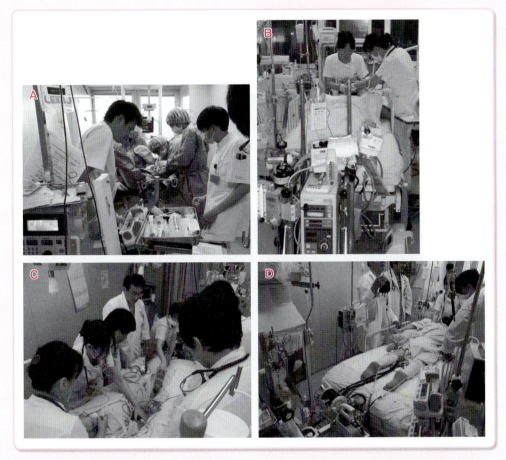

図1
A：医師，臨床工学技士，看護師にて，PCPS回路交換を安全に循環停止時間をできるだけ短くして実施する．
B：歯科衛生士，看護師にて口腔ケアを行い，人工呼吸器関連性肺炎を予防する．
C, D：医師，看護師，臨床工学技士，理学療法士の協働により，人工呼吸器，PCPS，CHDF装着中の患者に腹臥位療法を行い，酸素化を改善する．

Column 6

チーム医療：在宅治療時

● エポプロステノール持続静注療法患者の在宅に向けての支援

1) 教育

　エポプロステノール持続静注療法を在宅で継続していくには，患者教育が必須である．

　当院では，患者教育を円滑に行うために，様々なデバイスを作製してきた．現在は，約3週間の入院期間中に，在宅で必要な知識・技術を習得できるように，パンフレット・DVD・チェックリストなどを用いて指導を行っている．

　高齢または低年齢のため，患者だけでは自己管理が難しいケースが増えてきている．そのため，患者個々に合った指導方法を検討するだけではなく，キーパーソンとなる家族や，学校，在宅訪問看護などの社会資源を活用することも在宅継続療養には必要である．

　また，当治療は，指導する側も経験する機会が少ないため，スタッフへの継続的な教育・指導も重要である．

2) 感染管理

　在宅で治療を継続するにあたり，Hickmanカテーテルの感染予防は最も重要である．トンネル感染予防には，Hickmanカテーテル挿入部の適切な消毒・洗浄，また薬液ルートの固定も，挿入部の刺激除去のためには必要である．血流感染予防には，薬液溶解や更新時の清潔操作を徹底する必要がある．

　当院では，2013年に完全閉鎖型ポンプ（CAP-10，ニプロ株式会社，図1）と専用の薬液ルート（図2）の使用を開始した．薬液ルートは薬液バックからHickmanカテーテルまでが一体化され，ポンプも充電式で軽量化している．同ポンプ使用開始後，血流感染は激減しており，薬液ルートの閉鎖化は功を奏している．

3) 退院後の支援

　当院では，24時間365日，電話・メールでの相談を受け付けている．新規導入直後は，特に不安なことや心配なことも多く，患者・家族にとっていつでも気軽に相談できるという安心感が必要である．

　また，2014年度より病棟看護師による，外来支援も開始した．看護師による面談を行うことで，医師には聞きにくいことも相談できると好評を得ている．退院後も継続した看護・支援が行える体制が必要である．

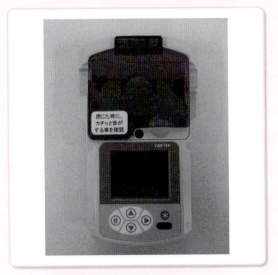

図1　完全閉鎖型CAP-10ポンプ

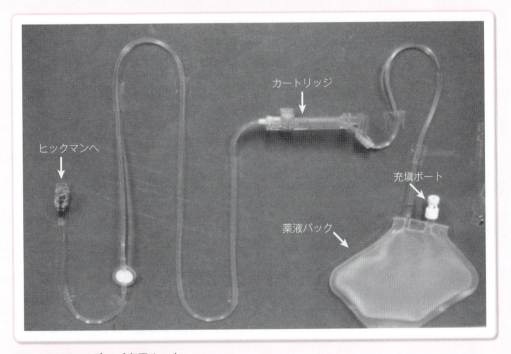

図2　CAP-10ポンプ専用ルート

4 リハビリテーション

　肺高血圧症（PH）に対する近年の目覚ましい治療の進歩は，PH患者の循環動態や生命予後を改善させてきた．しかし，残存する息切れや易疲労感により，運動耐容能や生活の質（quality of life；QOL）の向上はいまだ十分とは言い難い．そうしたなか，従来は禁忌とされていたPH患者に対するリハビリテーションが付加療法（add-on therapy）として認識され，ここ数年，その有効性についての報告が相次いでいる．これを受けて，2013年の第5回肺高血圧症ワールドシンポジウムでは，支持療法の中で監視下型運動療法が推奨度Ⅰに位置づけられ，さらに普及が加速すると思われる[1]．

a　リハビリテーションの有効性

1）運動耐容能低下の要因とリハビリテーションの役割

　PHでは，肺循環障害により呼吸・循環機能低下をきたしているが，リハビリテーションの観点からは，末梢臓器において必要な酸素需要が確保できないためにさらに代謝機能も低下し，身体的・精神的機能障害が生じた病態と考えられる．運動時に必要なエネルギーは，骨格筋において主に有酸素代謝により生産されており，PH患者では，この代謝に必要な酸素が空気中から摂取されてミトコンドリアで消費されるまでの様々な因子，つまり，肺，心臓の中枢因子だけでなく末梢因子の機能障害も生じ，運動耐容能の低下をきたしている（図1）．

　中枢機能を改善させるのが薬物治療や肺動脈血栓内膜除去術，balloon pulmonary angioplastyなどであるのに対し，末梢因子に作用し機能障害の回復を目指す包括的プログラムがPH患者におけるリハビリテーションである．

2）リハビリテーションの有効性

　2006年，PH患者に対する初の無作為化比較試験がCirculationに報告され注目を浴びた[2]．PH特異的治療薬などにより病態が安定している15名のPH患者に対して，内科的治療を変更することなく，運動療法，呼吸訓練，栄養指導，心理カウンセリングを15週間実施したところ，6分間歩行距離や心肺運動負荷試験における最大負荷量，最高酸素摂取量，無酸素性代謝閾値が運動非実施群に比べ有意に改善し，その効果は心不全（CHF）患者や呼吸器疾患患者とほぼ同等であったことが示された．さらに，実施群では身体機能面だけでなく精神機能面のQOLスコアの有意な上昇もきたしている．そしてその後もほとんどが小規模のものではあるものの，同様に身体的および精神的機能の改善効果が相次いで報告された．2012年に発表されたコホート研究では，6分間歩行距離の改善は肺高血圧症の成因に左右されなかったことも示されている[3]．

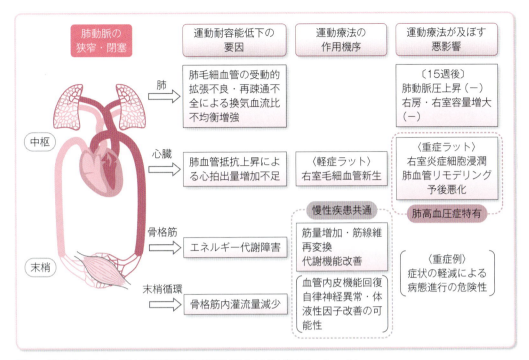

図1　肺高血圧症における運動時の病態生理とリハビリテーション
肺高血圧症では，運動時の中枢および末梢の様々な機能障害により運動耐容能が低下していると考えられる．運動が末梢さらには肺高血圧症に特有の中枢因子へ及ぼす影響を理解しておくことは，有効性だけでなく安全性を高めることにつながる．

3) リハビリテーション（運動療法）の作用機序（図1）

前述の無作為化比較試験では，運動療法実施群において15週後の安静時および運動時の心係数には変化を認めていない[2]．これは，運動耐容能の増加に中枢機能ではなく末梢機能の改善が寄与したことを示唆するものであり，その作用機序については，CHFや呼吸器疾患の患者における知見を基に近年解明が進んでいる．

a) 骨格筋に対する作用

CHF患者では，骨格筋での代謝障害の改善が運動療法による運動耐容能増加の主要機序と考えられている．PH患者においても，骨格筋内の慢性的な低灌流や長期の身体活動低下により，骨格筋における筋量の減少，筋線維の変換，毛細血管密度の減少，酸化酵素活性の低下が生じていること，運動療法によりこれらが改善し，筋持久力の増加と相関することが明らかとなっている[4,5]．

b) 末梢循環に対する作用

運動時の骨格筋内灌流量の増加は，主に末梢血管の緊張が減少し血管が拡張することによるものであり，血管内皮細胞などによる内因性および自律神経系や体液性因子などによる外因性調節が重要な役割を果たしている．PH患者では血管内皮機能障害が報告されており，運動療法は血管刺激により内皮依存性血管拡張反応を改善させ，骨格筋での代謝改善に寄与する可能性がある[6]．

b　リハビリテーションの安全性

　前述のコホート研究では，運動療法中における有害事象の発生率は，失神と失神前状態で4.4％，上室頻拍や血痰を含めると6％であったと報告されている．安静時の肺循環動態がいまだ改善されていなければもちろんのこと，たとえ治療により正常化していても，肺循環の予備能力の改善にまでは至っていなければ運動時の肺循環応答不全が生じる．さらに，その重症度は自覚症状と必ずしも一致しないことにも注意を要する．若年者や身体活動量が多い症例においては，骨格筋での代謝能力の関与が大きいと考えられ，リハビリテーション中のバイタルサインを十分監視・評価しなくてはならない．

　そして，運動療法が中枢因子へ及ぼす影響を理解しておくことも重要である（図1）．中等度の運動は循環動態が安定しているPHモデルラットの運動持久力を改善させ右室心筋の毛細血管を増殖させたものの，PHが重症化した後では運動持久力の低下，右室の炎症細胞浸潤や肺動脈のリモデリングが生じ，予後を悪化させたことが示されている[7]．PH患者では，肺循環応答不全や低酸素性肺血管攣縮により運動時に肺血管抵抗が増加し，肺動脈圧が著しく上昇するとされており，当院の検討では，安静時の平均肺動脈圧が高いほど運動時の上昇が加速され，高値に達することが明らかとなっている[8]．これは，重症例ほど運動中の右心負荷が増大する可能性を示唆するものである．

　さらに，運動療法による末梢機能の改善は，重症例においてはむしろ病態の進行を招くおそれがあることにも注意が必要である．代謝機能の改善により一過性に自覚症状が軽減するため負荷量を増加させると，右心不全が増悪する危険性が生じる．運動療法が作用するのは肺血管病変ではないことを念頭に置いて，過剰とならないように負荷量を設定することが必要である．

c　当院における取り組み

　PH患者におけるリハビリテーションの明確なガイドラインはいまだないが，運動耐容能を改善させる本来の意味での運動療法の実施は，内科・外科的治療により肺循環動態がほぼ正常化，安定していることが大前提である．しかし，肺循環動態は正常化していなくても，治療により改善が認められつつあれば，プログラムを早期からadd-onすることは身体的・精神的機能障害の改善につながることも事実である．そこで当院では，中止基準を設けるとともに，低酸素血症や肺動脈圧の上昇を最小限にとどめる負荷様式により安全性を高めている．

　リハビリテーションを開始するにあたっては，まず患者の病態を評価しその適応や開始時期を主治医と慎重に判断する．禁忌はCHFにおけるものに準じているが，肺胞出血，甲状腺機能亢進症やHickmanカテーテル感染の急性期も禁忌としている[9]（表1）．そして適応と判断すれば，循環動態，呼吸機能，合併症だけでなく，6分間歩行試験における運動耐容能・呼吸循環応答などを含めた総合的な評価をもとに慎重に介入していく．

1）リハビリテーションの適応基準と中止基準（表2）

　CHFにおけるものを参照し，当院で作成した中止基準を表2に示す[9]．リハビリテーション中の有害事象としては，低酸素血症による意識レベルの低下，失神，胸痛，右心負荷増大による不整脈などが考えられるため，血圧，心電図，酸素化のモニタリングが必要である．

表1　岡山医療センターにおける肺高血圧症患者のリハビリテーションの禁忌

- 昇圧薬にても血圧維持困難
- 肺水腫進行期
- 重篤な不整脈の合併
- 重篤な肝・腎機能障害の合併
- 活動性の炎症性疾患合併，発熱または急性の感染症合併（カテーテル感染を含む）
- 運動が禁忌となるような整形外科的疾患の合併
- 肺胞出血による鮮色血痰喀出時
- 甲状腺機能亢進症の急性期

表2　岡山医療センターにおける肺高血圧症患者のリハビリテーション中止基準

- 自覚症状；開始前の倦怠感，
  　　　　　実施中Borgスケール15（きつい）以上の呼吸困難感，胸痛
- 他覚的所見；実施中ふらつきやチアノーゼ
- 心拍数；開始前100（～110）bpm以上，実施中120（～130）bpm以上
- 血圧；開始前収縮期血圧が74 mmHg以下，実施中10 mmHg以上の低下，
  　　　開始前160 mmHg以上
- SpO_2；開始前94％以下，実施中87％以下
- 不整脈；上室性および心室性不整脈の有意な増加
- 合併症；右心不全悪化，肺胞出血，筋肉痛など

2) リハビリテーションプログラム

PH患者では，右心不全と呼吸不全の病態を有しているため，リハビリテーションではその両面へのアプローチが必要と考えられる．当院のプログラムは，①コンディショニング，②全身持久力運動，③筋力トレーニング，④ADL（activity of daily life；日常生活活動）訓練，⑤教育・指導，の5つの要素から構成しており，層別化した重症度に応じてそれらを配分している（図2）．

a) コンディショニング

呼吸理学療法の概念を取り入れ，呼吸仕事量の減少，胸郭可動域の改善，身体的・精神的緊張のリラックスなどにより息切れを軽減し，動作を効率的に行うことが目的である．重症例ほどコンディショニングが主体となり，人工呼吸器装着時では呼吸補助筋マッサージや呼吸介助から開始する．PH患者の多くにみられる浅く速い呼吸は，換気血流比不均衡を増悪させ低酸素血症を助長させるおそれがあるため，深くゆっくりとした規則正しい呼吸様式へ修正し，運動療法開始前に習得しておくことが必須である．呼吸筋ストレッチ体操や呼吸訓練は病態が改善したあとも継続するよう指導している．

b) 筋力トレーニング

重症例における早期離床には，自律神経活性の安定化と骨格筋ポンプ作用の改善を目的とした下肢筋力トレーニングから開始する．Valsalva現象に注意しながら，臥床にて自重や0.25 kgの軽い重錘から開始すれば安全に実施可能である．離床後のADL動作における負担軽減には，上肢のトレーニングの併用が有効である．下肢筋力は最大運動能力の有力な規定因子であることが示されており，筋力トレーニングの継続により運動耐容能のさらなる増加が期待できる[4]．

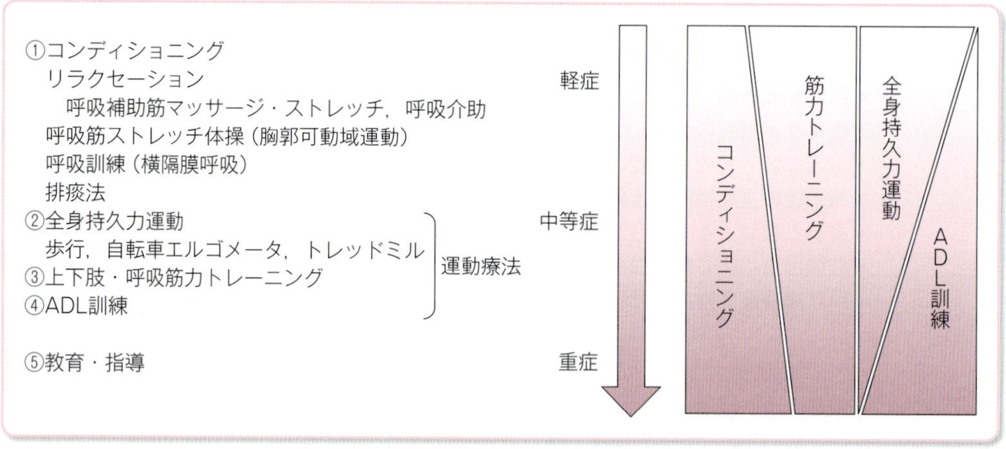
①コンディショニング
リラクセーション
呼吸補助筋マッサージ・ストレッチ，呼吸介助
呼吸筋ストレッチ体操（胸郭可動域運動）
呼吸訓練（横隔膜呼吸）
排痰法
②全身持久力運動
歩行，自転車エルゴメータ，トレッドミル
③上下肢・呼吸筋力トレーニング
④ADL訓練
運動療法
⑤教育・指導
軽症
中等症
重症
コンディショニング
筋力トレーニング
全身持久力運動
ADL訓練

図2　岡山医療センターにおけるリハビリテーションプログラム

呼吸リハビリテーションにおける運動療法開始時のプログラム構成図を参照・改変して作成した[10]．構成要素を重症度に応じて配分することにより安全性を高めている．重症ではコンディショニング，ADL訓練が主体となるが，可能な範囲で低負荷からの筋力トレーニングを併用している．病態の改善に伴い全身持久力運動を開始し，徐々に負荷を増加させる．

c）全身持久力運動

ADLに直結する歩行訓練を短距離，低速度から開始し，過負荷による右心不全の出現に注意しながら，徐々に負荷量を増加させていく．その際，自覚症状とバイタルサインを患者とともに評価しながら決定することも大切である．自転車エルゴメータ運動は，酸素ボンベ移動の煩わしさがなく，患者の運動へのモチベーションがあがるため早期より開始している．低負荷設定が可能で，移乗や運動時の体勢が楽である半臥位型から導入し起立型へと移行する．数分間の運動と休息を交互に繰り返す反復トレーニングは，運動中の肺動脈圧上昇や低酸素血症を休息により回復させることができるため，安全性が高いトレーニング様式と考えられる．肺循環動態がほぼ正常化すれば心肺運動負荷試験を実施し，それに基づいた運動処方を行っている．

d）ADL訓練

息切れを誘発しやすいADLに対し，環境の整備や具体的な動作方法を指導することにより負担を軽減させるのがADL訓練である．移動動作などの基本動作から開始し，家事，階段昇降，入浴などの負荷が強い応用動作へと移行していく．PH患者ではADLの途中で息切れが出現し始めると，呼吸が乱れ，休憩するどころか早く済ませてしまおうと動作を加速させてしまうことがしばしばみられる．低酸素血症を回避するためには呼吸方法や行動パターンを是正することが必要であり，酸素化を確認しながら訓練を行う．

e）指導・教育

集団教室や個々の重症度に応じた指導にも力を注いでいる．リハビリテーションを安全かつ有効に実施するためには，その意義や注意点を患者に一方的に提供するだけではなく，患者自身がそれらを理解したうえで行動変容が行える，つまり患者のアドヒアランスを向上させることが大切である．そのためには自己管理・コントロールする能力を高めるような教育が必要であり，それが獲得できれば退院後，右心不全の急性増悪防止さらには重症例における病態の進行抑制にもつながると考えられる．

● 文献

1) Galiè N et al：Updated treatment algorithm of pulmonary arterial hypertension. J Am Coll Cardiol 2013；**62**(25 Suppl)：D60-D72
2) Mereles D et al：Exercise and Respiratory Training Improve Exercise Capacity and Quality of Life in Patients With Severe Chronic Pulmonary Hypertension. Circulation 2006；**114**：1482-1489
3) Grünig E et al：Safety and efficacy of exercise training in various forms of pulmonary hypertension. Eur Respir J 2012；**40**：84-92
4) Mainguy V et al：Peripheral muscle dysfunction in idiopathic pulmonary arterial hypertension. Thorax 2010；**65**：113-117
5) De Man FS et al：Effects of exercise training in patients with idiopathic pulmonary arterial hypertension. Eur Respir J 2009；**34**：669-675
6) Peled N et al：Peripheral endothelial dysfunction in patients with pulmonary arterial hypertension. Respir Med 2008；**102**：1791-1796
7) Handoko ML et al：Opposite effects of training in rats with stable and progressive pulmonary hypertension. Circulation 2009；**120**：42-49
8) 西﨑真里，松原広己：肺高血圧症に対する心肺運動負荷試験と心臓リハビリテーションにおける注意点．心臓リハビリテーション Now．包括的リハビリテーションと疾患管理プログラムを識る．Heart View 2014；**18**(5)：14-21
9) Working Group on Cardiac Rehabilitation & Exercise Physiology and Working Group on Heart Failure of the European Society of Cardiology. Recommendations for exercise training in chronic heart failure patients Working Group on Cardiac Rehabilitation & Exercise Physiology and Working Group on Heart Failure of the European Society of Cardiology. Eur Hear J 2001；**22**：125-135
10) 日本呼吸ケア・リハビリテーション学会呼吸リハビリテーション委員会ほか(編)：呼吸リハビリテーションマニュアル―運動療法．照林社，東京，2007

5 肺移植

　肺動脈性肺高血圧症（PAH）全患者の救命，さらにはQuality of Life向上をより確実なものにするために，肺移植はその治療プロセスにおいて常に重要な選択肢のひとつである．しかしPAH患者が具体的にどの病状に達した段階で肺移植を真剣に考慮するかについて，各臨床家の判断が一定している状況にあるとはいえない．World Symposium on Pulmonary Hypertensionにて5年ごとに新たな治療アルゴリズムが提唱されているが，近年次々と開発される新規治療薬によりその内容は複雑化している[1]．治療薬の選択，それぞれの治療効果判定（"Goal"達成の評価）と次の治療ステップ（特に肺移植実施）への移行判断について，実際のところは症例に応じて難しい判断を余儀なくされているのが現状である．本項では，PAHに対する肺移植の成績を向上させるための治療コンセプト，移植医が考える肺移植の至適検討時期について，治療成績や診療の現状と併せて概説する．

a 生存成績に関する国際統計をどう解釈すべきか

　国際心肺移植学会のregistry reportによると，肺移植の5年生存率はいまだ約50％（国際統計）にとどまり，さらに疾患別の予後調査でPAHに対する肺移植成績は他疾患と比較して不良であるとされている[2]．これに加え2000年代以降各種薬物療法による治療成績の向上もあり，肺移植は薬物治療抵抗例に対するあくまで最終手段と認識されてきた．しかし一方で，生存曲線に注目するとPAHの肺移植死亡例は移植後急性期（3ヵ月以内）に集中しており，逆に1年生存者の長期予後は極めて良好である（図1）．これは特に移植後急性期さえ乗り切ればPAH患

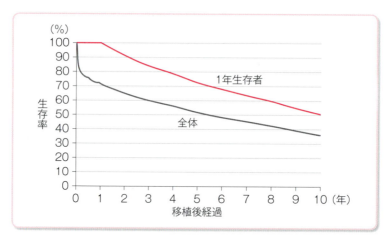

図1　PAHに対する肺移植後生存曲線（国際統計）
死亡例は移植後超急性期に集中している一方，1年生存者の生存率は良好である．
（ISHLT registry report 2014）

者が移植から得られる利益が大きいことを示唆している．すなわち本疾患に対する肺移植成績を劇的に向上させるうえでキーとなるのは，手術および移植後急性期管理を可及的に安全な条件下で正しい治療コンセプトに従って実施することにあるといえる．

b 肺移植におけるPAH特有のDisadvantage

　PAH患者が移植から最大限の利益を得るべく移植成績を向上させるためには，まず本疾患特有の問題点を俯瞰的に把握する必要がある．PAH患者に肺移植を実施するにあたってのリスクを図2に示した．長期罹患者では移植手術の際に剝離操作を行う肺門縦隔に心臓から肺への側副血行路が発達している．プロスタノイドなど各種血管拡張薬の長期使用はこのような脆弱で止血操作が困難な新生血管の増生を助長し，さらに通常血小板減少をきたす．また循環が不安定なため，手術開始早期に人工心肺が開始され，結果的により長時間の体外循環下に置かれることが多い．このためPAH患者は移植手術での出血のリスクが他疾患の患者よりはるかに高い．出血量が多くなれば当然術中より負荷される輸液，輸血量は多くなる．これは再灌流後の移植肺の肺水腫を増悪させる．PAH肺移植後の死因として最も多いとされる早期移植肺機能不全（primary graft dysfunction：PGD）は[3]，再灌流後72時間以内に生じる炎症と血管透過性亢進による一過性のグラフト肺機能不全で一般的に虚血再灌流障害など多因性であるといわれている．しかし本疾患における致死的PGDではほとんどの場合，特に術中出血量の多さに端を発した不可避な輸液負荷が重大な増悪因子となっている．また，移植直後から投与される免疫抑制のキードラッグであるカルシニューリン阻害薬が腎毒性を有することに加え，PAH患者はそもそも移植前より循環不全に伴う低腎機能をきたしていることが多い．さらに

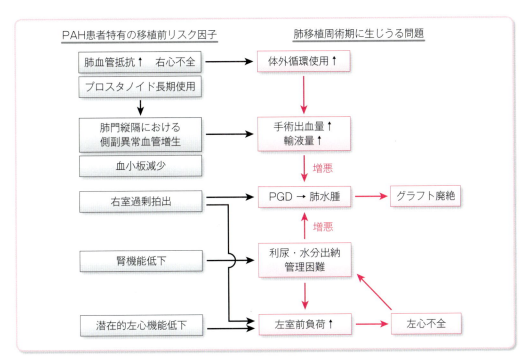

図2　PAHに対する肺移植手術実施にあたっての問題点

移植前の長期にわたる低前負荷状態により潜在的に左心機能は低下しており，肺移植により突然肺血管抵抗が下がることで前負荷が増大すると通常左心不全が移植直後から顕在化する．これらの理由で肺水腫改善のための積極的な利尿によるドライアウトが困難となる．以上のリスク因子への対応が不十分でPGD発症時に肺水腫を最小限に抑制することができなければ最悪の場合はグラフト廃絶に至ることになる．これが急性期死亡例に頻発するシナリオである．

C 移植後急性期を乗り切る治療戦略

前項のPAH患者に特異的なリスクを正しく認識した上で，それぞれの問題に対する対策を講ずれば急性期管理をより確実に行うことが可能となり，ひいては長期生存成績の向上にもつながる．岡山大学肺移植チームでの管理の要点を以下に述べる．

1) 出血

出血量増とそれに伴う輸液は最大かつ慎重な対応により制御可能なPGDの増悪因子であり，これを最小限とするため以下の3点が重要である．

①移植前の高用量のエポプロステノール使用は重度の血小板減少をきたすことが多く，酸素吸入，水分管理についての十分な患者教育，他剤の投薬調整により可能であれば減量を試みる．

②手術に際してはextracorporeal membrane oxygenation（ECMO）を含めた人工心肺の使用時間は最短とする．麻酔導入から開胸，肺門剝離操作終了に至るまで緊急時にいつでも開始できる準備を行ったうえで極力人工心肺は使用しない．吻合操作中人工心肺下に置いたあとも，再灌流後は極力手術室での離脱を試みる．確かに術中人工心肺離脱困難例での移植後ECMOはときとして回避できない場合があり，またECMOによるHigh grade PGDの管理技術は向上している．しかし，凝固障害や腎機能障害などECMOの弊害を重く捉えるべきで，可能であれば使用を回避することを基本とすべきである．PGDの管理の原則はあくまで肺水腫状態からの速やかなドライアウトであり，ECMOの使用による出血の遷延や腎機能障害はドライサイドでの管理を困難にさせる．当院で2010年以後に肺移植を施行した62例では，肺移植後の在院死がゼロであるが，そのうち周術期にECMOを導入したのはわずかに2例のみである．

③肺門縦隔剝離の際に発達した側副血管を処理する場合，電気メスはもとよりパワーデバイスのシーリング能力を過信すべきではない．このような新生血管はそもそも血管壁の構造が脆弱であるうえに腔内は動脈圧である．凝固のみでの処理で一度止血されたようでも多くは再出血をきたし手術後半での止血は難渋を極める．われわれは肺門結合組織の剝離の際，サージカルクリップを多用している．クリップによる物理的処理が抗凝固下での異常血管処理において最も確実な止血法である（図3）．

2) 心機能

肺移植前後では特に左心の前負荷に関する環境が大きく変化する．前述のように移植前は一見エコー上駆出率がよくても，移植後肺血管抵抗が正常化することで前負荷が急激に増大することから，ほぼ全例である程度の左心不全が顕在化する[4]．これを踏まえて以下の点に留意すべきである．

①移植後は長期のカテコラミンサポートが必要となることが多いため，移植直前のカテコラミン使用は控える．移植前は厳重な水分・塩分摂取管理などによりカテコラミンが不要なコン

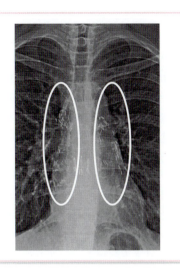

図3 無数のクリップによる肺門縦隔側副血管処理
肺門および縦隔結合組織内の異常血管を丁寧にクリッピングすることでより確実な止血を得ることができ，出血量の低減につながる．

ディションに調整しておくことが重要である．

②移植直後の左心機能が不安定な段階での人工呼吸器からの無理な離脱を控える．またBNPや心エコー所見の経時的変化を確認しながら，リハビリのステップアップも慎重に行う．

③移植前からの高度の右室壁肥厚により右室流出路狭窄を呈することがある．亜急性期には，過度の利尿と脱水による右室内腔狭小化に注意する．

3）腎機能

低腎機能は肺移植後の明らかな予後不良因子とされており[5]，本邦の肺移植レシピエント適応基準（肺・心肺移植関連学会協議会）においては24時間CCr＜50 mL/minは移植の除外条件とされている．低腎機能例では移植直後より利尿による移植肺のドライアウトが困難となりPGDの管理が困難となる．また免疫抑制薬，抗生剤などの薬物血中濃度管理が困難となり，拒絶反応および感染のリスクが高くなる．安全域が狭いPAH患者にとって腎機能の適切な管理は特に重要である．

①まず肺移植を治療の選択肢として残すためには，内科的治療中から腎機能の厳重な経過観察と腎保護を常に念頭に置いた投薬管理が必要である．

②手術での人工心肺時間を最小限とし，移植後のECMOの使用を極力避ける．

③腎毒性を有する免疫抑制薬（カルシニューリン阻害薬）の血中濃度を特に高くなりすぎないように注意する．ハイリスク症例に対しては導入療法としてバシリキシマブの併用を検討し，タクロリムストラフ値を8〜11 ng/mL程度を目標に管理する．当科では腸管吸収が不安定な超急性期から安定した血中濃度管理を達成するため，タクロリムスを静注で投与する工夫を行っている．

④除水目的の安易なCHDFの使用は長期的な腎保護の観点から行うべきではない．上記の腎保護に配慮した管理を行えば通常透析は不要であり，腎血流維持を最優先としながら周術期管理を行うことが急性期のみならず遠隔期の合併症回避のためにも最も重要な考え方である．なお当科ではカルペリチド（α型ヒト心房性ナトリウム利尿ポリペプチド製剤）を急性期にルーチンで使用している．

4）治療戦略の結果

岡山大学では以上を基本方針として本疾患については特に慎重な管理を行っている．2014年11月までに当院で実施した135例の肺移植のうち，特発性/家族性PAHは24例（観察期間中央値7年4ヵ月）であったが，その生存率は，1年96％，5年87％，10年70％と極めて良好であった．2007年以降PAHに対して実施した肺移植において術後1年以内の死亡例を経験しておらず，急性期死亡を回避できていることが良好な生存成績の主たる理由であると考えている．1年生存したほぼ全患者が通学や就職など社会復帰を果たしている．

d 肺移植実施までの過程

肺移植を受けるためには，肺移植認定施設での評価，各移植実施施設内肺移植適応検討会（院内倫理委員会）での承認，さらに脳死臓器提供を受けるためには中央肺移植適応検討委員会での承認，日本臓器移植ネットワークの待機患者リストへの登録，そして肺移植までの待機といったプロセスを踏む必要がある[6]．通常初回紹介より待機リスト登録完了までに3～6ヵ月，リスト上での待機期間は平均的に2～3年の期間をみておく必要がある．現在肺移植実施施設として認定されているのは，東北大学，獨協医科大学，東京大学，千葉大学，京都大学，大阪大学，岡山大学，福岡大学，長崎大学の9施設である．移植施設へ紹介時は表1の情報提供があると移植施設側が初動の段階で患者の状態を把握しやすい．

表1 移植施設への情報提供

- 病歴および診断名
- 血液型
- 身長，体重
- 現在のADL（ベッド上，自宅内，就労・通学可能など）
- 服薬状況
- 家族構成
- 以下の検査結果情報（経時的な変化のわかるものがあれば複数）
  1) 胸部X線
  2) 胸部・腹部CT
  3) 肺機能検査
  4) 血液ガス
  5) 喀痰培養・感受性検査
  6) 血液・尿一般検査
  7) 心エコー・心電図
  8) 病理学的検査（施行されていれば）
  9) 心臓カテーテル検査（施行されていれば）
- 3親等以内血縁者の年齢，血液型，身長（生体肺移植を考慮する場合）

e 肺移植適応評価

特発性/家族性，肺静脈閉塞症/肺毛細血管腫症（PVOD/PCH），先天性心疾患合併例，慢性血栓閉塞性などを含む肺高血圧疾患すべてが，他の治療にて改善を認めない場合，肺移植の対

表2 脳死肺移植レシピエントの適応基準（肺・心肺移植関連学会協議会）

一般的指針
1. 治療に反応しない慢性進行性肺疾患で，肺移植以外に患者の生命を救う有効な治療手段が他にない
2. 移植医療を行わなければ，残存余命が限定されると臨床医学的に判断される
3. レシピエントの年齢が，原則として，両肺移植の場合55歳未満，片肺移植の場合には60歳未満である（生体肺移植では各施設で設けた基準に従う）
4. 患者が精神的に安定しており，移植医療の必要性を認識し，これに対して積極的態度を示すとともに，家族および患者を取り巻く環境に充分な協力体制が期待できる
5. 移植手術後の定期的検査と，それに基づく免疫抑制療法の必要性を理解でき，心理学的・身体的に充分耐えられる

除外条件
1. 肺外に活動性の感染巣が存在する
2. 他の重要臓器に進行した不可逆性障害が存在する：悪性腫瘍，骨髄疾患，冠動脈疾患，高度胸郭変形症，筋・神経疾患，肝疾患，腎疾患
3. 極めて悪化した栄養状態
4. 最近まで喫煙していた症例
5. 極端な肥満
6. リハビリテーションが行えない，またはその能力が期待できない症例
7. 精神社会生活上に重要な障害の存在
8. アルコールを含む薬物依存症の存在
9. 本人および家族の理解と協力が得られない
10. 有効な治療法のない各種出血性疾患および凝固能異常
11. 胸膜に広範な癒着や瘢痕の存在 （ただし核移植施設の判断にゆだねられる）
12. HIV（human immunodeficiency virus）抗体陽性

象となりうる．日本における肺移植レシピエント適応基準および除外条件を**表2**に示す．内科的治療で今後改善が期待できない，肺以外に治療困難な疾患を有さない，術後管理を安全に実施できる最低限の身体的活動性を有する，患者本人の治療内容・自己管理に関する理解および家族の協力体制の存在などが要点である．

f 肺移植適応術式

　生体肺葉移植または脳死ドナーからの両肺移植，心肺同時移植を病状や患者背景に合わせて選択する．生体肺移植は，患者の病状の緊急度に合わせて待機期間を置くことなく実施が可能である利点があり，脳死臓器提供の少ない日本で待機期間を許容できない患者の救命のために行われている．しかし，本術式は健康な2人のドナーに肺葉切除を行うリスクを負わせてしまう倫理的問題と，何より移植されるグラフト肺の容量が少ないという問題がある．米国の大規模なデータベースを用いた検討により，PAHに対する肺移植においてはグラフトサイズが大きいほど結果がよいことがわかっている[7]．PAH患者がより安全な肺移植を受け，肺移植の利益を最大限に享受するためには，適時に移植登録を行い脳死ドナーから大きな全肺の提供を受けることが望ましい．片肺移植の有用性を示す報告も初期に認めたが[8]，現在PAH患者の脳死移植登録においては両肺移植が術式として選択され登録されている．ただし，脳死臓器提

供が受けられる可能性の低い体格の小さな小児患者においては，生体肺葉移植が唯一の移植実施手段となり，サイズの観点からも最適な選択肢となる．最後に心肺同時移植は複雑心奇形を伴うPAH，長期間のカテコラミン依存状態のPAHが対象になりうる．しかし，ほとんどのケースで両肺移植のみで移植後右心機能は回復する．著者らは，移植前急速に右心不全が悪化しショック（肺高血圧クリーゼ）に至ったPAH症例に対してECMOをbridgeとして生体肺移植を実施した症例を経験したが，移植直後から右心機能は許容可能な程度に回復し経過は良好であった[9]．これは重度の右心不全であっても肺移植のみで回復する可能性が十分あることを示唆している．臓器の有効利用の観点からもPAHには肺移植のみでの対応をまず検討するのが妥当である．

g 移植医が考える至適肺移植検討時期

　移植から得る利益を最大化させるための移植時管理の要点を述べたが，そもそもPAHに対する肺移植における最大のリスク回避策は前述のPAH独特のリスクが増大する前に肺移植を実施することである．内科的治療選択肢の拡大により治療不応例が移植施設に紹介され移植に至るまでの期間が長期化するジレンマが生じている．この間にエポプロステノール減量困難な重度の血小板減少（＜8万/μL）や腎機能低下を伴う状態に至ってはもはや肺移植を安全に実施することは困難となる．移植施設に紹介してから実際肺移植に至るまでに平均的に3年前後の時を要することを考慮して，内科治療不応例については冷静に正しくその不応性を見定め，肺移植の検討を早期に開始しなければならない．具体的には，WHO機能分類に関係なく経験のある施設にて設定したゴール達成を目標とした治療プランを実行した際に複数回の治療薬増量または追加を要する時点で移植施設への相談を並行して検討すべきである．この際，各治療レジメン開始後3〜6ヵ月で治療効果判定を確実に行うことは大前提である．PAH患者紹介時の移植適否の判断においては，表2の項目に加え特に血小板減少，腎機能低下の有無が問題になることが多いことに留意する．最後に両側脳死肺移植登録可能な年齢の上限は55歳未満である．そのためすべての内科治療中の患者に，55歳に至る前には一度肺移植の選択肢について説明を行う必要がある．

h 患者への情報提供

　2010年7月の改正臓器移植法施行に伴い臓器提供数は増加している．2011年以降脳死下臓器提供数は年間40件を超え，2013年には日本における年間脳死肺移植件数は40例まで増加している．また，PAHに対する肺移植の日本の施設全体の生存成績は5年78％，10年70％と国際統計と比較して良好である[10]．現在肺移植はPAH患者にとって十分現実的な治療となってきている．また患者は免疫抑制薬などの服薬を行う必要があるが，持続静注療法など煩雑で副作用の多い管理から解放される．施設によっては肺移植後管理や生存成績も年々向上しており，単なる救命目的のみではなく，優れたQOLの観点から肺移植の選択肢を提示できるレベルに達している．最適な時期に移植の判断を行うことが安全な急性期管理と生存率改善につながる一方，肺移植の現状はいまだ広く認知されているとはいえずPAH患者に適時に移植の必要性の理解を得ることが難しい場合が多い．早期からの患者への移植に関する十分な説明と現状に即した正しい情報提供がなされる必要がある．

● 文献

1) Galiè N et al：Updated Treatment Algorithm of Pulmonary Arterial Hypertension. J AmColl Cardiol 2013；**62**：D60-D72
2) The Registry for the International Society for Heart and Lung Transplantation：Adult Lung Transplantation Statistics 2014.（https://www.ishlt.org/registries/slides.asp?slides=heartLungRegistry）
3) Diamond JM et al：Lung Transplant Outcomes Group. Clinical risk factors for primary graft dysfunction after lung transplantation. Am J Respir Crit Care Med 2013；**187**：527-534
4) Verbelen T et al：Acute left ventricular failure after bilateral lung transplantation for idiopathic pulmonary arterial hypertension. J Thorac Cardiovasc Surg 2013；**145**：e7-e9
5) Osho A et al：Determining eligibility for lung transplantation：A nationwide assessment of the cutoff glomerular filtration rate. J Heart Lung Transplant 2014［Epub ahead of print］
6) 肺・心肺移植関連学会協議会：肺移植希望者（レシピエント）の登録および選択の手順（http://www2.idac.tohoku.ac.jp/dep/surg/shinpai/pg164.html）
7) Eberlein M et al：An oversized allograft is associated with improved survival after lung transplantation for idiopathic pulmonary arterial hypertension. J Heart Lung Transplant 2013；**32**：1172-1178
8) Gammie JS et al：Single-versus double-lung transplantation for pulmonary hypertension. J Thorac Cardiovasc Surg 1998；**115**：397-402
9) Miyoshi K et al：Extracorporeal membrane oxygenation bridging to living donor lobar lung transplantation. Ann Thorac Surg 2009；**88**：e56-e57
10) Sato M et al：Registry of the Japanese Society of Lung and Heart-Lung Transplantation：official Japanese lung transplantation report, 2014. Gen Thorac Cardiovasc Surg 2014；**62**：594-601

VI

慢性血栓塞栓性肺高血圧症の診療指針と実践

診断のポイントと注意点

a 診断の手順

慢性血栓塞栓性肺高血圧症（CTEPH）の診断では，労作時の息切れが重要であり，急性期の臨床症状を呈さない例も多い．労作時の息切れを呈する患者をみた場合，本症をはじめとする肺高血圧症を疑うことが最も重要である．診断の手順としては，急性例にみられる臨床症状（突然の呼吸困難，胸痛，失神）や下肢深部静脈血栓症（DVT）を疑わせる臨床症状（下肢の腫脹および疼痛）の既往（ともに50％程度），肺高血圧症を示唆する聴診所見の異常（Ⅱ音肺動脈成分の亢進，第Ⅳ音，肺動脈弁弁口部の拡張期雑音，三尖弁弁口部の収縮期雑音）および肺野の血管性雑音を参考に，胸部X線上肺野に所見が乏しい患者では，動脈血液ガス分析や経皮酸素飽和度（SpO_2）を調べる必要がある．一般に肺高血圧症患者では，過換気によって，安静時SpO_2低下がみられない場合もあるが，運動時のSpO_2の低下が顕著であることから，診察室周囲などを歩行させて，SpO_2をみることも診断の手がかりとなる．心電図，心エコー図検査，呼吸機能検査で他の心肺疾患の鑑別を行うと同時に右室拡大や右室肥大など右心負荷の存在を確認する．さらにPAHとの鑑別には，肺血流シンチグラフィが有用で，血流シンチグラフィが正常の場合，本症は除外される[1]．確定診断には，肺動脈造影または造影CTにて後述する本症に特徴的所見が認められること[2]，および右心カテーテル検査で，肺動脈圧の上昇（安静時肺動脈平均圧が25 mmHg以上），ならびに肺動脈楔入圧（左房圧）が15 mmHg以下と正常であることが必要である[1,2]．

b 各種検査所見と注意点

1）血液・生化学所見

血液・生化学所見は，診断的価値が乏しい．右心不全から肝うっ血をきたすと，肝機能障害，D-dimer上昇がみられる場合もある．抗リン脂質抗体陽性が10〜20％．

2）動脈血液ガス分析，呼吸機能検査所見

$AaDO_2$が開大し，運動時SpO_2が低下することがポイントである．
動脈血液ガス分析では，PaO_2，$PaCO_2$ともに低下し，$AaDO_2$が開大する．肺梗塞や胸膜病変のため，軽度の拘束性換気障害もみられる．肺拡散能は軽度に低下する．運動時のSpO_2低下は顕著である．

3）胸部単純X線

胸部X線上，肺野に所見が乏しい．他に，心拡大，肺動脈の拡大，knuckle sign（肺門部に拡大した肺動脈影がみられる一方，末梢では急激な先細りとなる所見）（図1A）も認められる．

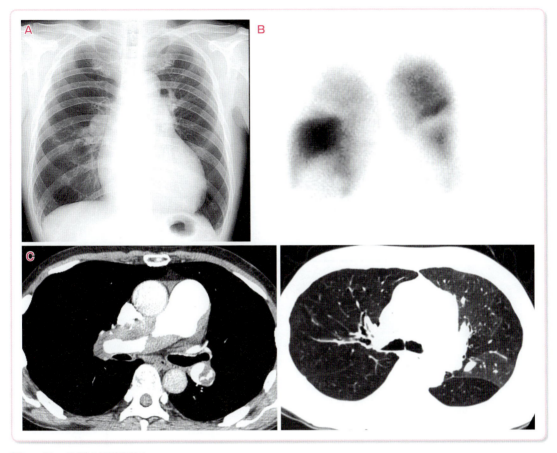

図1 同一症例の画像所見
A：胸部X線．右肺動脈の拡大と末梢肺動脈影の先細り(knuckle sign)と心拡大を認めるが，肺野に異常を認めない．
B：肺血流シンチグラフィ．多発肺血流欠損を認める．
C：CT．壁在血栓を認め，肺野条件ではモザイクパターンを認める．

ただし，血栓が主肺動脈を閉塞している場合，血栓側の肺動脈が拡大せず，対側のみ拡大する場合がある．Westermark sign(肺血管閉塞による局所の乏血所見)，胸膜病変や肺浸潤影(肺梗塞の合併による)などもみられる[3]．

4) 心電図

心電図が正常でも本症は否定できない．肺高血圧症の進展に伴い，右軸偏位や肺性P波，胸部誘導 V_1 から V_3 にかけての陰性T波，右室肥大所見(V_1 誘導でのR/S＞1，V_5 誘導でのR/S＜1など)がみられる．

5) 心エコー図

心エコー図上，右心負荷が肺高血圧症診断の手がかりである．右室拡大や肥大，心室中隔の左室側への圧排や奇異性運動がある．ドプラ法は，推定肺動脈圧の評価，左心疾患の否定やシャント性心疾患の診断にも有用である．

6）肺換気血流シンチグラフィ

　肺血流シンチグラフィが正常の場合，本症は除外される．肺換気シンチグラフィは正常で，肺血流シンチグラフィで区域枝以上のレベルの大きさの欠損を認める[1,2]．PAHでは，肺血流シンチグラフィが正常あるいはmottled likedで，区域性欠損を呈さない．COPDなどの換気障害型肺疾患では，換気欠損にマッチした血流欠損（低換気部位の肺血管攣縮のため）が認められるが（図2），これは必ずしも肺循環障害としての重症度を反映しない．

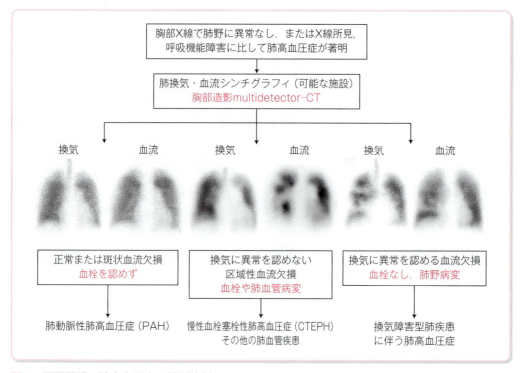

図2　原因不明の肺高血圧症の鑑別診断

7）胸部CT

　胸部造影CTでは壁在血栓を認め，肺動脈炎や肺動脈腫瘍，先天性肺血管疾患との鑑別に有用である．multidetector-CTでは区域枝までの血栓を直接描出可能である．急性例との鑑別点としては，急性例では，内腔に突出するfilling defectと血管壁との成す角が鋭角であるのに対し，慢性例では，鈍角でなめらかであること，浮遊する血栓はみられず，偏芯性であることや再疎通がみられることが特徴となる（図1C）．肺動脈造影でみられるような慢性所見（血管壁の辺縁不整，血管径の急激な先細り所見，葉動脈，区域動脈の途絶像）もある[4]．肺野条件でモザイクパターン（低吸収域血流低下部位と正常または高吸収域から構成される）を認め，非造影CTでも観察可能である（図1C）[4]．同時に下腿から骨盤，腹部までのDVTの診断も可能である（造影不良の場合，診断不能な点が問題であり，下腿の評価は下肢静脈エコーが有用）．

　鑑別診断は，片側のみの血流欠損はCTEPHではまれとされ，肺動脈炎，肺動脈原発腫瘍，が疑われる（図3A）．高安動脈炎に伴う肺動脈炎は，肺血流シンチグラフィではCTEPHとの鑑別は困難であり，CTでは血栓を認めず，全周性の壁肥厚を認める（図3B）．肺動脈原発腫瘍

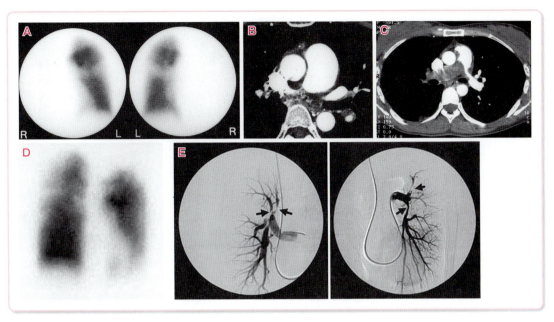

図3　その他の肺血管疾患
A：肺動脈炎．血流シンチグラフィ．右側血流欠損
B：肺動脈炎．造影CT．右肺動脈は結合組織様物質で閉塞，左肺動脈は全周性狭窄．
C：肺動脈原発腫瘍．造影CT．右肺動脈は血栓様物質で充満，対側へ進展．
D：肺動脈分岐狭窄症．血流シンチグラフィ．左上葉血流欠損
E：肺動脈分岐狭窄症．肺動脈造影所見（矢印は狭窄部位）

についても，肺血流シンチグラフィでは鑑別困難であり，血栓と異なり内部に出血，壊死が認められること，造影剤で増強されること，肺動脈を拡張するような像や，さらに壁外に浸潤する像（図3C），転移巣などがみられる[4,5]．肺動脈分岐狭窄症でも，肺血流欠損（図3D）を認め，3D-CTや肺動脈造影で確定診断される（図3E）[6]．

8）肺動脈造影

肺動脈造影は手術適応評価には必須である．中枢血栓の描出はやや劣るが，亜区域の血栓の評価，非閉塞部位の血流の評価においては，CTに勝っている．非イオン性，低浸透圧性造影剤で，左右肺動脈を選択的に造影することで安全に施行できる．慢性所見は，①pouch like defects（小袋状変化），②webs and bands（水かき状変化と帯状狭窄（ひも状の構造物を指す）），③intimal irregularities（内壁の不整），④abrupt narrowing（急激な狭窄），⑤complete obstruction（完全閉塞），から診断する（図4）[2,7]．

9）右心カテーテル検査

右心カテーテル検査は，肺高血圧症診断に必須である．所見は，平均肺動脈圧が25 mmHg以上かつ肺動脈楔入圧（左房圧）が15 mmHg以下の正常値となる．また，低酸素血症をきたすシャント性心疾患との鑑別にも有用である．肺動脈圧，心拍出量，混合静脈血酸素分圧なども測定する．右心カテーテル検査は，病態の正確な把握および重症度の評価が可能であり，治療

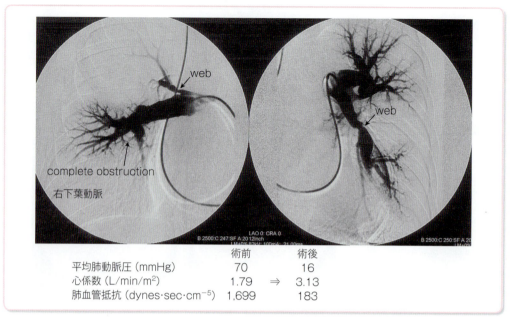

図4 肺動脈造影(術前)と右心カテーテル成績(図1と同一例)

法を決定するうえでも必須の検査である．また，特定疾患新規申請の際にも行う必要がある[1,2]．

● 文　献

1) Hoeper MM et al：Diagnosis, assessment, and treatment of non-pulmonary arterial hypertension pulmonary hypertension. J Am Coll Cardiol 2009；**54**：S85-S96
2) 巽　浩一郎ほか：肺動脈性肺高血圧症(PAH)および慢性血栓塞栓性肺高血圧症．日呼吸会誌 2010；**48**：551-564
3) Moser KM et al：Chronic major-vessel thromboembolic pulmonary hypertension. Circulation 1990；**81**：1735-1743
4) Coulden R：State-of-the-art imaging techniques in chronic thromboembolic pulmonary hypertension. Prc Am Thorac Soc 2006；**3**：577-583
5) Roberts HC et al：Spiral CT of pulmonary hypertension and chronic thromboembolism. J Thorac Imaging 1997；**12**：118-127
6) 田邉信宏：肺動脈分岐狭窄症．別冊日本臨床　新領域別症候群シリーズ—呼吸器症候群(第2版)—その他の呼吸器疾患を含めて-Ⅱ，日本臨床社，東京，p288-292，2009
7) Auger WR et al：Chronic major-vessel thromboembolic pulmonary artery obstruction：appearance at angiography. Radiology 1992；**182**：393-398

2 診療指針と実践

A 内科的治療

a 内科的治療の指針

慢性血栓塞栓性肺高血圧症（CTEPH）に対する主な内科的治療としては，抗凝固療法，酸素療法，血管拡張療法があげられる（図1）[1]．

抗凝固療法は再発予防と二次血栓形成予防を目的として生涯通して行われる．一般にワルファリンが用いられ，急性肺血栓塞栓症の治療に準じたPT-INR 1.5〜2.5でコントロールされる．CTEPHに対する新規経口抗凝固薬（NOAC）の有用性についての検討はいまだ行われていない．

酸素療法についてはエビデンスがあるわけではないが，低酸素血症に伴う低酸素性肺血管攣縮による肺高血圧進行を防ぐために使用される．

血管拡張療法については，CTEPHに対する血管拡張薬の有効性を示すデータは限られており，適応についても十分に確立しているとはいいがたい[2〜5]．CTEPHに対しては肺動脈血栓

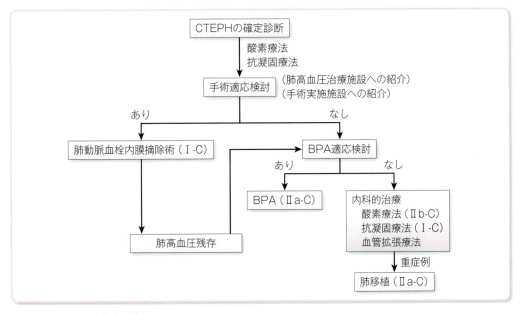

図1　CTEPHの治療手順
BPA：バルーン肺動脈形成術
（文献1より改変抜粋）

内膜摘除術(pulmonary endarterectomy：PEA)が奏効すれば，患者の右室機能，ガス交換，運動耐容能，QOLは著しく改善し，なかには正常化する症例も存在する．したがって，本来，治療を選択するにあたっては，まず第一にPEAの適応の有無と施行可能かどうかを検討するべきである(図1)．また，最近ではカテーテルを用いたバルーン肺動脈形成術(balloon pulmonary angioplasty：BPA)の有効性も報告されていることもあって，血管拡張療法の対象患者としては，高齢，合併疾患，血栓部位や形態などといった理由からPEAやBPAの適応から外れる症例，PEAやBPA後に肺高血圧が残存/再発した症例，PEAやBPAを拒否した症例，PEAやBPA施行までの期間にいわゆるブリッジ治療としての薬物治療に効果が期待できる症例などがあげられる[4,5]．

血管拡張療法としては，2015年1月現在，日本で唯一CTEPH治療薬として承認されているのが可溶性グアニル酸シクラーゼ(sGC)刺激薬リオシグアトのみであり，効能効果「外科的治療不適応又は外科的治療後に残存・再発したCTEPH」として2014年1月に承認された．1回1.0 mg 1日3回経口投与で開始し，収縮期血圧が95 mmHg以上で低血圧症状を呈さないことを確認しつつ2週間ごとに1回用量を0.5 mgずつ増量し投与量を調整する．最高用量は1回2.5 mg 1日3回までとされる．リオシグアトが承認されるまでは，ホスホジエステラーゼ(PDE)5阻害薬，エンドセリン受容体拮抗薬，プロスタサイクリン誘導体といった肺動脈性肺高血圧症(PAH)治療薬が使用されることもあったが，こうした薬剤はCTEPHに対する保険承認は得られていない．

その他にも，右心不全を伴う重症例に対しては，PAHの際と同様，利尿薬やドブタミンなどの強心薬が使用される．また，深部静脈血栓が存在し抗凝固療法下にも再発する症例に対しては下大静脈フィルター留置も考慮する．

b 血管拡張療法に関する研究結果

CTEPHに対する血管拡張薬による内科的治療の効果については，いまだデータが限られている．これまでに報告された血管拡張療法の研究結果について以下に概説する．

1) 新規の血管拡張薬

a) 可溶性グアニル酸シクラーゼ(sGC)刺激薬

前向きプラセボ比較ランダム化試験であるCHEST-1試験において，手術不可能なCTEPH患者とPEA後の残存/再発肺高血圧患者261例を対象とし，リオシグアト群173例とプラセボ群88例に2：1の割合で割り振られた．リオシグアトは1回1 mg 1日3回から8週間の間に最大1回2.5 mg 1日3回まで増量された．16週間の治療期間後，一次エンドポイントである6分間歩行距離はリオシグアト群で39 m延長したのに対して，プラセボ群で6 m短縮し，リオシグアト群で有意に改善した($p<0.001$)(図2)．また，肺血管抵抗は治療前と比較し，リオシグアト群では226 dynes・sec・cm^{-5}低下したのに対して，プラセボ群で23 dynes・sec・cm^{-5}増加した($p<0.001$)．さらにNT-proBNPやWHO機能分類もリオシグアト群で有意に改善した[6]．

CHEST-1終了後，引き続き237例がリオシグアトの長期治療効果についてのオープンラベル試験CHEST-2へ移行し，1年観察時の結果が報告され，CHEST-1で得られた6分間歩行距離の改善が1年後にも維持され，生存率も97％であった[7]．しかし，プラセボ群でみられなかった血痰や肺出血がCHEST-1で7例，CHEST-2で8例報告されている．

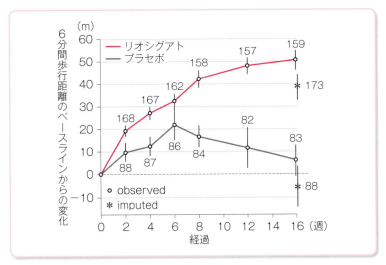

図2 CHEST-1研究でのベースラインと比較した16週間後の6分間歩行距離の変化

(文献6より引用)

2) 既存の血管拡張薬

a) エンドセリン受容体拮抗薬

　CTEPH患者では血漿中のエンドセリン濃度が上昇しており，動物実験モデルにおいてもエンドセリンによる肺血管リモデリングが生じることが示されている．これまでにボセンタンによる治療効果を示すデータはいくつか報告されている．

　前向きランダム化比較試験であるBENEFIT試験において，手術不可能なCTEPH患者157例（約30％はPEA後例）を，ボセンタン群（4週間125 mg/日投与後，250 mg/日投与）（n = 77）とプラセボ群（n = 80）に割り振り観察している．一次エンドポイントである16週間後の肺血管抵抗は治療前と比較し，プラセボ群で787 dynes・sec・cm^{-5}から817 dynes・sec・cm^{-5}へと増加したのに対し，ボセンタン群では778 dynes・sec・cm^{-5}から632 dynes・sec・cm^{-5}へと24.1％低下し有意な改善効果が示された（図3）．しかし，プラセボ群と比較しボセンタン群ではNT-proBNP値やBorg指数の改善が得られたものの，6分間歩行距離やWHO機能分類，臨床的増悪までの期間には両群間で差は示されなかった[8]．

　また，11編の過去論文における合計269例のCTEPH患者についてのメタ解析では，ボセンタン投与により3〜6ヵ月後の6分間歩行距離，心係数，平均肺動脈圧，肺血管抵抗の改善が示されている[9]．

b) PDE-5阻害薬

　CTEPH患者に対するシルデナフィルの治療効果を示す報告が散見される．

　PEAが施行できないCTEPH患者19例を対象としてシルデナフィル（120 mg/日投与）の効果をみたプラセボ対照二重盲検試験では，12週後の6分間歩行距離による運動耐容能に両群間で差はみられなかったものの，WHO機能分類と肺血管抵抗では有意な改善が認められた[10]．その後，コントロール症例に対してもシルデナフィルが12ヵ月間投薬され，投与前と比較して6分間歩行距離，症状，心係数，肺血管抵抗，NT-proBNP値のいずれも有意に改善した[10]．

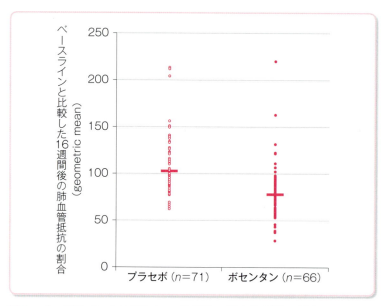

図3 ベースラインと比較した16週間後の肺血管抵抗の割合
プラセボ群では増加しているのに対してボセンタン群では低下している（$p < 0.0001$）．
（文献8より引用）

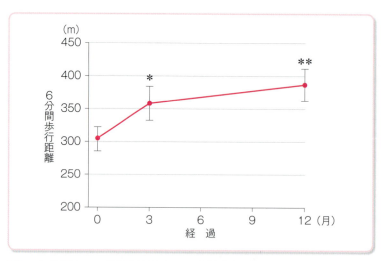

図4 シルデナフィル投与前からの6分間歩行距離の変化
＊：$p = 0.0001$，＊＊：$p = 0.00005$
（文献11より引用）

　手術不可のCTEPH患者104例を対象にしたオープンラベルの検討では，シルデナフィル（150 mg/日投与）にて，3ヵ月後の肺血管抵抗値は 863 ± 38 dynes・sec・cm^{-5} から 759 ± 62 dynes・sec・cm^{-5} まで低下した．また，12ヵ月後には6分間歩行距離は 310 ± 11 m から 366 ± 18 m へと延長した（図4）[11]．

c）プロスタサイクリン

　PEA不可CTEPH患者27例に対するエポプロステノール治療に関する後方視的検討では，3ヵ月後（エポプロステノール平均投与量16±2 ng/kg/min）には平均肺動脈圧は56±9 mmHgから51±8 mmHgへ，全肺血管抵抗では29.3±7.0 U/m^{2}から23.0±5.0 U/m^{2}へと有意に低下し，6分間歩行距離は280±112 mから346±97 mへと66 m延長した．また，23例中11例ではNYHA機能分類が1クラス改善した[12]．

　Nagayaらは肺血管抵抗が1,200 dynes・sec・cm^{-5}を超える重症CTEPH患者12例に対して，PEA前に46±12日間，平均6±1 ng/kg/minのエポプロステノールを投与し，肺血管抵抗とBNP値の低下がみられた[13]．また，術後死亡率は肺血管抵抗が1,200 dynes・sec・cm^{-5}以下の症例では死亡がなかったのに対して，対照患者では8.3％であり，術後の血行動態は両群間で差がなかったことを報告している．

　Onoらは，末梢型CTEPH患者を従来の治療群23例と従来の治療に経口ベラプロスト追加投与群20例（最高投与量60～360 µg/日，平均132 µg/日）とで比較検討した．ベラプロスト追加投与群のうち10例でNYHA機能分類の改善がみられ，ベラプロスト追加投与群では平均2±1ヵ月後の血行動態評価にて有意に平均肺動脈圧や全肺抵抗の改善が得られた．また，従来治療群と比較して1年後，3年後，5年後の生存率の改善が示唆された（図5）[14]．

　57例のCTEPH患者を含む203例の肺高血圧症患者を対象に，iloprost吸入群とプラセボ群間の比較検討において，iloprost吸入群はプラセボ群に比べ，6分間歩行距離による運動耐容能，NYHA機能分類，臨床的増悪までの期間を改善した．しかし，CTEPH患者では特発性PAH患者より改善の程度は少なかった[15]．

　PEA不可の重症CTEPH患者28例に対するtreprostinil皮下注投与の観察研究では，19例に19±6.3ヵ月後の右心カテーテル検査にて有意に肺血管抵抗の低下が観察され[16]，5年生存率もヒストリカルデータの16％から53％に延長していた．

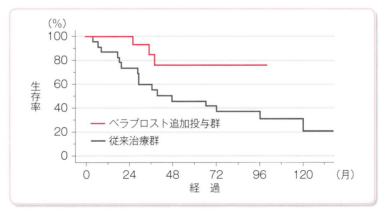

図5　従来治療群と従来治療にベラプロスト追加投与群のKaplan–Meier生存曲線
ベラプロスト追加投与群で従来治療群より有意に生存率が高かった（$p<0.05$）．
（文献14より引用）

● 文 献

1) 循環器病の診断と治療に関するガイドライン（2011年度合同研究班報告）：肺高血圧症治療ガイドライン（2012年改訂版）（班長：中西宣文）http://www.j-circ.or.jp/guideline/pdf/JCS2012_nakanishi_h.pdf
2) Galiè N et al：Guidelines for the diagnosis and treatment of pulmonary hypertension：the Task Force for the Diagnosis and Treatment of Pulmonary Hypertension of the European Society of Cardiology（ESC）and the European Respiratory Society（ERS）, endorsed by the International Society of Heart and Lung Transplantation（ISHLT）. Eur Heart J 2009；**30**：2493-2537
3) Fedullo P et al：Chronic thromboembolic pulmonary hypertension. Am J Respir Crit Care Med 2011；**183**：1605-1613
4) Kim NH et al：Chronic thromboembolic pulmonary hypertension. J Am Coll Cardiol 2013；**62**(25 Suppl)：D92-D99
5) Lang IM et al：Update on chronic thromboembolic pulmonary hypertension. Circulation 2014；**130**：508-518
6) Ghofrani HA et al：CHEST-1 Study Group. Riociguat for the treatment of chronic thromboembolic pulmonary hypertension. N Engl J Med 2013；**369**：319-329
7) Simonneau G et al：Riociguat for the treatment of chronic thromboembolic pulmonary hypertension：a long-term extension study（CHEST-2）. Eur Respir J 2015；**45**：1293-1302
8) Jais X et al：Bosentan for treatment of inoperable chronic thromboembolic pulmonary hypertension：BENEFiT（Bosentan Effects in iNoPErable Forms of chronIc Thromboembolic pulmonary hypertension）, a randomized, placebocontrolled trial. J Am Coll Cardiol 2008；**52**：2127-2134
9) Becattini C et al：Bosentan for chronic thromboembolic pulmonary hypertension：findings from a sys.tematic review and meta.analysis. Thromb Res 2010；**126**：e51-e56
10) Suntharalingam J et al：Long.term use of sildenafil in inoperable chronic thromboembolic pulmonary hypertension. Chest 2008；**134**：229-236
11) Reichenberger F et al：Long.term treatment with sildenafil in chronic thromboembolic pulmonary hyper.tension. Eur Resp J 2007；**30**：922-927
12) Cabrol S et al：Intravenous epoprostenol in inoperable thromboembolic pulmonary hypertension. J Heart Lung Transplant 2007；**26**：357-362
13) Nagaya N et al：Prostacyclin therapy before pulmonary thromboendarterectomy in patients with chronic thromboembolic pulmonary hypertension. Chest 2003；**123**：338-343
14) Ono F et al：Effect of orally active prostacyclin analogue on survival in patients with chronic thromboembolic pulmonary hypertension without major vessel obstruction. Chest 2003；**123**：1583-1588
15) Olchewski H et al：Inhaled iloprost for severe pulmonary hypertension. N Engl J Med 2002；**347**：322-329
16) Skoro Sajer N et al：Treprostinil for severe inoperable chronic thromboembolic pulmonary hypertension. J Thromb Haemost 2007；**5**：483-489

B バルーン肺動脈形成術

　ニース分類でIV群とされている慢性血栓塞栓性肺高血圧症（CTEPH）は，他の肺高血圧症と異なり外科的治療である血栓内膜摘除術（PEA）で根治が可能なことが知られている[1]．しかし，PEAは熟練した外科医をもってしても侵襲の大きな手術であるため，PEAの普及した海外においても約半数[2]，日本ではおそらく過半数の患者が手術不適と判断される．これらPEAの適応と判断されない患者の治療が，著者らにとっては10年来の大問題であった．外科的に根治できるということは，CTEPHの主因が外科的に除し得る器質化血栓による肺動脈の狭窄・閉塞であることを示している．そのため，肺動脈性肺高血圧症で効果を発揮する多くの肺血管拡張薬は，CTEPHの血行動態を改善したり予後を改善したりすることができなかった．近年CTEPHの治療薬としても承認されたリオシグアトでさえ，自覚症状や運動耐容能の改善は示せたものの，血行動態の改善はわずかであった[3]．CTEPHの生命予後は血行動態に左右されることが知られており[4]，血行動態を正常化できるほどの代替治療が求められていた．

　器質化血栓の除去は外科的治療によってしか得られないが，それによる肺動脈の狭窄・閉塞を解除することはカテーテルインターベンションによっても可能である．小児循環の領域では，以前から先天性の肺動脈分枝狭窄症に対するカテーテルインターベンションの有効性が知られていた[5]．CTEPHをカテーテルインターベンションで治療する試みは，1988年にオランダからはじめて報告され[6]，2001年には米国から18例のCTEPHをバルーン肺動脈形成術（ballon pulmonary angioplasty：BPA）で治療した結果が報告された[7]．血行動態は有意な改善を認めたものの，その効果はPEAに遠く及ばず，にもかかわらず重篤な合併症が高率に発生し2例の死亡例も報告された．このためBPAは臨床現場に普及することなく葬り去られたかにみえた．しかし，PEA不適なCTEPHをBPAで治療するという考え方の本質は正しいと考え，著者らは2004年よりBPAの手技に様々な改良を加えつつ症例を重ね，2012年に68例での初期成績を報告した[8]．以降，日本はもとより海外からも成績が報告され[9,10]，BPAは世界中に急速に普及しつつある．著者らの施設におけるBPAも急速に変貌を遂げ，今や血行動態のみならず，酸素化さえも改善して"根治"を得られる症例が大半になりつつある．本項では，BPAにまつわるいくつかの基本的な事項と，当院における今日のBPAを概説する．

a BPAを理解するための基礎知識

1）CTEPHの病変はなぜBPAで拡大できるか？

　冠動脈インターベンションにおいては，バルーン拡張によりプラークが押しつぶされ内腔が確保される．BPAにおいても，器質化血栓量が少なく粗な病変であれば，バルーン拡張により器質化血栓が押しつぶされ内腔が確保される．しかし，一定以上の狭窄度を有する病変においては，器質化血栓の量が多く，バルーン拡張ごときでは強固な器質化血栓を圧縮することなど困難である．にもかかわらずBPAで内腔が確保されるのは，図1に示すごとく，器質化血栓が一部で肺動脈壁から解離して，フリーとなった肺動脈壁が進展されるためである[11]．このことから，高度狭窄病変をいきなり本来の内径に合わせたバルーンで開大すると，血管損傷が高頻度に起こることが容易に理解できる．また，このメカニズムのゆえに，BPA後の通常の病変では，冠動脈病変のような再狭窄を経験することはない．フリーとなった肺動脈壁は肺動脈圧

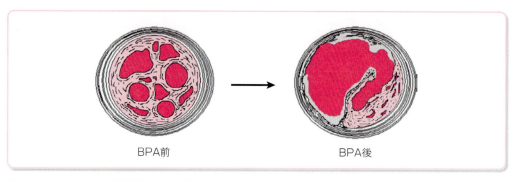

図1　BPAによる血管拡張メカニズム
BPA前には器質化血栓（ピンクの部分）に多数の再疎通による小チャネルが存在している．そのいずれかひとつをバルーンで拡張することにより，BPA後には器質化血栓自身が血管壁から剥離され圧排される．小チャネルがつぶれることにより器質化血栓の占める断面積は減るが，器質化血栓そのものは圧縮不可能なので，内腔の拡大は主として器質化血栓の剥離によって生じた薄い血管壁が伸展されることによる．

により術後も自然に拡張を続けるため，むしろフォローアップ時に内径がより大きくなっていることをしばしば経験する．

2）どの程度の数の区域動脈をBPAの対象とすべきか？

　肺高血圧症になるためには，全肺血管床のおよそ2/3が障害されなければならない．逆にこれを下回ることさえできれば，狭窄・閉塞が残存しても肺高血圧症ではなくなる．したがって，ごくわずかの区域動脈を治療対象としても，肺高血圧症の根治は可能かもしれない．技術的にも容易であるため，著者らも当初は治療の容易な部分のみを治療する戦術をとった．一方で，BPAの肺動脈圧低下効果は治療区域数に比例することが知られている[8]．加えて，数区域だけの治療では酸素化の改善は得られない．CTEPHにおける低酸素血症の主因は，単に一部の血管に狭窄や閉塞があることではなく，換気・血流の病的な不均衡があるためである．これを是正するためには，全区域を治療対象として全肺野が等しく灌流されるようにする必要がある．酸素吸入なしで，運動も可能となるほどの効果を目指して，現在著者らは両肺の全区域を治療対象としている．

3）BPA後CTEPHの再発はないか？

　BPAによって新しくできあがった内腔は，新生内膜によって覆われてしまうため，血管造影上器質化血栓は消失したようにみえるが，当然ながら器質化血栓は残存している．いくらかの狭窄を残す部分も当然あるはずで，こういった部分では血流がうっ滞したり，乱流を形成したりする可能性が高い．したがって，理論的には局所における血栓形成を繰り返し，再増悪をきたしたとしても不思議はない．事実当院においても，ワルファリンの効果が十分でない状態が続いた症例や，新規の経口抗凝固薬に切り替えられた症例の一部において，肺高血圧症の再発にまでは至っていないが，病変局所に新鮮血栓を認めたり（図2），肺動脈圧の上昇を認めたりしたことがあった．これまで当院で再発を認めてこなかったのは，抗凝固が比較的厳密になされていたためと考えられる．また，他院でBPA治療後に十分改善しきれず，当院に紹介となった症例においては，他院における最終BPA後の肺動脈圧より，当院受診時点での肺動脈圧の

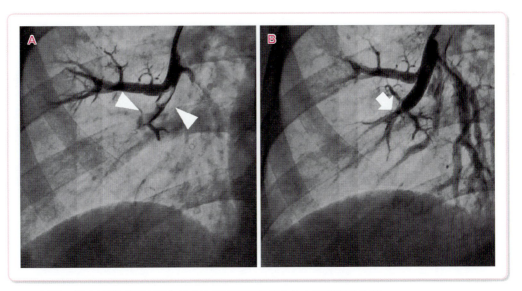

図2 新規の経口抗凝固薬使用中のCTEPH患者に発生した肺動脈内血栓
A：2回目のBPA治療に来院した際の右下葉枝（A9）の選択的肺動脈造影像．新鮮血栓による造影欠損（矢頭）を認める．
B：血栓吸引後の同部位の選択的肺動脈造影像．器質化血栓によるweb病変（矢印）を認める．

ほうが上昇していることが多い．こういった症例のほとんどには手つかずの狭窄・閉塞病変が多数残存しており，これもまた局所での血栓形成のリスクを高めると考えられる．BPA後の再発を防ぐためにも，全区域枝の完全な治療が必要で，併せて生涯にわたる厳密な抗凝固の継続が必要である．

4) 再灌流性肺水腫は起こるか？

再灌流性障害とは虚血臓器（組織）に対して再灌流が起きた際，活性酸素や各種サイトカインなどが産生され引き起こされると考えられている．心筋梗塞や脳梗塞においてよく知られており，肺においては移植肺再灌流時や気胸などによる虚脱肺の再膨張時などに起こることが知られている．BPAが対象病変末梢の循環に劇的な変化をもたらしていると考えれば，起こりそうに思われる．このためFeinsteinらはBPAの合併症としての肺障害を"再灌流性肺水腫"と呼び，著者らも最初の報告ではそれを踏襲した．しかし，CTEPHは慢性疾患であり，病変末梢が本当に虚血に陥っていたとしたら，長期の経過で梗塞となり，末梢血管も維持されていないはずで，そもそも再灌流は不可能である．CTEPHにおける完全閉塞病変末梢も多くの場合側副血行により維持されていることは，治療直後に末梢血管が描出されることからも明らかである（図3C）．冠動脈病変の慢性完全閉塞病変（CTO）のように，病変末梢は側副血行により維持されているがゆえに治療が可能となり，またそれゆえに治療後再灌流性障害をきたさない．単に灌流源が変わるのみである．

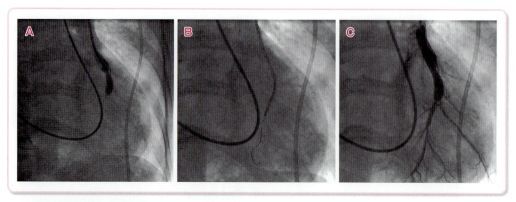

図3　左下葉枝(A9)に対するBPA
A：選択的肺動脈造影像．subtotal病変を認める．
B：2 mmバルーンによる拡張．
C：バルーン拡張後の選択的肺動脈造影像．病変部の拡張のみで，病変末梢まで描出されるようになる．

b BPAの実際

1) 対象

　BPAの適応を表1に示す[12]．簡単にいうと，BPAの対象はPEAの対象とならないすべてのCTEPH患者である．病変が外科的に到達可能か否かは，単に病変の位置のみではなく，病変近位の血管壁状態によっても判断が変わりうる．病変が主として区域枝より末梢にあるということのみをもって，PEA不適と安易に判断しないよう注意を要する．また，PEAは侵襲が大きく，BPAのほうが安全であると思われがちであるが，BPAの効果と安全性も術者の経験と技量に大きく依存することをきちんと説明せねばばらない．専門外の施設ではじめて施行するBPAは，専門施設におけるPEAより安全とはいいがたい．

　一般に，区域枝以遠に存在する病変がBPAのよい適応である．上葉枝本幹程度までは治療可能な場合もあるが，肺底動脈や左右肺動脈本幹の病変は器質化血栓の量が多過ぎて，BPAには不向きである．図4に示す病変のタイプのなかではring-like stenosisが最も認識が容易で，治療の成功率も高く，合併症率も低い[13]．しかしCTEPHの病変の中では比較的少なく，最も頻繁に認められるのは，webタイプの病変である．造影上はわずかにhazyにみえるだけのweb病変は，慣れるまでは見落としやすい．血管内超音波などのイメージングデバイスを使用すると，器質化血栓の存在が明らかとなるが，そもそも0.014インチのワイヤーが容易に通過できないことで確認できる．このタイプの病変は認識さえできれば治療の成功率も高く，合併症率も低い．完全閉塞やsubtotalタイプの病変は認知しやすいが，当然ながら治療成功率が低く，合併症率も高い．1回の治療のなかでは，ring-like stenosisやwebタイプの病変から治療するが，換気血流不均衡を是正するのが治療の目標である以上，完全閉塞やsubtotalタイプの病変こそ，治療の優先目標とすべきである．

　PEA後の残存肺高血圧症に関しては，一般に残存病変の存在を意味しているので，BPAの適応と考えてよいが，通常の症例より治療に難渋することが多い．症状に関しては，必ずしも肺高血圧症治療薬の投与が先行している必要はないが，十分な期間の抗凝固は必須である．

表1 BPAの適応

①PEAが適応外	・外科的に到達困難な病変 ・合併症のため手術不適 ・患者家族の同意が得られない ・PEA後残存肺高血圧
②自覚症状	内科的治療によっても症状が残存
③説明と同意	BPAのリスクベネフィットを理解したうえで本人がBPAを希望
④合併症	重度の多臓器不全がない

PEA：血栓内膜摘除術，BPA：バルーン肺動脈形成術
（文献12より一部改変）

	ring like stenosis	web	subtotal	total occlusion	tortuous
頻度	12.8%	63.8%	17.7%	3.5%	2.3%
BPA成功率	100%	98.7%	86.5%	52.2%	63.6%
合併症率	1.6%	2.2%	15.5%	6.0%	43.2%

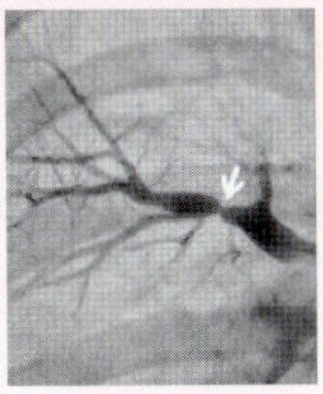

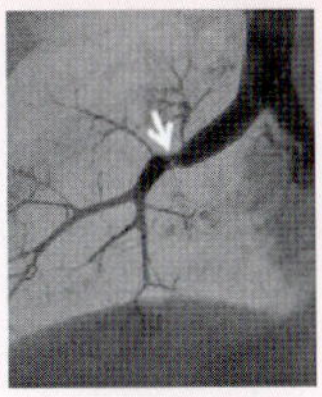

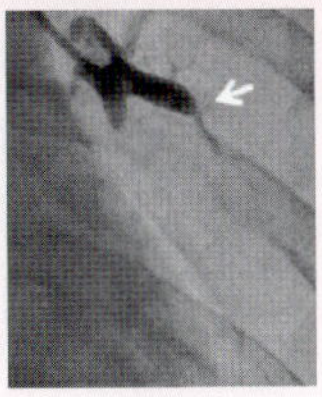

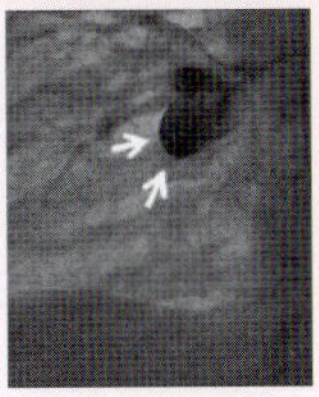

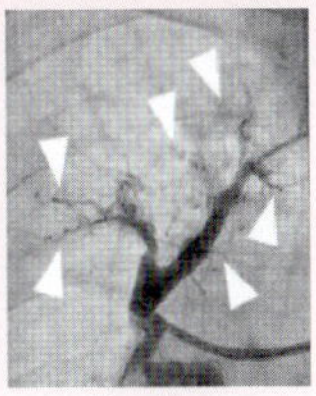

図4 病変タイプとBPAの結果
連続97例，500セッション，1,936病変における検討．
BPA：バルーン肺動脈形成術
（文献13より一部改変）

2）術前

　　以前は術後合併症軽減の目的で，術前にエポプロステノール5 ng/kg/minの導入を行っていたが，初期成績の解析からわずか3 mmHgの肺動脈圧降下作用しかないことが判明した[8]．コストと時間を節約するため，現在では術前のエポプロステノール導入は行っていない．右心不全が高度で低心拍出状態の場合はドブタミン2～3γを使用しているが，通常は1～2回の治療後に中止可能である．また術直前に，やはり術後合併症軽減の目的で，メチルプレドニゾロンやシベレスタットナトリウムの投与を行っていたが，効果が実感されないため現在ではいずれも投与していない．リバースが必要となる場合に備えて抗凝固は基本的にワルファリンに統一しているが，入院期間を最短とするため，当院ではワルファリンをヘパリンに置換はしていない．PT（INR）≧2.0を維持したままBPAを行っている．現在当院において術直前に追加する処置は，過度の緊張を抑えるためのジアゼパム5 mgの内服と，マスク5 L/minの酸素投与のみである．

3）手術の実際

a）シース留置〜造影

　頸静脈アプローチのほうが各区域枝の選択が容易であるため，以前は頸静脈アプローチを基本としていた．多数例を経験した現在では，大腿静脈アプローチでもすべての区域枝の選択が可能となった．術者が一名で済むことや，術者の被曝線量が軽減できることなどから，現在ではほとんどの例におけるアプローチを大腿静脈経由としている．9 Frシースを大腿静脈に挿入後，6 Frガイディングカテーテルと0.035インチのガイドワイヤーまたは6 FrのSwan-Ganzカテーテルを使用して，6 Frロングシース（britetip® SHEATH；Cordis社（75 cm特注品））を主肺動脈まで進める．この時点でACT 200秒程度となるように，100〜200 Uのヘパリンを静注する．手技時間が1時間を超えた場合，50〜100 Uの追加投与を行う．ガイディングカテーテルは6 Frで，右肺動脈にはマルチパーパス（MP）型，左肺動脈にはAmplatz左冠動脈（AL1）型を基本とし，主標的区域枝の分岐に応じてJudkins右冠動脈（JR）型，内胸動脈型なども使用する．カテーテル先端による肺動脈壁損傷を防ぐため，できるだけソフトチップのガイディングカテーテルが望ましく，当院ではMach1Peripheral（Boston Scientific Japan社）を使用している．JR型は区域枝の選択が容易になる反面，区域枝挿入後に病変に対してカテーテル先端がコアキシャルとならず，ワイヤーの病変通過が困難となる場合が多い．MP型やAL型で区域枝選択に習熟したほうが，以下に述べる手技に要する時間の短縮が図れ，結果として1セッションあたりの治療効果がより大きくできる．ガイディングカテーテルで対象とする区域枝を選択したのち，選択的肺動脈造影を行う（図3A）．治療前は局所の血流うっ滞が強いため，造影剤は60〜80％程度に生理食塩水を用いて希釈したもの3〜4 mLで十分評価に足る画像が得られる．撮像は各枝の分離を行うため，バイプレーンで行うことが望ましい．当院では，左右肺動脈とも正面とLAO60°で記録している．

b）病変の拡張

　病変の位置・形態に合わせて選択した0.014インチガイドワイヤーを用い，病変を通過させる．病変末梢の肺動脈壁，ことに小分枝の壁は脆弱であり，ワイヤーの迷入により容易に損傷する．このため，極力先端荷重の軽いワイヤーを選択するが，そうすると病変の通過が困難となる．解決策としては，ガイディングカテーテル先端をできるだけ病変近傍まで進めてコアキシャルとすること，マイクロカテーテルまたはバルーンカテーテルを病変直近まで進めてサポート力を高めることなどがあげられる．通常，当院ではワイヤー先端をコーティングレスとした先端荷重0.6 gのワイヤー（B・pahm；日本ライフライン社）を使用して，病変末梢の血管損傷を防いでいる．どうしても通過が困難な場合には，より先端荷重の大きなワイヤーに変更する．ワイヤーが病変を通過できたら，バルーンカテーテルを用いて拡張を行う．以前は血管内超音波を用いてバルーンサイズを決定していたが，手技が煩雑となりコストも増加するわりには合併症の抑制にあまり貢献できなかった．現在では造影所見のみでバルーンサイズを決定している．病変部に対する何回目の治療であるか，平均肺動脈圧が高値であるか，といったこともバルーンサイズの決定因子となる．病変部に対する初回治療では，病変末梢の血流を回復することが主目的であり，血管損傷を避けるためにも必要な最小径のバルーン（通常は2.0 mm）を用いればよい（図3B）．同じ病変に対する2回目以降の治療では病変部における圧格差の根絶を目指して拡張を行わねばならないので，血管造影上の近位部血管径と同程度から20％増しくらいのバルーンサイズを選択する．この際，肺動脈圧が高値だとわずかの血管損傷からでも激しい出血に至る可能性があるため，バルーンサイズを80％程度に減ずる．これ

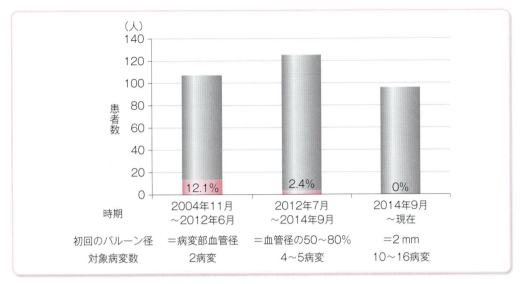

図5　気管挿管を要する重篤な肺障害の発生率
バルーン径選択法の変化により，対象病変数は増加しているにもかかわらず，重篤な肺障害の発生率は減少してきた．

により狭窄が残存する場合は3回目の治療で最適なサイズのバルーンによる拡張を追加する．対象とする病変の数と術後の合併症頻度との間には関連がない（図5）ので，何回目の治療であってもできるだけ多くの病変を対象とする．

c) 治療目標

　最終的には根治が目標であることはいうまでもないが，合併症を回避しつつ5～6回の治療で最終目標に達するためには，治療毎に目標設定が必要である．以前は毎回の治療で2～3区域をできるだけ大きく拡張し，最終的に10～15区域の治療を行っていたが，この方法では各治療に高頻度に血管損傷による肺障害を合併していた．そこで現在では，上述のごとく各病変を段階的に治療する方法をとっている．1，2回目の治療では左右両肺のすべての区域枝の血流を回復することを目的とし，全肺野の灌流が均一となることを目指す．このため初回治療から完全閉塞病変を含む高度狭窄病変を治療していく．1ヵ月ほどの間隔で行う3回目以降の治療では，各病変の圧較差の消失を目指して，最適なバルーンサイズによる拡張を行う．対象とする病変は1，2回目の治療ですでに小径バルーンにより拡張済みの病変である．この方法であれば，肺障害のリスクを最小化しつつ，最終的には18区域すべての完全な再灌流に到達できる．もちろん，こういった方法を実践するためには全区域枝を短時間で選択できるだけの解剖学的知識と技量が必要であり，多数例を経験した結果として可能となった方法であることはいうまでもない．

d) 終了基準

　当院における各治療セッションの終了基準は，正面側面合わせての透視時間60分または造影剤使用料200 mLのいずれかに達した場合としている．この基準内であれば治療区域数は制限しない．左右両肺にまたがる治療も問題ではない．

　各患者におけるBPA治療の終了基準は，平均肺動脈圧25 mmHg未満かつ室内気吸入下でのSpO$_2$が95％以上である．この基準に達するのには，通常4～6回の治療セッションが必要と

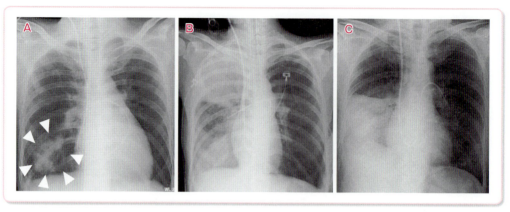

図6　BPA術後肺障害
A：右下葉枝（A9）治療後．治療区域に一致して淡い陰影（矢頭）を認める．
B：右上葉枝（A1）および右下葉枝（A9）治療後．治療区域に一致して境界明瞭な陰影を認める．
C：右中葉枝（A5）治療後．治療区域に一致して境界明瞭な濃い陰影を認める．

なっている．終了基準に達した場合は，すべての肺高血圧症治療薬と在宅酸素を中止し，6ヵ月，1年，2年，3年，5年時点でフォローアップの右心カテーテル検査を実施している．

e）合併症

（a）術後肺障害

　BPA後に高頻度に発生し，重篤となりうる合併症は肺障害である（図6）．以前から再灌流性肺水腫として報告されてきた術後合併症は，基本的に①治療部位に一致したX線上の陰影出現，と②低酸素血症で特徴づけられる．ほぼすべての肺障害例で血痰が経験されることより，その大部分は局所の肺出血に起因すると考えられるが，一部はCT上で拡張局所の濃染を認めるものの血痰を認めず，肺間質の出血から肺水腫に至るケースもあると考えられる．肺障害を起こした場合には，NPPVや挿管・人工呼吸などにより酸素化の維持を図るが，困難な場合にはPCPSを使用する．気道内の凝血塊が除去できれば改善に向かうが，肺水腫を併発した場合にはメチルプレドニゾロンによるパルス・ミニパルス療法が必要となる．こういったケースでは感染合併のリスクも高く，ときに致命的となりうるため，その予防が重要である．

　肺障害の根本原因たる出血源は，治療に伴う肺血管損傷しかありえず，その理由としては，拡張局所の血管損傷（過拡張），病変末梢のワイヤーによる損傷（ワイヤー損傷），病変末梢の灌流圧による損傷（圧損傷）の3つが考えられる．過拡張や圧損傷は，使用するバルーンサイズを減ずることで抑制可能と考えられる．ワイヤー損傷は先端荷重の低いワイヤーを使用すること，ワイヤーの側枝への迷入を防ぐことなどにより抑制可能であるが，仮に起こったとしてもその重症化は病変末梢への圧負荷を減じることにより予防可能と考えられる．すなわち想定されるすべての原因に対してバルーンサイズを減ずることが有効な抑制策となりうる．問題はバルーンサイズをどこまで減じるべきかで，当初は血管内超音波を用いて計測した病変部血管内径の50〜80％としてみたところ，有意に合併症頻度を減じることができた（図5）．しかしながら当然コストがかさむうえに，手技が煩雑となるため1回に治療できる病変数が増やせない一方で，バルーンサイズを減ずることで一病変あたりのたちまちの改善効果も減ずるため，結果としてゴール達成までの総治療回数が増えることとなってしまった．1回あたりの治療効果

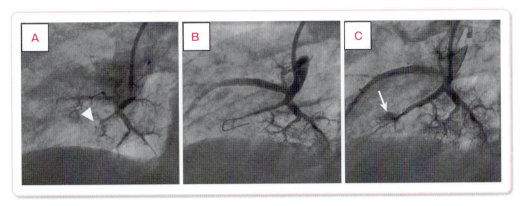

図7 肺動脈穿孔の一例
A：右下葉枝（A8）の選択的肺動脈造影像．末梢に完全閉塞病変（矢頭）を認める．
B：2mmバルーンで拡張後の選択的肺動脈造影像．病変末梢が描出されている．
C：ワイヤー抜去後の選択的肺動脈造影像．造影剤の血管外漏出（矢印）を認め，ワイヤーが穿孔していたことがわかる．
（文献13より引用，一部改変）

を担保しつつ，安全に治療を完了するために，すべての区域枝に対して最初は血管径や病変タイプにかかわらず最小のバルーンで拡張を行えばよく，これが現在の戦術に至った過程である．

（b）肺動脈穿孔

肺動脈壁はもともと菲薄であるうえ，病変末梢の血管は虚脱しているため，壁はさらに脆弱化している．いかに慎重にワイヤー操作を行っても，完全閉塞やsubtotalタイプの病変ではワイヤーによる病変末梢の肺動脈穿孔が一定頻度で起こりうる．病変拡張前に気づいて，病変の拡張を行わなければ大事に至ることはないが，病変を拡張してしまった場合，ことに肺動脈圧の高い例では，造影剤の明らかな漏出に至る（図7）．こうなっては自然に止血することは期待できず，ヘパリン中和，ガイディングカテのウェッジ，バルーンによる閉塞，カバードステントの留置[14]，コイルやゼラチンスポンジによる塞栓など必要な止血処置をとる．止血後は続発する肺水腫の出現に留意しつつ経過を観察する．

（c）その他

BPAに特有の合併症ではないが，カテーテル挿入に伴う一般的な合併症はすべて起こりうる．なかでも，ワルファリンを継続したままでBPAを行う場合，穿刺局所の血腫形成のリスクが上がるので注意を要する．そのほか当院では，造影剤使用に伴うと考えられる間質性腎炎を発症した2例，複数のBPA治療中に造影剤アレルギーが顕在化した6例を経験した．これらの例では，そもそもCTEPHの発症に何らかの免疫機序が関与していたことも疑われるが，造影剤に関する以外の明らかな免疫異常は認められていない．

f）術後管理

臨床的に明らかでなくとも，術後のCTでは軽度の出血を数ヵ所認めることが多い．酸素化の悪化に伴い，肺動脈圧が上昇すれば，出血が増え結果肺障害に至る可能性もあるため，極力酸素飽和度を100％に保つ．これ以外には，特別な管理は必要ない．もし血痰が出現・増悪するようなら，NPPVなどの陽圧換気でねばるのではなく，再度カテーテル室で止血を試みるべきである．明らかな肺出血を認めないまま，肺障害に至った場合は，陽圧換気に加えてステロ

イドパルスを行う．

c BPAの効果

これまでに報告のあったBPAの結果を**表2**に示す[7〜10]．Feinsteinらの最も初期の報告と比較して，最近では安全性・有効性とも改善していることがわかる．当院ではこれまで305例のCTEPH患者に対してBPA治療を行ってきた．結果は**表3**に示すごとく，血行動態や自覚症状の有意な改善が得られ，フォローアップの時点でも改善が維持されていることが確認できている．血行動態の改善が得られているので，当然のことながら生命予後も良好であった（**図8**）．冠動脈疾患において認められる再狭窄はこれまで認められていないが，抗凝固が不十分であった3例においては，再発が認められた．上述のごとく，生涯にわたる厳密な抗凝固が必要と考えられる理由である．

表2 過去の報告に見るBPAの成績

国	文献	症例数	WHO-FC	総治療回数	院死亡数	平均肺動脈圧 (mmHg) BPA前	効果
米国	Feinstein JA, Circulation, 2001（文献7）	18	Ⅲ〜Ⅳ	48	1	42.0±12.0	−9.0
日本	Mizoguchi H, Circ Cardiovasc Intev, 2012（文献8）	68	Ⅲ〜Ⅳ	255	1	45.4±9.6	−21.4
日本	Kataoka M, Circ Cardiovasc Intev, 2012（文献9）	29	Ⅱ〜Ⅳ	52	1	45.6±9.8	−13.8
ノルウェー	Andreassen AK, Heart, 2013（文献10）	20	Ⅱ〜Ⅳ	73	2	45.0±11.0	−12.0

BPA：balloon pulmonary angioplasty，WHO-FC：WHO機能分類

表3 岡山医療センターにおけるBPAの成績（2004年11月〜2016年4月）

	BPA前 ($n=305$)	BPA直後 ($n=258$)	フォローアップ ($n=203$)
6MWD (m)	270±134	382±106*	421±101*
systolic PAP (mmHg)	73.6±21.0	39.5±9.7*	35.0±8.1*
mean PAP (mmHg)	42.4±12.0	23.3±5.3*	21.0±4.7*
RAP (mmHg)	7.2±4.4	3.4±2.7*	4.3±3.1*
CI (L/min/m^2)	2.7±0.8	3.0±0.9*	2.6±0.6
PVR (dyne·sec·cm^{-5})	724±380	317±125*	279±111*

BPA：balloon pulmonary angioplasty，最終BPAからのfollow-up期間：2.0±1.4年（0.3〜6.8年），6MWD：6分間歩行距離，PAP：肺動脈圧，RAP：右房圧，CI：心係数，PVR：肺血管抵抗，*：$p<0.05$ vs. before BPA
BPA前の患者数は7例の院内死亡例を含む（院内死亡率2.3％）．

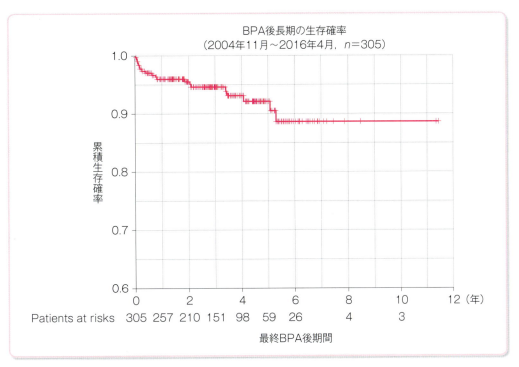

図8 BPA後長期の生存確率
2004年11月から2016年4月までに治療を行った全305例を対象として検討した．遠隔期の死亡の大半は，事故など疾患非関連の原因であった．

　最初に述べたとおり，CTEPHはPEAに習熟した外科医によれば根治可能な疾患である．BPAはバルーン拡張により器質化血栓を圧排して，対象領域の肺動脈血流の再開を得る治療であり，器質化血栓の除去が不可能であるため原理的に根治は望めない．もちろん，わずかの領域の治療を行うだけでも患者の自覚症状改善は得られるが，これでは肺高血圧症治療薬の投与と同様，治療効果が限定されてしまう．加えて，PEAにおいて病変の摘除が不完全であれば肺高血圧症が再発するように，多くの病変が残存した場合，長期的には肺高血圧症再発のリスクがある．したがって，低侵襲にみえるからといって，PEA適応のある患者を経験の浅い施設でむやみにBPAの対象とすべきではない．

　一方，当院におけるBPAでは，PEA同様血行動態的には根治に近い成績が得られたものの，再発予防のためにPEAより厳密な抗凝固が長期にわたって必要となるなど，未解決の課題も数多く存在し，今もって開発途上といわざるを得ない治療法であることも忘れてはならない．

● 文献

1) Lang IM, Madani M：Update on chronic thromboembolic pulmonary hypertension. Circulation 2014；**130**：508-518
2) Pepke-Zaba J et al：Chronic thromboembolic pulmonary hypertension (CTEPH)：results from an international prospective registry. Circulation 2011；**124**：1973-1981
3) Ghofrani HA et al：Riociguat for the treatment of chronic thromboembolic pulmonary hypertension. N Engl J Med 2013；**369**：319-329

4) Riedel M et al：Long term follow-up of patients with pulmonary thromboembolism：late prognosisand evolution of hemodynamic and respiratory data. Chest 1982；**81**：151-158
5) Lock JE et al：Balloon dilation angioplasty of hypoplastic and stenotic pulmonary arteries. Circulation 1983；**67**：962-967
6) Voorburg JA et al：Balloon angioplasty in the treatment of pulmonary hypertension caused by pulmonary embolism. Chest 1988；**94**：1249-1253
7) Feinstein JA et al：Balloon pulmonary angioplasty for treatment of chronic thromboembolic pulmonary hypertension. Circulation 2001；**103**：10-13
8) Mizoguchi H et al：Refined balloon pulmonary angioplasty for inoperable patients with chronic thromboembolic pulmonary hypertension. Circ Cardiovasc Interv 2012；**5**：748-755
9) Kataoka M et al：Percutaneous transluminal pulmonary angioplasty for the treatment of chronic thromboembolic pulmonary hypertension. Circ Cardiovasc Interv 2012；**5**：756-762
10) Andreassen AK et al：Balloon pulmonary angioplasty in patients with inoperable chronic thromboembolic pulmonary hypertension. Heart 2013；**99**：1415-1420
11) Kitani M et al：Histological changes of pulmonary arteries treated by balloon pulmonary angioplasty in a patient with chronic thromboembolic pulmonary hypertension. Circ Cardiovasc Interv 2014；**7**：857-859
12) 伊藤浩ほか：Group JJW. 慢性肺動脈血栓塞栓症に対する balloon pulmonary angioplasty の適応と実施法に関するステートメント.
    http://www.j-circ.or.jp/guideline/pdf/JCS2014_ito_d.pdf.
13) Kawakami T et al：Novel angiographic classification of each vascular lesion in chronic thromboembolic pulmonary hypertension based on selective angiogram and results of balloon pulmonary angioplasty. Circ Cardiovasc Interv 2016 Oct；**9**(10). pii：e003318
14) Ejiri K et al：Bail-out technique for pulmonary artery rupture with a covered stent in balloon pulmonary angioplasty for chronic thromboembolic pulmonary hypertension. JACC Cardiovasc Interv 2015；**8**：752-753

Column 7

酸素化デバイス

近年,様々な酸素化デバイスが使用可能となり,患者の病態に即した適切なデバイス選択が必要である.本項では肺高血圧症の集中治療現場に必須の最新の酸素化デバイスを紹介する.

a ネーザルハイフロー(Nasal High Flow:NHF,Fisher&Paykel社)(図1)

鼻カニューラから高流量の酸素を供給するデバイスである.十分に加温加湿することで鼻腔からでも不快感なく最大60L/minの酸素投与が可能である.利点としては①精度の高い吸入酸素濃度(FIO_2)が得られる,②鼻咽頭腔の解剖学的死腔をウォッシュアウトできる,③low PEEPが得られる,④粘膜線毛運動を正常化できる,⑤飲食,会話,口腔ケアができる,などがある.酸素マスクでの高流量投与症例から比較的軽症な非侵襲的陽圧換気(non-invasive positive pressure ventilation:NPPV)装着患者であればNHFでの管理が可能であり,患者の快適性を格段に向上できる.

b V60ベンチレータ(Philips respironics社)(図2)

BiPAP visionの後継機種であり,NPPVにおける最上位機種である.フロー制御とAuto-Trak sensitivity(独自の自発トリガーシステム)が強化され,リーク補正能力,高流量下でのFIO_2精度,自発呼吸との同調性などNPPV機種としての基本性能が向上している.さらに,PCVなど新しい呼吸補助モードの追加,バッテリー搭載(6時間以上)など付加機能も充実している.

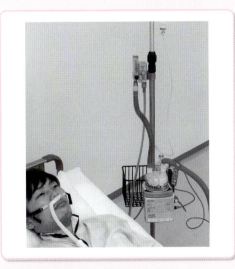

図1 ネーザルハイフロー
患者への制限が少なく快適性の高いデバイスである.

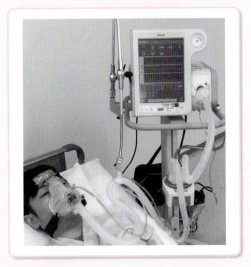

図2 V60ベンチレータ
カラーグラフィックモニターとともに一画面で必要な情報が確認でき,みやすい画面構成となっている.

c RTX（Medivent社）（図3・4）

　患者の胸腹部にcuirass（キュイラス）と呼ばれるプラスチック製の胴鎧を装着し，キュイラス内に陰圧・陽圧をかけることで吸気と呼気を補助する装置である．当院では主に排痰目的にvibrationとCough（疑似咳）を行うことができるクリアランスモードを使用している．腹臥位をとり，キュイラスを背中に装着させて実施することで背側無気肺の著明な改善が得られる．気管内凝血塊の除去にも有効であり，人工呼吸器やPCPS装着中であっても体位ドレナージとともに積極的に実施している．

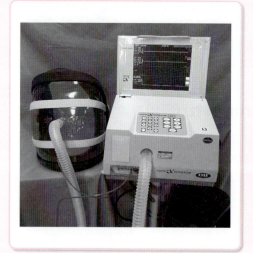 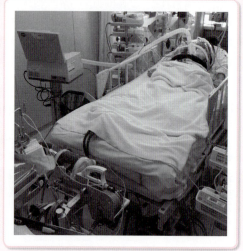

図3 RTX本体（右）とキュイラス（cuirass：胴鎧の意味）（左）
キュイラスは患者の体格に適したサイズを選択することが重要である．

図4 RTX装着中
腹臥位でのクリアランスモードにより背側からの排痰を促す．PCPS装着中であることに注目して頂きたい．

C 外科的治療

慢性血栓塞栓性肺高血圧症(chronic thromboembolic pulmonary hypertension：CTEPH)において，近年，血管内治療(balloon pulmonary angioplasty：BPA)および薬物治療の効果が示されてきているが，依然として外科的治療，すなわち肺動脈内膜摘除術(pulmonary endarterectomy：PEA)がその根治性から第一選択であることに変わりはない(図1)[1,2]．特に，最近，日本において盛んに実施されているBPA[3]と比べ，

① 国際的に20年以上，7,000件以上の治療実績がある
② 一度に両側肺動脈全体の血流クリアランスが可能であり，より良好かつ根治的な治療効果が期待できる
③ 正確な病態の把握，手技の向上，経験の蓄積などにより，主要施設を中心に死亡率2〜3%以下と著しい早期成績の向上をみている
④ 遠隔期においても低い再発率が立証済みである

などの利点を有する[4〜11]．本項においては，CTEPHに対するPEAの適応，実際の手技，成績などについて概説する．

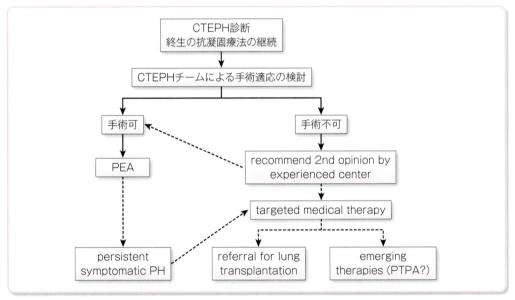

図1 2013年ニースでの第5回世界肺高血圧シンポジウム(5th World Symposium on Pulmonary Hypertension)でのCTEPH治療アルゴリズム
(文献2より)

a PEAの適応

肺動脈造影(PAG)もしくは造影CT検査による肺動脈病変の形態学的特徴および右心カテーテル検査による肺高血圧症(PH)の程度を中心に，表1の条件にあてはまるものをPEAの適応とする[4,5]．

表1 南カルフォルニア大学サンディエゴ校医療センター（UCSD）のPEA適応基準

① 平均肺動脈圧（mPAP）≧30 mmHg，肺血管抵抗（PVR）≧300 dyne·sec·cm^{-5}
② WHO機能分類（もしくはNYHAクラス）≧Ⅲ
③ 肺動脈内血栓の中枢端が到達しうる部位にある
④ 重篤な合併症がない

　しかしながら，上記の適応は1990年代に推奨されたもので，最近ではPEAの成績の向上に伴い主要施設を中心に，軽症例に対してPEAの適応が拡大されつつある．厳密な意味でのPH（mPAP≧25 mmHg）がない症例に対しても，CTEPHとして診断され有症状であればPEAの適応とし，その結果，良好な成績が報告されている[12]．

　PEAの適応基準のなかでも特に重要と考えられる事項として，上記基準の③の肺動脈病変の局在がある．まず，以下の2つの分類がある．

1）CTEPHの形態学的分類

① 中枢型：主肺動脈，肺葉動脈から区域動脈主体の狭窄・閉塞病変（図2）
② 末梢型：区域動脈より末梢の小動脈主体の狭窄・閉塞病変（図3）

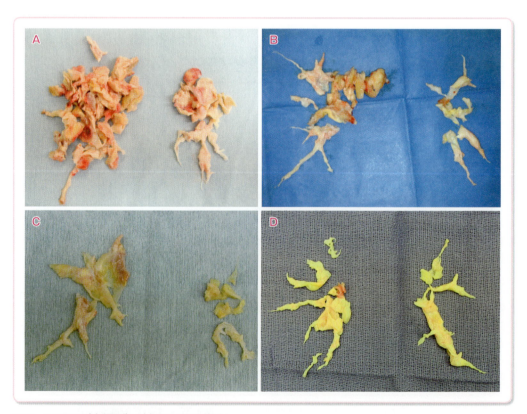

図2　CTEPH（中枢型）に対するPEA標本
A，B：UCSD分類TYPE Ⅰに相当．
C，D：TYPE Ⅱに相当．

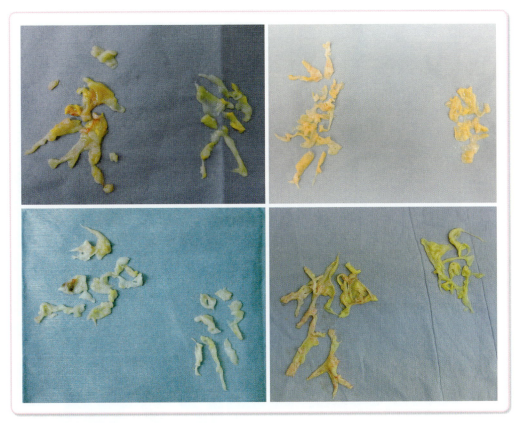

図3　CTEPH(末梢型)に対するPEA標本
UCSD分類TYPE Ⅲに相当.

2) UCSDの手術時分類(図4)[13]

TYPE Ⅰ：主肺動脈や葉間動脈に壁在血栓が存在する
TYPE Ⅱ：区域動脈の中枢側に器質化血栓や内膜肥厚がある
TYPE Ⅲ：区域動脈の末梢側に内膜肥厚や線維化組織が存在する
TYPE Ⅳ：細動脈の病変で，PEAの適応でない

　中枢型(UCSD手術時分類のⅠ/Ⅱ型)が，手技的にも容易でPEAのよい手術適応である[13]．一方，末梢型〔Ⅲ(Ⅳ)型〕は，PEAが技術的に困難で，かつ遺残PHが危惧される．最近のUCSDからの報告では，末梢優位なⅢ型においても良好なPEAの成績が得られているが[7]，PEAの適応をより慎重に判断する必要がある．そこで問題となるのが，USCD分類はあくまで手術時分類であり，術前PAGもしくはCT画像による確立した画像診断分類が存在しないことがあげられる．その結果，CT上，中枢側に明らかに血栓を有するⅠ型のみが中枢型として認識され，むしろ症例数的には多いⅡ型がCT上，明らかな血栓がないため「末梢型」と判断され，PEAの適応から外れ，BPAや薬物治療の対象となっている．PAGの読影にはそれなりの経験が必要であり，やはり，2013年ニースでのシンポジウムでの推奨[2]にもあるように，経験のある主要施設での判断が重要視されるべきである．と同時に，今後，PEAとBPAの治療間

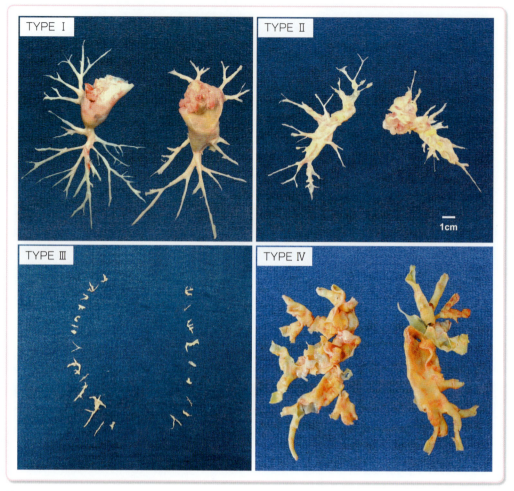

図4 UCSDのCTEPH手術時分類
（UCSDのMadani先生のICA2014での講演より引用）

で症状の改善度や遠隔成績などを比較検討し，より適切な治療選択がなされるべきであると考える．

b PEAの実際[4〜8]

1）麻酔

　正中切開下の開心術に準ずる．ダブルルーメン・チューブを用いて気道を確保し，中心静脈ラインに加え，周術期のモニタリングとしてSwan-Ganz(SG)カテーテルを挿入する．
　なお，中枢型で肺動脈内血栓を伴う場合，末梢側への塞栓が危惧されるが，容易に剥がれるような血栓ではなく，また，PEA時に摘出可能であり，通常どおりの操作で問題ない．
　肺の再灌流障害に備え，シベレスタットを周術期に持続投与する．

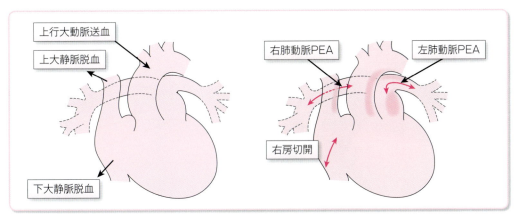

図5　体外循環の確立(右)と到達・切開部位

2) PEAの手順

a) 胸骨正中切開

両側同時にPEA可能なこと，合併する他の心病変にも対応可能なこと，開胸による肺出血の危険が少ないこと，などにより胸骨正中切開下に到達する．

b) 体外循環の確立

ヘパリン全身投与後，上行大動脈送血，S/IVC脱血により体外循環(CPB)を確立する(図5)．左室(房)ベントを挿入し中枢温16～18℃へ向け全身冷却する．頭部を氷パックで局所冷却する．完全CPBのためS/IVCをテーピングする．上行大動脈に順行性心筋保護カニュラを挿入する．

c) (小)右心房切開

S/IVCのターニケットを締め完全CPBとする．右心房下部を小斜切開し，卵円孔開存の有無を検索し，あれば閉鎖する(図5)．冠静脈洞に逆行性心筋保護カニュラを挿入する．

d) 右肺動脈PEA

術者は患者の左側に移動する．

①右肺動脈到達，切開：SVCと上行大動脈間に開創器をかけ，右主肺動脈を心膜翻転部を少し越えたあたりまで横切開する(図5，図6)．

なお，視野不良な症例においては，心膜とSVCの間に開胸器をかける(横隔神経の過伸展に注意する)，もしくはSVCを離断して視野を確保することもある．

②PEA層の同定と視野展開：肺動脈切開部よりビーバーメスを用いて適切なPEA層を同定する．内弾性板と中膜の間が理想的なPEA剥離面であり，その同定が重要である．「pearly white, smooth, silky, easily stripped」と形容され，中膜レベルで比較的容易に剥離できる層があり，白っぽくスムーズな面が現れる．逆に，ピンク色の場合は剥離層が外膜寄りとなっており，穿孔のおそれがある．プレジェット付きの5-0モノフィラメント糸を切開部の左右および末梢端に置き，視野を展開する．SGカテーテルの先端は術野の外に牽引しておく．

③大動脈遮断：上行大動脈を遮断して(順行性)心筋保護液により心停止を得る．

④PEA：中枢温が18℃以下となった段階で循環停止とし，専用のJamieson剥離子を用いて末梢側へ向け区域から亜区域動脈レベルまでPEAを行う．そのうえで「gentle traction and

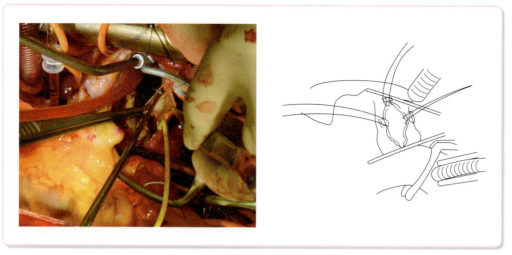

図6 右肺動脈PEA
上行大動脈-SVC間で右肺動脈を露出し，縦切開．右が頭側．

sweep away」と形容されるごとく，剥離内膜を長鑷子で保持し軽く牽引しながら，Jamieson剥離子を用いて肺動脈壁を剥がすような操作でPEAを行う．1 cmずつ末梢側へ段階的に剥離を進め，剥離内膜の末梢端が「feathered tail」と形容されるように，できるだけ末梢までPEAできることが理想である．

なお，末梢側のPEAにおいては，鑷子とJamieson剥離子の組み合わせではなく，先端の細い2本の鑷子を用いて剥がすようにしたほうがより良好なPEAが可能となる．

⑤超低体温循環停止法：1回の循環停止は15分までとし，10分間の全身灌流を再開する．このサイクルを繰り返しながらPEAを進める．

⑥右肺動脈縫合閉鎖：PEA後は，肺動脈切開部を5-0もしくは6-0モノフィラメント糸で二重に縫合閉鎖し，フィブリン・グルを塗布する．

e）左肺動脈PEA

術者は患者の右側に再移動する

①左肺動脈到達，切開：心ネットかバンドで心臓を右側斜め下方に牽引することにより左肺動脈の良好な視野が確保できる．主肺動脈から左主肺動脈の心膜翻転部を少し越えたあたりまで縦切開し，同様にPEAを行う（図5，図7）．

②左肺動脈PEA：左側は右側に比べ病変が軽度な症例が多い．中枢側では剥離層をみつけにくいことが多いが，上葉枝の分岐部手前からPEAを進めると適切な剥離層をみつけることができる．

なお，左肺動脈の走行上，下葉枝のPEAが視野的に困難な場合が多いが，縦隔胸膜を切開して左開胸し，左下葉の下に大きめのガーゼを入れ，下葉を押し上げることにより比較的良好な視野が得られPEAが容易となる．

③左肺動脈縫合閉鎖：左側のPEAが終われば，CPBを再開し全身復温を開始する．

④大動脈遮断解除，右心房縫合閉鎖：左肺動脈切開部を縫合閉鎖し，大動脈を遮断解除する．次に，右房切開部を5-0で縫合閉鎖する．

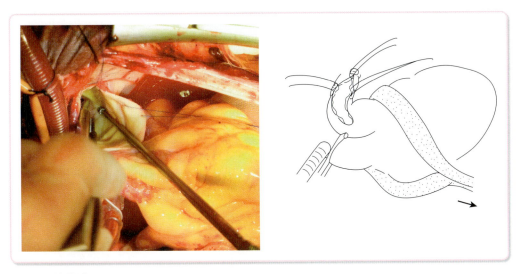

図7　左肺動脈PEA
心臓を右下方へ牽引し，左主肺動脈を露出．主肺動脈から右肺動脈にかけて縦切開．左が頭側．

f）体外循環からの離脱

　復温に1時間程度必要とし，合併する心疾患があればこの間に外科治療を併施する．肺血流が再開するタイミングでPEEP 10 cmH₂Oを開始し，再灌流障害を軽減する．復温（≦36℃）完了後にCPBからの離脱を図る．mPAP≦35 mmHgであれば順調に離脱可能であるが，それ以上の場合には主にノルエピネフリンで体血圧を維持しながら慎重にCPBから離脱する．重症の遺残PHや気道出血に対しては，PCPSを積極的に用いる[8]．IABPを併用すれば，拍動流（脈圧）が維持でき臓器灌流も良好となる．

　PCPSを用いた場合，急性期（12時間以内）は出血性合併症を防止すべく，ヘパリン投与を控え管理する．

　開胸した左胸腔にもドレーンを挿入し，右室を圧迫しないように，心膜は上部のみ閉鎖し慎重に閉胸する．

C　術後管理

1）（右）心不全/循環不全管理

　右心機能の低下を認める場合にはドパミンもしくはドブタミンを併用するが，むしろ肺血流を減らすため，あえて低心拍出量状態とし，0.1〜0.5 γと比較的多めの量のノルエピネフリンを用い体血圧80〜100 mmHgを目安に管理する．心係数は1.5〜2 L/min/m²前後のことが多いが，尿量が確保されていれば十分である．遺残PHに対してはPGI₂やNOで対応する．

2）呼吸不全管理

　ICU入室後，約半日は鎮静下にPEEP 10〜15 cmH₂Oの人工呼吸管理とする[8]．術後早期より積極的に利尿を図り再灌流障害やCPBの影響を取り除くと，徐々に肺動脈圧の低下がみられ，24〜48時間以内に抜管が可能となる．遺残PH症例などにおいては，早過ぎる抜管によ

り再灌流障害の増悪をきたすことがある．抜管前にPEEPを徐々に下げ，酸素化の悪化がないことを確認してから抜管する．抜管後もBiPAPなど非侵襲的陽圧換気（NPPV）下に管理する．最近では，むしろNPPVを前提に早期に抜管する傾向にあり，ほとんどが24時間以内の抜管である．

3）抗凝固療法

術後第1病日朝より（凝固亢進状態の症例では，当日夜より）低分子ヘパリンの持続点滴投与（2.5 IU/kg/hr）を開始し，術後24時間後もしくは翌日より5～7.5 IU/kg/hrへと増加させる．経口可能となれば，ワルファリンの投与へと移行し，通常はPT-INR 2～2.5（若年齢や凝固亢進症例：2.5～3.0）程度で管理する．

4）術後リハビリテーションおよび検査

ICU退出後は一般病棟で離床を図り，術後のリハビリテーションを徐々に行う（過度なリハビリは右心不全をきたし，心嚢液貯留をきたす場合があり注意を要する）．退院前に肺血流シンチグラフィ，右心カテーテル検査，PAG検査などによりPEAの効果を判定する．また，6分間歩行距離など運動負荷試験を行い，術後の運動耐容能の改善度を評価する[9]．

5）PEA後療法

遺残PHを伴う場合は薬物療法を追加する．同様にPAG検査所見などで適応と判断されれば，3～6ヵ月後を目安にBPAを追加する．また，在宅酸素療法に関しては，退院時に離脱できるものもあるが，外来での経過観察中に徐々に離脱を図る．

d　PEAの成績

1）早期成績

UCSDの早期成績（病院死亡率）は，1990年12.6％，1993年8.7％，2002年4.5％，2003年4.4％と改善し，2012年の報告では直近500例の病院死亡率は2.2％であったとしている[4,5,7,13]．日本においても，1999年の病院死亡率20.5％が，2006年には8.0％（88例）まで改善し[8]，2012年には4.6％まで改善した．2012年の日本胸部外科学会の年次別全国集計においても，56例中，病院死亡率1.8％と報告されている[14]．また，病院死亡の危険因子に関しては，Mayerらは，国際前向き登録において，術前のPVR（＞1,200 dyne・sec・cm^{-5}）や6分間歩行距離，ICUでのPVRなどに加え，直近のAPE発症からPEAまでの期間を危険因子としている[6]．著者の経験では60歳以上の高齢が[8]，Ishidaらの報告では，術前PVR≧1,052 dyne・sec・cm^{-5}が危険因子であった[10]．これらのことから，術前PVRが高く，末梢型の症例など，PEAによっても血行動態の改善が得られにくく，高齢やWHO機能分類Ⅳなど術前状態が不良な症例がPEAの高リスク群といえる．また，遺残PHをPVR≧500 dyne・sec・cm^{-5}と規定すると，術後17％に認めたとの報告がある[6]．

2）遠隔成績

UCSDのMadaniらは，5年生存率82％，10年75％[7]，Freedらは3年94％，5年92.5％，10年88.3％[11]と報告している．自験例においても，3年90.7％，5年86.4％[8]と比較的良好で

あった．CTEPHの再発に関して，Mayerらは4.6％に[6]，自験例では2.5％に再発を認めている．
　この遺残PHや再発はBPAの良い適応と考える．自験例においても，最近の22例中2例に追加施行し，PHが良好に軽快し症状の改善をみている．

　CTEPHに対しては，依然としてPEAが第一選択の根治的治療法である．特に中枢型に対する成績は極めて良好で強く推奨される．PEA困難・不可能もしくはハイリスクな症例およびPEA後の遺残PH例などに対して，BPAや薬物治療などの治療法が推奨される．

● 文献
1) 循環器病の診断と治療に関するガイドライン（2011年度合同研究班報告）：肺高血圧症ガイドライン（2012年改訂版）p50-56
2) Kim NH et al：Chronic thromboembolic pulmonary hypertension. J Am Coll Cardiol 2014；**62**（25 Suppl）：D92-D99
3) Mizoguchi H et al：Refined balloon pulmonary angioplasty for inoperable patients with chronic thromboembolic pulmonary hypertension. Circ Cardiovasc Interv 2012；**5**：748-755
4) Jamieson SW et al：Experience and results with 150 pulmonary thrombo-endarterectomy operations over a 29-month period. J Thorac Cardiovasc Surg 1993；**106**：116-126
5) Jamieson SW et al：Pulmonary endarterectomy：experience and lessons learned in 1,500 cases. Ann Thorac Surg 2003；**76**：1457-1462
6) Mayer E et al：Surgical management and outcome of patients with chronic thromboembolic pulmonary hypertension：results from an international prospective registry. J Thorac Cardiovasc Surg 2011；**141**：702-710
7) Madani MM et al：Pulmonary endarterectomy：recent changes in a single institution's experience of more than 2,700 patients. Ann Thorac Surg 2012；**94**：97-103
8) Ogino H et al：Japanese single-center experience of surgery for chronic thromboembolic pulmonary hypertension. Ann Thorac Surg 2006；**82**：630-636
9) Matsuda H et al：Long-term recovery of exercise ability after pulmonary endarterectomy for chronic thromboembolic pulmonary hypertension. Ann Thorac Surg 2006；**82**：1338-1343
10) Ishida K et al：Long-term outcome after pulmonary endarterectomy for chronic thromboembolic pulmonary hypertension. J Thorac Cardiovasc Surg 2012；**144**：321-326
11) Freed DH et al：Survival after pulmonary thromboendarterectomy：effect of residual pulmonary Hypertension. J Thorac Cardiovasc Surg 2011；**141**：383-387
12) Taboada D et al：Outcome of pulmonary endarterectomy in symptomatic chronic thromboembolic disease. Eur Respir J 2014；**44**：1635-1645
13) Thistlethwaite PA et al：Operative classification of thromboembolic disease determines outcome after pulmonary endarterectomy. J Thorac Cardiovasc Surg 2002；**124**：1203-1211
14) Committee for Scientific Affairs of The Japanese Association for Thoracic Surgery. Thoracic and cardiovascular surgery in Japan during 2012. Gen Thorac Cardiovasc Surg. 2012.

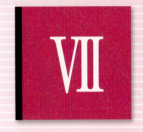

その他の肺動脈性肺高血圧症の診療指針と実践

膠原病（全身性エリテマトーデス／混合性結合組織病）に伴う肺動脈性肺高血圧症

欧米では膠原病に伴う肺動脈性肺高血圧症（PAH）の基礎疾患として強皮症の重要性が強調されているが，日本を含めた東アジアでは全身性エリテマトーデス（SLE），混合性結合組織病（MCTD）に伴うPAHが多い．MCTDは抗U1RNP抗体陽性かつSLE，強皮症，多発性筋炎／皮膚筋炎（PM/DM）にみられる臨床所見の併存により規定される疾患概念で，その病態はSLEに類似する．SLE/MCTDに伴うPAHは，強皮症と異なり免疫抑制療法が有効な場合が多く，肺血管拡張薬を組み合わせた積極的治療により血行動態を正常化できる数少ない病態である．

a SLE/MCTDに伴うPAHの特徴

SLEにおけるPAHの頻度は2～3％で，MCTDの10％に比べて低い．ただし，SLEの患者数はMCTDのおよそ5倍であることから，PAHと診断される患者数はほぼ同じである．SLE/MCTDに伴うPAHは20～40歳代の若年者が多く，SLE/MCTD発症からPAH診断までの期間が1年未満のほぼ同時期に発症したとみなされる例が半数を占める[1]．また，免疫抑制療法の適応となる他の炎症病態や免疫学的異常の出現に伴ってPAHが顕性化することが多い．PAHのリスク因子として，SLEでは抗U1RNP抗体陽性，MCTDでは筋炎，抗SSA抗体陽性が報告されている．また，肺高血圧症の臨床分類としてPAHが圧倒的に多く，左心疾患や呼吸器疾患による肺高血圧症は少ない．ただし，慢性血栓塞栓症肺高血圧症が少なからずみられるので，その除外は必須である．

病態としては，病初期には肺動脈壁の炎症と血管内皮や平滑筋細胞の増殖が主体だが，これら病態が持続すると線維化を主体とした血管壁のリモデリングに置換される．

b 早期発見のためのスクリーニング

SLE/MCTDはPAHの高リスク群であることからスクリーニングにより早期発見が可能である．強皮症では自覚症状の有無にかかわらず定期的なスクリーニングが推奨されているが，SLE/MCTDでは息切れをきたす他の病変を持たない若年者が多く，比較的急性の経過で症状が進行することから，息切れの自覚症状が早期発見に役立つ．また，SLE/MCTDの初発または再発時にPAHが出現することが多い．そのため，息切れの出現または悪化，疾患活動性の上昇があった時点でスクリーニングを実施すればよい．ただし，PAHの新規出現，悪化は疾患活動性と捉えるべきである．MCTDの中にはSLEやPM/DM症状が明確でなく，ステロイドをはじめとした免疫抑制療法を必要としない強皮症主体のケースもある．このような例では強皮症に準じた定期的なスクリーニングの実施が推奨されている．

スクリーニングの具体的な方法については，厚生労働省MCTD研究班が作成したアルゴリズムが役立つ（図1）[2]．経胸壁心エコーでは右心系の拡大や心室中隔の扁平化などの形態変化

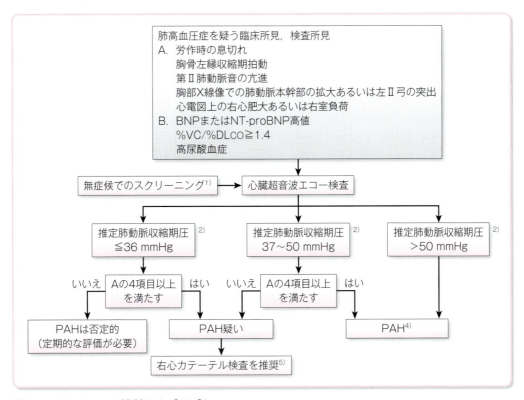

図1 MCTDのPAH診断アルゴリズム

付記
1) MCTD患者では肺高血圧症を示唆する臨床所見，検査所見がなくても，心エコー検査を一度は行うことが望ましい．
2) 推定肺動脈収縮期圧以外の肺高血圧症を示唆するパラメーターである肺動脈弁逆流速度の上昇，肺動脈への右室駆出時間の短縮，右心系の径の増大，心室中隔の形状および機能の異常，右室肥厚の増加，主肺動脈の拡張を認める場合には，推定肺動脈収縮期圧が36 mmHg以下であっても1回/6～12ヵ月で再評価することが望ましい．
3) 右心カテーテル検査が施行できない場合には慎重に経過観察し，治療を行わない場合でも3ヵ月後に心エコー検査を行い再評価する．
4) PAHの臨床分類，重症度評価のため，治療開始前に右心カテーテル検査を施行することが望ましい．
5) 左室の拡張不全，間質性肺疾患，慢性肺血栓塞栓による肺高血圧症などを鑑別することが重要である．
（文献2より）

だけでなく，ドプラ法により求めた三尖弁逆流の最大ジェット速度から計算した三尖弁圧較差や右房圧予測値を加えた肺動脈収縮期圧の推定値が汎用されている．ただし，ドプラ法による推定圧と右心カテーテルでの実測圧の相関は必ずしも強くないことから，心エコーはあくまでスクリーニングの手段と捉えるべきである．推定肺動脈収縮期圧が50 mmHgを超えれば肺高血圧症が存在する可能性が高い．それ以下でも，37～50 mmHgでは右心カテーテルの積極的な実施が推奨されている．PAHを早期に捉える有用なスクリーニング検査として，他に肺機能検査による一酸化炭素拡散能（DLCO）と脳性ナトリウム利尿ペプチド（BNP）またはその前駆体NT-proBNPがある．ただし，これらは単独での特異度は低いため，心エコー結果と組み合わせて評価する．スクリーニング検査でPAHが疑われた場合は，右心カテーテル検査による

肺動脈圧の実測が必要不可欠である．

C 治療戦略

　PAHに対して効能を有する肺血管拡張薬の登場前は，SLE，MCTDを含めた膠原病に伴うPAHの診断後の生存率は1年でわずか50％，3年で20％以下と極めて不良であった．一方，少なくとも2剤以上の肺血管拡張薬が使用可能になった以後のコホートでは，3年後に90％以上の生存率を維持できるようになった．ただし，5年以降は徐々に生存率が低下することから，さらなる予後改善を目指した治療戦略の見直しが求められている．厚生労働省MCTD研究班が2011年に作成したアルゴリズムが基本となるが（図2）[3]，最近は初回から複数の治療薬を併用する早期併用療法（upfront combination therapy）が広く行われている．

　治療の選択肢として，抗凝固療法，利尿薬，酸素療法など基礎治療に加えて，肺血管拡張薬（プロスタサイクリン誘導体，エンドセリン受容体拮抗薬，ホスホジエステラーゼ5阻害薬），免疫抑制療法がある．SLE/MCTDに伴うPAHでは，免疫異常を背景とした肺動脈の炎症，細胞増殖が基礎となることから，早期に積極的な免疫抑制療法を実施することにより血行動態の正常化が可能な場合がある．しかし，病態コントロールが不十分で炎症が残存すると，非可逆的な血管リモデリングが進行する．したがって，炎症・細胞増殖病態が主体の早期，進行期には強力な免疫抑制療法を実施すべきである．その判断に参考となる臨床指標を表1に示す．

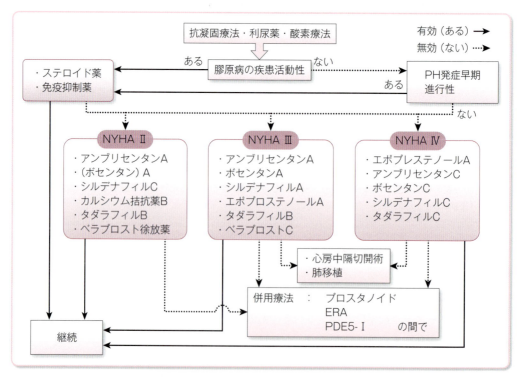

図2　MCTDに伴うPAHの治療ガイドライン
薬剤名の後のアルファベットはACCのガイドラインによる推奨度．
（文献3より）

表1 免疫抑制療法の有効性を予測する臨床指標

1. PAH発症がSLE/MCTDの発症とほぼ同時期
2. SLE/MCTDの疾患活動性がある
    - 免疫抑制療法の適応となる他の臓器病変
    - 抗DNA抗体上昇や血清補体低下などの免疫学的異常
3. PAHの進行が早い
4. 血行動態評価での程度が軽症(心係数が正常または低下が軽度)
5. 心電図,心エコー,MRIなどで右室リモデリング所見がない
6. 急性肺血管反応性が陽性または陽性基準を満たさなくても肺動脈圧が低下

表2 SLE/MCTDに伴うPAHに対する免疫抑制療法

1. ステロイド大量
    プレドニン1 mg/kg/日を2週間,以後1〜2週ごと毎に5〜10 mg/日減量
  *ステロイドパルス療法を組み合わせてもよい
  *プレドニゾロン5〜10 mg/日程度を維持量として継続
2. シクロホスファミド(エンドキサン®)間欠静注療法(以下のいずれか)
    500 mgを2週間ごとに計6回
    600 mg/m^{2}を4週ごとに計6回
  *投与終了後にアザチオプリン(イムラン®)1〜2 mg/kg/日,ミコフェノール酸モフェチル(セルセプト®)1〜3 g/日,タクロリムス(プログラフ®)3 mg/日にスイッチして維持療法として継続

　PAHの治療に用いる免疫抑制療法のレジメンとして確立したものはないが,増殖性ループス腎炎に対して高いエビデンスを有するステロイド大量とシクロホスファミド間欠静注療法の組み合わせが用いられることが多い(表2)[4,5].免疫抑制療法に肺血管拡張薬を組み合わせるが,そのタイミングは症例ごとに重症度や病態に基づいて調整する必要がある.重症例(WHO機能分類Ⅲ/Ⅳ)や免疫抑制療法の効果が大きく期待できない場合(表1の指標が少ない)は肺血管拡張薬を同時または先行する.一方,軽症(WHO機能分類Ⅰ/Ⅱ)かつ免疫抑制療法の効果が期待できる例では,肺血管拡張薬を併用せず,免疫抑制薬療法単独で治療を行う[6].治療開始1ヵ月程度で右心カテーテルなどにより免疫抑制療法の治療反応性を評価し,不十分であれば肺血管拡張薬を併用する.血行動態の改善が得られれば,肺血管拡張薬とともに少量ステロイド,経口免疫抑制薬(アザチオプリンなど)を維持療法として継続する.現時点で免疫抑制療法を含めた早期併用療法が生命予後を改善するエビデンスはないが,積極的な治療戦略の導入により血行動態の正常化が実現できる寛解例が増えている.

　肺血管拡張薬の使用にあたっては,SLE/MCTDによる臓器障害や併用する薬剤との相互作用を考慮する必要がある.特にカルシニューリン阻害薬(タクロリムス,シクロスポリン)投与下ではエンドセリン受容体拮抗薬(ボセンタン,アンブリセンタン)の血中濃度が上昇するため,併用禁忌あるいは減量が必要な場合がある.

● 文献
1) Shirai Y et al:Clinical characteristics and survival of Japanese patients with connective tissue disease and pulmonary arterial hypertension:a single-center cohort. Rheumatology 2012;**51**:1846-1854

2) 吉田俊治ほか：肺高血圧症．混合性結合組織病（MCTD）の肺動脈性肺高血圧症（PAH）診断の手引き改訂について．厚生労働省難治性疾患克服研究事業混合性結合組織病調査研究班平成22年度報告書，p7-13，2011
3) 中西宣文ほか：肺高血圧症治療ガイドライン（2012年改訂版）．循環器病の診断と診療に関するガイドライン（2011年度合同研究班報告），2013
4) Sanchez O et al：Immunosuppressive therapy in connective tissue diseases-associated pulmonary arterial hypertension. Chest 2006；**130**：182-189
5) Miyamichi-Yamamoto S et al：Intensive immunosuppressive therapy improves pulmonary hemodynamics and long-term prognosis in patients with pulmonary arterial hypertension associated with connective tissue disease. Circ J 2011；**75**：2668-2674
6) Jais X et al：Immunosuppressive therapy in lupus- and mixed connective tissue disease-associated pulmonary arterial hypertension：a retrospective analysis of twenty-three cases. Arthritis Rheum 2008；**58**：521-531

2 膠原病（強皮症）に伴う肺動脈性肺高血圧症

a 強皮症（全身性強皮症）の診断

　強皮症は，皮膚硬化が主症状であり，1980年の米国リウマチ学会の分類基準では皮膚硬化はほぼ必須の臨床症状であった．皮膚硬化のない強皮症は，sine sclerodermaとして特殊な病態と考えられていた．近年，皮膚硬化が軽度，あるいはない強皮症に肺動脈性肺高血圧症（PAH）を合併することが報告された．2013年に，**表1**の新分類基準が，米国リウマチ学会と欧州リウマチ学会から共同で発表された[1]．皮膚硬化が軽度やない症例でも，強皮症に特異性の高い自己抗体が陽性で，血管傷害の臨床症状があれば，強皮症と診断できる．この基準では，PAHも分類項目のひとつに加えられた．

表1　ACR/EULARの全身性強皮症分類基準

皮膚硬化が両手のPIP関節を越えてMCP関節に至っている		9
手指の皮膚硬化（どちらかひとつを算定）	浮腫様の手指	2
	PIPまででMCPには至っていない	4
手指指尖部（どちらかひとつを算定）	末端部の皮膚潰瘍	2
	陥凹性瘢痕	3
毛細血管拡張所見		2
爪郭部毛細血管の異常		2
肺動脈性肺高血圧症，間質性肺病変の存在		2
レイノー現象		3
疾患特異性自己抗体　抗セントロメア抗体，抗Scl-70抗体，抗RNAポリメラーゼⅢ抗体		3

8つのカテゴリーの総和が9点以上で強皮症と診断
除外疾患：nephrogenic sclerosing fibrosis, 全身性モルフィア，好酸球性筋膜症，scleredema diabeticorum, scleromyxedema, erythromyalgia, ポルフィリア症, lichen sclerosis, GVHD, diabetic cheiroarthropathy

b 強皮症におけるPAHの発症頻度

　強皮症には，8〜12％の頻度でPAHが合併する[2]．また，強皮症では，間質性肺病変，心筋障害による左心機能障害が線維化病変として合併する．これらの病態が進行すれば，PHを呈することは周知のとおりである．そのため，強皮症には15〜20％にPHが合併するとの報

告がある．強皮症では，PAHまたはPHの合併が，最も生命予後にかかわるとする報告があり，PAHばかりでなく，PH合併の早期診断は重要である．

c PAH発症の危険因子

強皮症のなかで，PAHを発症する危険性が高い患者群の研究が行われた．欧米のコホート研究では，強皮症の診断後，平均で10年以上経ってからPAHの合併がみられた[3]．つまり，PAHは晩期の合併症と考えられている．さらに，危険因子として，毛細血管拡張の出現，キャピラロスコピーでの爪郭部の毛細血管減少，抗セントロメア抗体陽性があげられた．皮膚硬化の範囲で分類する限局皮膚硬化型とびまん皮膚硬化型では，PAHは限局皮膚硬化型に合併するとされている[4]．しかし，この結果は，施設において意見が分かれている．東京女子医科大学膠原病リウマチ痛風センターでの研究では，強皮症の9％にPAHを合併し，発症の危険因子は，抗U1-RNP抗体陽性であり，皮膚硬化の範囲ではなかった．東京女子医科大学の結果を表2に示す．多くの遺伝子多型の研究にて，白人，黒人，アジア人にて，感受性遺伝子には差があることがわかっている．つまり，遺伝的背景により，強皮症の臨床症状は異なる可能性が示唆されている[5]．当施設での結果が，欧米での研究の結果と異なっていることは，遺伝的背景の違いによる可能性が高いと考える．

表2 強皮症におけるPAHの頻度と臨床症状

	PAH合併例	PAH非合併例
症例数	40	391
男女比	4：36（1：9）	48：343（1：7）
年齢（年）	55	53
病期間（月）	60	94
病型（D：L）	16：24（1：1.5）	153：238（1：1.6）
自己抗体の頻度		
Scl-70	7（18％）	96（24％）
CENP	13（33％）	152（39％）
U1-RNP	14（35％）*	51（13％）
RNApol	1（3％）	12（3％）

PAH：肺動脈性肺高血圧症；年齢と病期間：中央値
病型：びまん皮膚硬化型（D）と限局皮膚硬化型（L）
自己抗体：抗Scl-70抗体，抗セントロメア抗体（CENP），抗U1-RNP抗体，抗RNAポリメラーゼ抗体（RNApol）
*：$p < 0.01$にてPAH合併群と非合併群に有意な差が認められた．

d 診断のポイント

診断は，右心カテーテル検査にて平均肺動脈圧が25 mmHg以上であることで行う．また，左心機能低下の影響を排除するため，肺動脈楔入圧は15 mmHg以下としている．しかしそれ

表3 DETECT研究のアルゴリズムを構成する項目

第1段階でのスクリーニング項目
1. %FVC/%DLco ratio
2. 毛細血管拡張所見(有 or 無)
3. 抗セントロメア抗体陽性(有 or 無)
4. serum NT-proBNP
5. serum uric acid
6. 心電図での右軸偏位所見(有 or 無)

第2段階でのスクリーニング項目
1. 三尖弁逆流速度
2. 右心房面積

第1段階での6項目が肺動脈性肺高血圧症を予測する因子として同定され，それぞれにポイントが付与されている．そのポイントの総和が300以上になった症例では，第2段階での心臓超音波検査でのスクリーニングが推奨される．その2項目にて異常が認められた場合は心臓カテーテル検査が推奨される．

だけでは，間質性肺病変を合併した強皮症の場合，平均肺動脈圧が25 mmHg以上のときに，PAHと診断すべきか，間質性肺病変に伴うPH(ILD-PH)と診断すべきかの鑑別は難しい．そこで間質性肺病変が軽度の場合にはPAH，一方，重度の間質性肺病変が存在するときにはILD-PHと考える．重症の定義は，HRCTにて評価し肺野の20％以上に間質性陰影があるか，または，予測肺活量(%FVC)が70％以下としている．もちろん，それらのILD-PHの症例にPAHが合併している可能性も否定できない．強皮症の場合は，PAHとILD-PHの2つの病態が重複している場合が考えられる．

　強皮症に伴うPAHの診断は，できるだけ早期に行われ治療を開始することが，重要である．診断には，心臓カテーテル検査が必要であるが，侵襲的な検査であることと，膠原病専門医にとっては，安易な検査ではないという課題がある．そこで，心臓カテーテル検査を行うべき患者を抽出するアルゴリズムが作成された．欧州において，DETECT研究が2013年に発表され(発刊は2014年)[6]，アルゴリズムを構成する項目が示された(**表3**)．6種類の臨床症状と検査所見からPAHの可能性の高い症例を抽出し，次の検査として心臓超音波検査を推奨する．心臓超音波検査の結果，右心房面積および推定右室収縮期圧が正常範囲を逸脱すれば，心臓カテーテル検査が推奨される．

　東京女子医科大学膠原病リウマチ痛風センターにおいて，著者らは，同様に早期から心臓カテーテル検査を行うべき患者を抽出するアルゴリズムを作成した(**図1**)．DETECTアルゴリズムとの大きな違いは，新たに強皮症と診断したすべての患者に対して，心エコー検査を行うことである．心エコー検査以外に，呼吸機能検査での肺拡散能低下，血清NT-proBNP上昇がPAH合併を推測するのに有用である．このアルゴリズムでPAH疑いとされた患者に心臓カテーテル検査を行った結果，約30％の患者が無症候性あるいは軽度の自覚症状を有するPAHとして診断できた．

VII その他の肺動脈性肺高血圧症の診療指針と実践

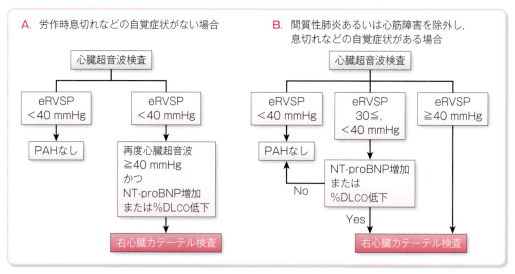

図1 肺動脈性肺高血圧症の早期診断方法
自覚症状がない早期肺動脈性肺高血圧症診断のためのアルゴリズム
eRVSP：推定右室収縮期圧
（川口鎮司：治療学 2010；44：857-860 より）

e 治療の現状と実践

　強皮症に伴うPAHの治療は，特発性PAHとほとんど変わらない．膠原病に伴うPAHには，免疫抑制療法が有用であることが知られているが，強皮症に伴うPAHでは，有用性が認められない．それどころか，感染症の危険性が増すことや腎障害の危険性が上がることにより，免疫抑制薬は推奨されない．

　著者らの前向き研究では，PAH早期診断のアルゴリズムで異常と診断された，WHO機能分類のⅠまたはⅡの患者において，平均肺動脈圧が25 mmHg以上の症例は前述したように30％であった．同時に，平均肺動脈圧が21～24 mmHgの症例も約30％であった．早期診断を目的として心臓カテーテル検査を行う場合，強皮症では境界型PAHの基準にあてはまる患者が多くみつかることがわかった．これらの境界型PAHの患者への治療が生命予後を改善するかどうかの研究はまだ結果が出ていない．つまり，現段階では，境界型PAHに治療介入するかどうかは意見が分かれる．また，日本では保険適用はない．

　強皮症のPAH治療の大きな問題点は，北米，欧州，英国でのコホート研究にて，現在の肺血管拡張薬が使用できるようになったこの10年間にて，特発性PAHに比較して，生命予後が改善できていないということである[7]．その原因は，特発性PAHの患者は，PAH以外には健康であることが多い．一方，強皮症はPAH以外にも生命予後にかかわる合併症が複数あるためである．さらには，強皮症では，肺血管狭窄を起こす病態が特発性PAHとは異なっているということだと推測される．

　興味深いことに，今まで生命予後が悪いと報告された強皮症PAH研究では，登録された患者の診断時自覚症状がWHO機能分類のⅢあるいはⅣであった．近年，強皮症においても，WHO機能分類のⅠまたはⅡでの早期から治療を開始すれば，生命予後を改善することができ

ると報告された[8]．これらの治療は，平均肺動脈圧が25 mmHg以上のPAHであって，境界型PAHは様子観察だけである．境界型PAHは未治療の場合，1年後には約20-40％の症例がPAHへ進行する．保険適用外ではあるが，現在のように生命予後が悪い強皮症の場合は，境界型PAHから治療を行うことも考慮されるべきと考える．

　治療は，プロスタサイクリン製剤，エンドセリン受容体拮抗薬，ホスホジエステラーゼ5阻害薬の3種類である．cAMP，エンドセリン-1，cGMP経路は，肺動脈の収縮および拡張に重要であり，その制御がPAHの治療に有用であることはこの15年間無数の報告がされた[9,10]．強皮症においては，早期診断時にすでに患者に自覚症状があれば，できるだけ早く3系統の薬剤を併用することである．ほとんどの強皮症は，レイノー現象を代表とする末梢循環障害が合併する．そのため，プロスタサイクリン製剤がPAH診断前から治療として用いられている．PAH発症が確認された場合では，早期にエンドセリン，cGMP系の薬剤を併用することが重要である．

● 文献

1) Van den Hoogen F et al：2013 Classification criteria for systemic sclerosis. An American College of Rheumatology/European League Against Rheumatism Collaborative Initiative. Arthritis Rheum 2013；**65**：2737-2747
2) Farber HW et al：Clinical assessment of pulmonary hypertension. Scleroderma, Varga J et al（eds），Springer, New York, p429-435, 2012
3) Medsger Jr TA：Natural history of systemic sclerosis and the assessment of disease activity, severity, functional status, and psychologic well-being. Rheum Dis Clin North Am 2003；**29**：255-273
4) Steen VD, Medsger Jr TA：Predictors of isolated pulmonary hypertension in patients with systemic sclerosis and limited cutaneous involvement. Arthritis Rheum 2003；**48**：516-522
5) Zhou X et al：HLA-DPB1 and DPB2 are genetic loci for systemic sclerosis：a genome-wide association study in Koreans with replication in North Americans. Arthritis Rheum 2009；**60**：3807-3814
6) Coghlan JG et al.：Evidence-based detection of pulmonary arterial hypertension in systemic sclerosis：the DETECT study. Ann Rheum Dis 2014；**73**：1340-1349
7) Lefevre G et al：Survival and prognostic factors in systemic sclerosis-associated pulmonary hypertension：a systematic review and meta-analysis. Arthritis Rheum 2013；**65**：2412-2423
8) Humbert M et al：Screening for pulmonary arterial hypertension in patients with systemic sclerosis：clinical characteristics at diagnosis and long-term survival. Arthritis Rheum 2011；**63**：3522-3530
9) Denton CP et al：Bosentan treatment for pulmonary arterial hypertension related to connective tissue disease：a subgroup analysis of the pivotal clinical trials and their open-label extensions. Ann Rheum Dis 2006；**65**：1336-1340
10) Badesch DB et al：Sildenafil for pulmonary arterial hypertension associated with connective tissue disease. J Rheumatol 2007；**34**：2417-2422

3 膠原病に伴う肺動脈性肺高血圧症の早期診断・早期治療介入

　膠原病に伴う肺高血圧症(PH)はニース分類1群から5群まですべての病態を合併しうる．したがって，他のPHとは診断法，治療法，予後が異なる．膠原病性PHの多くはその経過中に発症するので，定期的フォローができ早期診断が可能である．病態鑑別法と早期診断法を理解することが，膠原病性PHの予後を改善するものと期待される．

a 臨床像の特殊性

1) 基礎疾患による相違点

　膠原病性PHの臨床的特徴は基礎疾患により異なる(表1)．表1に示した頻度は，厚生労働省の混合性結合組織病研究班による調査結果で心臓超音波検査にてPHと診断されたものである．これは異なった病態のPHの総和としての頻度と理解すべきである．

2) 病態の多様性

　膠原病性PHは，以下の異なる病態により肺高血圧症をきたす．

A. 肺動脈病変によるPH(肺動脈性肺高血圧症；PAH)(ニース分類1群)
B. 肺静脈系の病変によるPH(肺静脈閉塞症；PVOD)(ニース分類1'群)

表1 膠原病性PHの病態と臨床像

	SLE	筋炎	MCTD	SSc
頻度*	9%	<5%	16%	11%
肺動脈病変 (ニース分類1群)	PAH	PAH	PAH	PAH
心病変 (ニース分類2群)	心膜炎 心筋炎	心筋炎	心膜炎 心筋炎	心筋線維症 心膜炎
肺病変 (ニース分類3群)		間質性肺炎	間質性肺炎	間質性肺炎
血栓塞栓 (ニース分類4群)	抗リン脂質抗体症候群	まれ	まれ	まれ
PAHの臨床経過	慢性～急性	慢性～急性	慢性～急性	慢性
PAHの予後	早期なら良好	早期なら良好	早期なら良好	不良

＊：吉田俊治，深谷修作：全身性自己免疫疾患における難治性病態の診断と治療法に関する研究．平成15年度総括・分担研究報告書，p20-43，2004より
(文献1，2より引用改変)

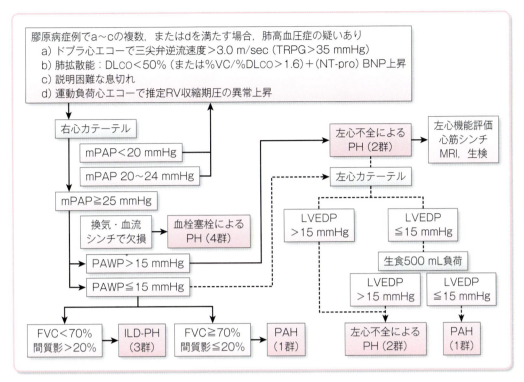

図1　PH診断フローチャート.
膠原病患のPHは複雑である．PHの病態鑑別のためには心臓カテーテル検査とともに心肺病変の広範にわたる包括的アプローチが必要である．右心カテーテル検査でPAWP≦15 mmHgであっても左室機能障害が疑われる場合や肺血管拡張薬に反応しない場合には左心カテーテル検査も考慮する(破線).
TRPG：tricuspid regurgitation pressure gradient, DLCO：diffusing capacity for carbon monoxide, VC：vital capacity, mPAP：mean pulmonary arterial pressure, PAWP：pulmonary artery wedge pressure, FVC：forced vital capacity, ILD：interstitial lung disease, LVEDP：left ventricular end diastolic pressure
(文献1, 2より引用改変)

C. 心筋拡張障害によるPH(ニース分類2群)
D. 高度の間質性肺炎によるPH(ニース分類3群)
E. 抗リン脂質抗体症候群に伴う肺動脈血栓塞栓症によるPH(慢性血栓塞栓性肺高血圧症；CTEPH)(ニース分類4群)
F. 肺動脈炎によるPAH(ニース分類5群)

　膠原病性PHをさらに複雑にしているのは，一人の患者が複数の病態を併せ持つことが少なくない点である[3]．病態鑑別のためには心臓カテーテル検査を含む図1のような診断フローチャートに基づいた包括的アプローチが必要である．

3) 予後

　全身性エリテマトーデス(SLE)や混合性結合組織病(MCTD)に伴うPHの多くは免疫抑制療法に反応し，その予後は一般に良好である．一方で，免疫抑制療法に反応しないSScに伴う

表2 強皮症に伴うPAHの生命予後の現状

WHO分類	1年	2年	3年
I／II	95％	76％	68％
III	80％	60％	48％
IV	50％	35％	21％
運動誘発性PH	100％	97％	85％

(文献4より改変)

PAHの生命予後は特にWHO分類III，IVの進行例で不良である．一方で運動誘発性PAHの段階では予後は比較的良好といえる(表2)[4]．

b 早期診断

1) 膠原病患者の早期PH診断

早期PHでは自覚症状，身体所見・画像所見がみられることは少なく，自覚症状の有無にかかわらず定期的スクリーニングを行うことが重要である[5]．SLE，MCTD，SScではスクリーニングを年一回程度，何らかの心肺病変を有する膠原病患者では半年に一回程度行う．

2) 安静時ドプラ心エコー

現状ではPHスクリーニングにはドプラ心エコーで三尖弁逆流速度から三尖弁逆流最大圧格差(TRPG)，右室収縮期圧を求める方法が広く用いられている．European Society of Cardiology/European Respiratory Society(ESC/ERS)のガイドラインは三尖弁逆流速度≧3.4 m/sec(TRPGでは≧46 mmHg)であればPH疑い，＜2.8 m/sec(TRPGでは≦31 mmHg)であればPHは否定的，その間の症例では完全にはPHを除外できないとしている[6]．三尖弁逆流速度はある程度実測の肺動脈圧を反映するがばらつきも多い．SSc患者137例を対象にドプラ心エコーでのPHスクリーニングの有用性を検討した研究[7]ではTRPG≧45 mmHgとした場合53％，TRPG≧30 mmHgとした場合12％ものPH患者が誤って除外されている．

3) PH早期診断のために

最近では，肺拡散能(DLCO)などの呼吸機能検査，脳性ナトリウム利尿ペプチド(BNP)やNT-proBNPなどのバイオマーカーも組み合わせて診断の補助にされる．SScを対象とした研究[8]ではDLCO/VA＜70％の症例は2年半以内のPAH発症リスクが18倍，DLCO/VA＜70％にNT-proBNPの上昇が伴っている症例では47倍と極めて高い[8]．

Schreiberら[9]は呼吸機能検査と酸素飽和度から平均肺動脈圧を推定する予測式：予測平均肺動脈圧 $= 136 - SpO_2(\%) - 0.25 \times DLCO(\%)$

を提唱している．

運動負荷心エコーによる早期PHスクリーニングも試みられている．著者らの施設ではマスターダブル2階段負荷試験後による運動負荷心エコー検査で早期PHの発見に努めている[11]．

すでに肺高血圧となっている症例を見過ごさないためには，DETECT研究のアルゴリズムが有用である(「VII-2. 膠原病(強皮症)に伴う肺動脈性肺高血圧症」参照)．

C 早期治療介入

　膠原病性PHの治療には多彩な原因のうちどの病態が関与しているのかを判断することが重要である．ニース分類2群，3群のPHも少なくない．また，膠原病性PHの患者には潜在的にPVOD様病変を有していることもある．このような症例において肺血管拡張薬は推奨されないため，慎重な鑑別が必要となる．SSc患者に右心・左心カテーテルを施行した研究[12]では45％もの症例が2群のPHであった．さらに，右心カテーテル検査で肺動脈楔入圧が≦15 mmHgであっても，左心カテーテル検査で左室拡張末期圧が高い症例が5％，正常でも生食点滴負荷により左室拡張末期圧が上昇する症例が6％存在した．これは右心カテーテルでPAHと診断されたSSc患者のなかにも，2群のPHが高頻度に潜在していることを示唆している．

　SLEやMCTDに合併したPHでは免疫抑制療法が奏効する例が少なからず存在するため，このような症例を見逃さないためにPH診療に精通したリウマチ専門医による慎重な判断が要求される．SScや免疫抑制療法無効のPAHには，エンドセリン受容体拮抗薬，ホスホジエステラーゼ阻害薬，可溶性グアニル酸シクラーゼ刺激薬，プロスタサイクリン誘導体を使用する．ガイドラインではWHO機能分類に応じてこれら薬剤を使い分けることを推奨しているが，SScによるPAHは単剤では効果が得られないため，早期の孤発性PAHの場合，エンドセリン受容体拮抗薬，ホスホジエステラーゼ阻害薬（または可溶性グアニル酸シクラーゼ刺激薬）の併用を開始することが多い．しかし，間質性肺炎や心筋障害が併存する患者では酸素化の悪化などがないことを確認しつつ1剤ずつ慎重に加えていく．

　SScによる左室拡張障害には有効な治療法は確立していないが心筋保護の目的で，利尿薬，カルシウム拮抗薬，さらには少量のβ遮断薬やアンジオテンシンⅡ受容体拮抗薬を用いる．なお，2群のPHに肺血管拡張薬を用いるとかえって心不全を助長させる．高度の間質性肺炎に伴うPHは肺病変の治療をまず行う．やはり肺血管拡張薬の使用は推奨されない．

　平均肺動脈圧(mPAP)が21～24 mmHgのいわゆるボーダーラインmPAPの患者に対する肺血管拡張薬使用には一定の見解はなく，むやみな使用は勧められない．なぜならこれらの症例のなかにかなりの頻度で2群のPHが含まれているからである[3]．

● 文献

1) 山崎宜興ほか：膠原病患者の肺高血圧症スクリーニング．Pulmonary Hypertension Update 2015；**1**：54-60
2) 山崎宜興ほか：膠原病による肺高血圧症の治療上の注意点：グループ別の対応について．リウマチ科 2016；**55**：234-239
3) Tsuchida K et al：Left heart abnormalities in connective tissue disease patients with pre-capillary pulmonary hypertension as well as borderline mean pulmonary arterial pressure. Mod Rheumatol 2015；**25**：744-747
4) Condliffe R et al：Connective tissue disease-associated pulmonary arterial hypertension in modern treatment era. Am J Respir Crit Care Med 2009；**179**：151-157
5) Humbert M et al：Early detection and management of pulmonary arterial hypertension. Eur Respir Rev 2012；**21**：306-312
6) Galie N et al. Guidelines for the diagnosis and treatment of pulmonary hypertension. Eur Respir J 2009；**34**：1219-1263
7) Mukerjee D et al：Echocardiography and pulmonary function as screening tests for pulmonary hyper-

tension in systemic sclerosis. Rheumatology 2004 ; **43** ; 461-466
8) Allanore Y et al : High N-terminal pro-brain natriuretic peptide levels and low diffuseing capacity for carbon monoxide as independent predictor of the occurrence of precapillary pulmonary arterial hypertension. Arthritis Rheum 2008 ; **58** ; 284-291
9) Schreiber BE et al : Improving the detection of pulmonary hypertension in systemic sclerosis using pulmonary function tests. Arthritis Rheum 2011 ; **63** ; 3531-3539
10) Coghlan JG et al : Evidence-based detection of pulmonary arterial hypertension in systemic sclerosis : the DETECT study. Ann Rheum Dis 2014 ; **73** ; 1340-1349
11) Simple exercise echocardiography using a Master's two-step test for early detection of pulmonary arterial hypertension. J Cardiol 2013 ; **62** ; 176-182
12) Fox BD et al : High prevalence of occult left heart disease in scleraderma-pulmonary hypertension. Eur Resip J 2013 ; **42** ; 1083-1091

4 先天性シャント性心疾患に伴う肺動脈性肺高血圧症

　肺高血圧症治療薬の登場により，肺動脈性肺高血圧症を伴う先天性シャント性心疾患の治療は大きく変わりつつある．根治術が困難とされてきた肺高血圧症例に対する治療適応の拡大やEisenmenger症候群の運動耐容能の改善など，様々な領域で新たなエビデンスが整いつつある．さらに近年新たに登場したカテーテル治療の導入により，これまでの外科的治療に代わって，人工心肺を使用しない低侵襲治療が可能となった．両者を組み合わせることによって，新たな治療戦略が可能となってきている．左右短絡心疾患に伴う肺高血圧症，特に成人期に認められる頻度の高い心房中隔欠損症（ASD）を中心に診断・治療について解説する．

a 先天性心疾患に伴う肺高血圧症の分類

　先天性短絡性疾患に伴う肺高血圧症は2013年ニース会議において肺動脈性肺高血圧（PAH）である1群のなかの「1.4. 他疾患に伴う肺動脈性肺高血圧症（associated PAH）」のひとつとして分類されている[1,2]．肺高血圧症のなかでこれら先天性短絡性心疾患に伴うものは約10〜15％を占めるとされている．これまで先天性心疾患は小児の疾患と考えられていたが，日本でもすでに40万人以上の成人先天性心疾患患者がいると推定されている[3]．これら成人先天性心疾患患者についてこれからは循環器内科医が診療・治療方針を考えていく必要がある．

b 先天性心疾患に伴う肺高血圧症の予後

　先天性短絡性疾患に伴うPAHの短期予後は，無治療の場合でも特発性PAHと比較してよいとされているが，この最も進行した病態であるEisenmenger症候群の生命予後は40歳以降に急速に悪化し55歳を過ぎると生存率は50％に満たない（図1）[4]．また，Eisenmenger症候群の運動耐容能は他の先天性心疾患と比べて大きく低下しており，ADLは制限されQOLも良好とはいえない[5]．これまでの成人先天性心疾患患者における予後解析では，ASDや心室中隔欠損症（VSD）で心内修復を施行できた症例は術後に肺高血圧が残存しても，その長期予後はEisenmenger症例よりも良好であったと報告されている（図2）[6]．肺高血圧を伴う症例であっても心内修復が可能であった（周術期に血行動態の破綻をきたさなかった）場合には，心内修復することで生命予後や運動耐容能の改善が得られる可能性があることを示している．

　高度PAHを伴う先天性心疾患の治療判断における重要なポイントは，左右シャントを閉鎖した場合にPAHの改善が期待できるかどうか，ということである．ASDやVSDに関しては過去の報告・経験から欠損孔の径による分類がなされている（表1）[1]．この分類におけるBとCの鑑別は重要であり，Bでは欠損孔（短絡）の閉鎖自体によりPAHの改善が期待できるのに対してCでは閉鎖単独ではPAHの改善が期待できないとも判断することができる．

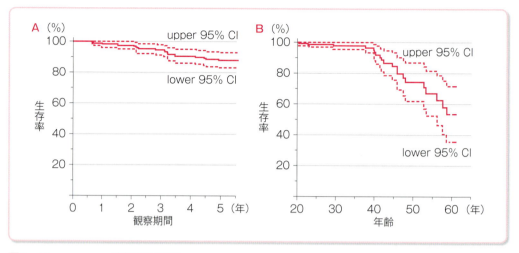

図1 Eisenmenger症候群の予後
Eisenmenger症候群の短期予後は比較的よいが(A)，全般的な生命予後は次第に低下し，特に40歳以降に顕著となる(B)．
(文献4より引用改変)

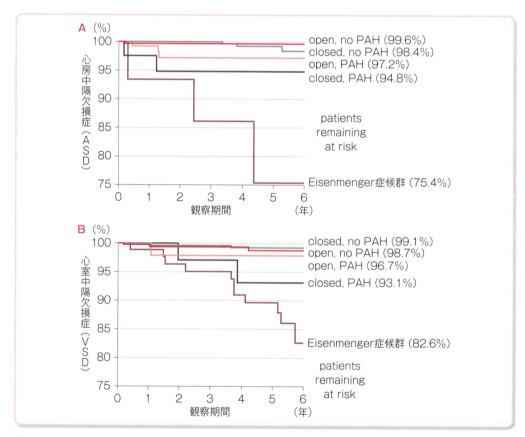

図2 PAHを伴うASD/VSDの予後
Eisenmenger症候群のASD/VSDの予後はPAHを伴う他の病態と比べて明らかに不良である．ASD/VSDが閉鎖されたPAHの予後は，閉鎖されていないPAHおよびEisenmenger症候群よりよい傾向にある．

表1 先天性心疾患に伴う左右短絡疾患の臨床分類

A. Eisenmenger 症候群	大きな欠損孔により肺血管抵抗が著しく上昇した結果，逆方向（右→左）もしくは両方向性シャントが存在する（チアノーゼ，多血症，多臓器障害を合併する）．
B. 左→右シャントに関連した肺高血圧症	中等度以上の大きさの欠損孔が存在し，肺血管抵抗は中等度まで上昇しているものの，左右シャントが優位である（安静時アノーゼは合併しない）．
C. 小さな欠損孔を伴う肺高血圧症	小さな欠損孔（心エコーで＜1cmの心室中隔欠損や＜2cmの心房中隔欠損）が存在する．臨床経過が特発性肺高血圧に類似する．
D. 心内修復術後の肺高血圧症	先天性心疾患は修復され術後残存短絡が明らかでないにもかかわらず，術直後に肺高血圧が残存するもしくは数ヵ月あるいは数年後に肺高血圧が再発する．

（文献1より引用改変）

c 先天性心疾患に対するカテーテル治療の進歩

　近年，先天性心疾患領域でのカテーテル治療の導入により，人工心肺を用いない低侵襲な治療が可能となってきた．動脈管開存症（PDA）に対するコイルによる動脈管閉鎖は従来から施行されてきたが，Amplatzer Duct Occluder（St. Jude Medical社）の導入により径の大きなPDAであっても安全に閉鎖が可能となっている．また，Amplatzer Septal Occluder（St. Jude Medical社）を用いたASDのカテーテル治療も症例数が増加している．海外ではVSDに対するカテーテル治療も施行されている．カテーテル治療の最大のメリットは人工心肺を用いない低侵襲性にあり，なかには局所麻酔だけで治療可能な場合がある．さらに心拍動下に血行動態をモニターしながら欠損孔の試験閉鎖が可能であり，重度の肺高血圧を合併した先天性心疾患では肺高血圧をモニターしながら欠損孔の閉鎖適応を判断することができる（図3）．さらに外科手術直後に使用されることの多い血管収縮作用のある強心薬の投与も避けることができる．

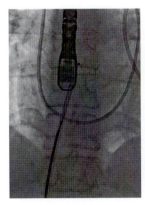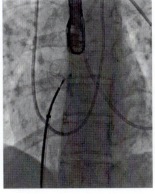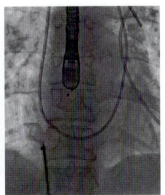

図3　肺高血圧を合併した心房中隔欠損症のカテーテル治療
肺動脈圧をモニターしながらカテーテルによる治療が可能である．

d 肺高血圧症を伴う心房中隔欠損症の新しい治療指針

ASDは先天性心疾患の約10％を占めるとされ，PAHは成人ASD患者の5〜10％に合併すると報告されている[7]．肺高血圧を合併したASDの閉鎖適応についてESCのガイドラインではPVRが5 wood単位未満の場合は閉鎖の適応があるとしている．さらに，PVRが5 wood単位以上であっても体血管抵抗（SVR）の2/3未満，もしくは平均肺動脈圧が平均大動脈圧の2/3未満であり，かつ肺体血流比が1.5を超えている場合は閉鎖の適応が考慮される（ClassⅡb）とされている（表2）[8]．PVRを用いての適応基準ではACC/AHAのガイドラインでも同様にPVRがSVRの2/3未満もしくは肺動脈圧が大動脈圧の2/3未満の場合がClassⅡbとされているほか，PAHに対する薬剤治療や欠損孔の試験閉鎖（テストオクルージョン）に反応した場合もClassⅡbに分類されている[9]．また，日本循環器学会のガイドラインでもほぼ同様の適応が記載されているが，PVRのカットオフの基準値は7 wood単位と記載されている[10]．ASDに対するカテーテル治療もこれまで数多くの良好な治療成績が報告されている[11]．また中等度から重度肺高血圧合併症例に対してもカテーテル治療を実施すると有意な肺動脈圧の低下がもたらされることが示されている[12]．

一方，肺高血圧症治療薬の進歩により，肺高血圧症の生命予後や運動耐容能の改善が期待される．これら薬剤は左右短絡型心疾患症例においてもその有用性が少しずつ示されつつある．高度肺高血圧を合併したASDに対して，強力な肺高血圧症の治療薬であるプロスタグランジンI_2の静注製剤による治療後に心内修復術を施行した症例が数例報告されている[13〜17]．"Treat and repair"の利点としては，運動耐用能の改善や肺動脈病変の進行予防および症例によっては肺動脈圧の低減などがあげられる．また，両方向性もしくは右左シャントを伴うEisenmenger症候群に近い症例では脳塞栓・脳膿瘍のリスクや多血症や低酸素に伴う臓器障害などの改善が期待される．一方で欠点としては短絡閉鎖の周術期に侵襲による肺高血圧crisisなどの血行動態の破綻のほか，短絡の消失に伴う長期予後悪化の懸念などがあげられる．しかし，

表2 心房中隔欠損症の治療適応に関するESCガイドライン

適応	推奨クラス	エビデンスレベル
症状の有無にかかわらず，相当量の短絡（右室の容量負荷）があり，肺血管抵抗が5 wood単位未満である症例のASDを閉鎖する	Ⅰ	B
形態的にデバイス閉鎖が適当な二次孔型ASDをインターベンションで閉鎖する	Ⅰ	C
欠損孔径にかかわらず奇異性塞栓の可能性が疑われる（ただし，他の原因が除外されている）症例のASDを閉鎖する	Ⅱa	C
肺血管抵抗が5 wood単位以上であっても体血管抵抗の2/3未満もしくは肺動脈圧が体血圧の2/3未満*，かつ十分な左右短絡（Qp：Qs＞1.5）がある症例でASDの閉鎖を試みる	Ⅱb	C
Eisenmenger症候群症例においてASDの閉鎖は避けるべき	Ⅲ	C

*ベースライン，血管反応性検査下あるいは肺高血圧特異的治療下状態のいずれか．
（文献8より引用改変）

これら問題は新しいインターベンション治療や肺高血圧症治療薬の登場により大きく変わっていくことが期待される．

　実際の高度肺高血圧を伴うASDにおいて，肺体血流比が1.5未満の多くの場合はガイドライン上閉鎖の適応とならない．このような場合，これまではカテーテル検査中に酸素や一酸化窒素の吸入を行って肺動脈圧や肺血管抵抗の反応が得られるかで，肺動脈病変の可逆性を評価してきた．ところが新しい肺高血圧症治療薬の登場により，肺高血圧治療を長期かつ十分に行ったあとに，血行動態を再評価することで閉鎖適応を判断することが可能となった．カテーテル治療を行う場合にはバルーンで欠損孔を試験閉鎖し，その結果で血行動態の破綻なく安全に閉鎖が可能か判断するという方法も可能である[18]．ただし，短絡そのものを閉鎖試験時に完全に閉鎖できているかどうかの確認は難しく，同じ状態で完全閉鎖を10分以上保つことも難しい．欠損孔が大きい場合はバルーンによる閉鎖が困難で，巨大なバルーンが右房・左房の容積を占拠するなど問題点もある．

　肺高血圧を合併した左右短絡心疾患の欠損孔閉鎖適応，特にASD症例に対する"Treat and repair"治療経験は国際的にみても限られており長期予後は不明である．しかしながら，この治療法で良好な経過を経ている症例も次第に増加しており，新しい治療戦略として経験を積み重ねる価値はあると思われる．

● 文献

1) Simonneau G et al：Updated clinical classification of pulmonary hypertension. J Am Coll Cardiol 2009；**54**(1 Suppl)：S43-S54
2) 中西宣文ほか：肺高血圧症治療ガイドライン（2012年改訂版），日本循環器学会，2012
3) Shiina Y et al：Prevalence of adult patients with congenital heart disease in Japan. Int J Cardiol 2011；**146**：13-16
4) Diller GP et al：Presentation, survival prospects, and predictors of death in Eisenmenger syndrome：a combined retrospective and case-control study. Eur Heart J 2006；**27**：1737-1742
5) Kempny A et al：Reference values for exercise limitations among adults with congenital heart disease. Relation to activities of daily life--single centre experience and review of published data. Eur Heart J 2012；**33**：1386-1396
6) Engelfriet PM et al：Pulmonary arterial hypertension in adults born with a heart septal defect：the Euro Heart Survey on adult congenital heart disease. Heart 2007；**93**：682-687
7) Webb G, Gatzoulis MA：Atrial septal defects in the adult：recent progress and overview. Circulation 2006；**114**：1645-1653
8) Baumgartner H et al：ESC Guidelines for the management of grown-up congenital heart disease（new version 2010）. Eur Heart J 2010；**23**：2915-2957
9) Warnes CA et al：ACC/AHA 2008 Guidelines for the Management of Adults with Congenital Heart Disease：a report of the American College of Cardiology/American Heart Association Task Force on Practice Guidelines（writing committee to develop guidelines on the management of adults with congenital heart disease）. Circulation 2008；**118**：e714-e833
10) 丹羽公一郎ほか：成人先天性心疾患診療ガイドライン（2011年改訂版），日本循環器学会，2011
11) Butera G et al：Treatment of isolated secundum atrial septal defects：impact of age and defect morphology in 1,013 consecutive patients. Am Heart J 2008；**156**：706-712
12) Yong G et al：Pulmonary arterial hypertension in patients with transcatheter closure of secundum atrial septal defects：a longitudinal study. Circ Cardiovasc Interv 2009；**2**：455-462
13) Rosenzweig EB et al：Long-term prostacyclin for pulmonary hypertension with associated congenital heart defects. Circulation 1999；**99**：1858-1865
14) Fernandes SM et al：Usefulness of epoprostenol therapy in the severely ill adolescent/adult with Eisen-

menger physiology. Am J Cardiol 2003 ; **91** : 632-635
15) Frost AE et al : Reversal of pulmonary hypertension and subsequent repair of atrial septal defect after treatment with continuous intravenous epoprostenol. J Heart Lung Transplant 2005 ; **24** : 501-503
16) Schwerzmann M et al : Atrial septal defect closure in a patient with "irreversible" pulmonary hypertensive arteriopathy. Int J Cardiol 2006 ; **110** : 104-107
17) Hirabayashi A et al : Continuous epoprostenol therapy and septal defect closure in a patient with severe pulmonary hypertension. Catheter Cardiovac Interv 2009 ; **73** : 688-691
18) Sánchez-Recalde A et al : Atrial septal defect with severe pulmonary hypertension in elderly patients : usefulness of transient balloon occlusion. Rev Esp Cardiol 2010 ; **63** : 860-864

5 成人期Fontan循環不全における(肺動脈性)肺高血圧症

　1970年代に確立された術式であるFontan手術(図1A)は，チアノーゼ性単心房単心室循環に対処するため考案された．上大静脈(ときとして両側にあることもある)のみを直接肺動脈につなぐGlenn手術からFontan術へ移行するのが通例ではあるが，近年成人例においては施設によっては直接Fontan術を行うこともある．生体の肺循環と体循環を直列につなぐ修復術であり，Glenn術と異なりシャントがなくなるためチアノーゼは消失するが2心室修復ではなく，分類からすれば姑息術に属する．その後改良され，現在ではTCPC(total cavo-pulmonary connection)術が好まれて施行される(図1B)．TCPC術により，右心耳を使用するFontan術における弊害のいくつかは解消されるが，種々の重篤な合併症の原因となる静脈圧上昇による臓器うっ血は解消されない(表1)．

　当初，本術式が成立する条件は表2上段に示される場合とされていたが，現代では，技術的な進歩のためいくつかの困難は乗り越えることが可能となっている．著者らとしては，表2下段の事項を正確に評価して経験のある専門施設で適応を決めることを推奨したいが，この術式には根本的な問題があり，いかに短期的な血行動態の安定が得られたとしても重篤な合併症が生じてしまうことが多い．本項では，Fontan循環不全の病態生理から問題点を解説し，実際行われている治療と将来の展望に関して解説したい．

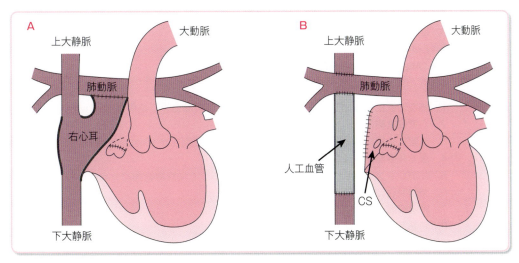

図1　Fontan手術の模式図
A：APC(atrial-pulmonary connection)-Fontan術：右心耳を肺動脈に連結する．
B：TCPC(total cavo-pulmonary connection)術：上大静脈を直接肺動脈に，下大静脈は，人工血管を用いて肺動脈に連結する．不要な右房は切除する．冠静脈(CS)が右房に開口する場合は，一部右房を残し，心房中隔を開存させる．

表1 Fontan循環における合併症

APC-Fontan術患者特有の合併症
• 右心耳内血栓 • 右房起源の上室性頻脈性不整脈 • 拡張右房による肺静脈圧排
Fontan循環不全原因と症状
• 心室収縮拡張不全 • 心房性頻拍(心房内リエントリー,心房粗細動など) • 肺血管抵抗(PVR)上昇 • 低酸素血症(肺動静脈楼形成,体肺静脈シャント,肺発育不全など) • 蛋白漏出性腸症(PLE) • 鋳型気管支炎(plastic bronchitis) • 肝障害(うっ血肝,肝線維症,肝硬変) • 深部静脈血栓による肺塞栓・奇異性動脈塞栓(脳梗塞) • 腎障害(うっ血腎など)

表2 Fontan循環手術適応の主な評価項目

Choussat の Ten Commandments defining an ideal candidate for a Fontan procedure
1. Age > 4 years 2. Sinus rhythm 3. Normal systemic venous return 4. Normal right atrial volume 5. Mean pulmonary arterial pressure < 15 mmHg 6. Pulmonary arteriolar resistance < 4 WOOD·m² 7. Pulmonary artery-artery ratio > 0.75 8. Left-ventricular ejection fraction > 0.60 9. Competent mitral valve 10. Absence of pulmonary artery distortion
筆者が考える主な評価項目
1. 肺血管抵抗値(PVR)が十分低いこと　ex. PVRI(肺血管抵抗係数)< 4 wood·m² 2. 心室収縮機能が十分維持されていること 3. 心室拡張機能に問題がないこと　ex. 心室拡張終期圧が10 mmHg以下 4. 房室弁機能が問題ないこと 5. 体肺シャントもしくは肺内シャントがないもしくは許容範囲であること 6. 肺動脈(肺血管床)の発育が十分であること 7. 呼吸機能が十分であること 8. 解除不能な有意な心室流出路狭窄がない

a Fontan循環不全の病態生理

- **Fontan循環の抱える根本的な循環不全**

　Fontan循環における静脈圧は,狭窄病変がないと仮定した場合,以下の式によって示される.

平均静脈圧＝平均肺動脈圧(mPAP)＝心拍出量(CO)×肺血管抵抗(PVR)＋平均肺動脈楔入圧(mPAWP)

したがって，静脈うっ血の原因は，基本的にはPVRの上昇もしくはPAWP(心房圧もしくは心室拡張終期圧)の上昇，またその両者によりもたらされる．

一般にPVRの正常値は2 wood以下である．しかし，Fontan循環においてはPVRが2 woodで4 L/minのCOを維持するとして，PAWPが5 mmHgだったとすると，すでにmPAP(＝静脈圧)は13 mmHgとなってしまい，全身臓器のうっ血は免れない．したがって，Fontan循環に対しての肺高血圧基準：mPAP≧25 mmHgは意味をなさない．したがって，一般に全例で注意が必要だが，mPAP(＝平均静脈圧)＞15 mmHgの症例では特に慎重な管理が必要と考えられる．しかしながら一方では，PVRやmPAP(静脈圧)がどの値以下であれば肺血管床には異常がなく，種々の合併症を回避できるのかどうかは定かではない．また，心室拡張終期圧(PAWP)によるFontan体肺循環への影響は，一般の肺高血圧におけるインパクトの比ではない．そう考えると，年齢を経て生じる心室拡張不全の問題はFontan循環患者全員が今後抱える大きな問題となるのは容易に想像がつく．

また，Fontan循環は普通の2心室循環と異なり，肺心室がないために頻脈時や脱水(出血)時に体心室の前負荷が保ちにくく，頻脈や脱水(出血)に極めて弱い循環システムである．したがって，頻脈性上室性不整脈や急な循環血液量の減少(出産時の出血)はときとして命取りになるおそれがあり注意が必要である．一方，洞不全症候群の発生もみられるため，薬物による心拍コントロールにも注意が必要となる．頻脈性上室性不整脈の場合，治療はアブレーションが基本であるが，TCPCでは直接的な心房への到達ルートがないためその治療には術者の修練もしくは先進機器が必要である．

b Fontan循環不全に対する治療

Fontan循環不全の本質的な予防と治療は2つに分けて考えるべきである．すなわち，静脈圧上昇の予防もしくは治療と，起こってしまった合併症に対する治療である．

1) 静脈圧上昇に対する治療

静脈圧上昇をきたす原因は，PVRもしくはPAWPの上昇といった2つの要素が絡んでいる．

a) PVR上昇によるFontan循環不全

Fontan循環不全患者において，肺動脈の収縮・弛緩反応の異常や肺動脈中膜肥厚が生じることが報告されている[1]．術前の高肺血流量による障害の進行，肺心室がないことによる脈圧の消失やエンドセリン受容体発現の亢進がひとつの原因ではないかとの報告がある[1~3]．しかしながら，Fontan循環不全において，PVR低下を目指した肺動脈性肺高血圧(PAH)治療薬の使用は認められてはいない．一方，いくつかの臨床研究にてFontan循環患者において，PDE-5阻害薬[4~9]やエンドセリン受容体拮抗薬[10~13]が臨床症状を改善したとの報告もあり，2013年のニース肺高血圧国際会議においてもPAH治療薬に対する期待も込めた考察がなされている[14]．病理組織像を含めPVRの上昇機転がPAHと同様であるかどうか不明ではあるものの，これらの報告はPAH治療薬が静脈圧低下もしくは静脈圧上昇予防を促す可能性を示唆するものである．今後の大規模臨床研究の施行による結果を待ちたいところである．

b）PAWP上昇によるFontan循環不全

房室弁逆流，特に体心室右室における三尖弁逆流が最も大きな原因となる．また，肺静脈共通幹（common chamber of pulmonary veins）の狭窄によることもある．APC-Fontanの右心耳拡大による肺静脈圧排も循環不全の原因にはなるが部分的圧迫では他の肺静脈にflowが逃げうるためPAWP自体の上昇とはならない．これらは，いずれも手術的な修復を考慮する．また，体心室拡張不全によりPAWP上昇機転が働くことがあるが，同時に収縮不全がある場合も含め，一般的な成人の心不全治療を行うことになる．特に体心室が解剖学的右室の場合は進行を止めにくいとされ，早期からの心不全治療が必要である．ただし，こういった病態に一般的心不全の薬物治療が効果を有するかどうかは現時点ではエビデンスはなく，不明である．

2）Fontan循環に伴う合併症に対する治療

a）うっ血性肝硬変

先にも述べたように，Fontan循環では静脈うっ血はほぼ必発である．したがって，うっ血肝もほぼ必発ということになる．しかしながら，その組織像を含め経過は一般成人のうっ血肝とは大きく異なる．特に線維化の程度はより重症で，術後20年以上経ったFontan循環患者の多くに肝硬変が生じるとされている．この肝硬変に対する治療は結果的には一般の肝硬変と同様であり，多くが対症療法である．肝癌の発生も報告があり，定期的な画像および腫瘍マーカーのチェックは必要である．また，食道静脈瘤のチェックも重要で，特に経食道エコーを行う際には要注意である．予防としてはやはり先に述べたようなPAH治療薬を含め静脈圧低下を目指した治療が考えられているが，いまだ効果が証明された予防的治療はない．また，肝硬変は心肺移植医療においては移植適応除外項目であり，今後成人Fontan患者の（心）移植ガイドライン上再考の余地がある．

b）蛋白漏出性腸症（protein loosing enteropathy：PLE）

上記肝硬変と異なり，まれな合併症でありFontan術後種々の時期に生じる．腸管リンパのうっ滞による機序や炎症の関与などが原因として考えられているが，はっきりしてはいない．やはり，静脈圧上昇が関与しているとの考察から，静脈圧低下を目指した予防的治療が考えられている．静脈圧が高い症例に生じやすいとされるが，発症時期は様々であり，発生機序・機転自体はっきりしていない．静脈圧を逃がす意味で，APC-Fontanにおける右心房あるいはTCPC術における下大静脈人工血管と左心房の間に開窓術（fenestration）も考慮されることがある．また，動脈肺動脈（AP）残存シャントがある場合は塞栓術を行うこともある．予防的治療として，やはり静脈圧低下を目指した治療が有効ではないかと考えられてはいるが，いまだ効果が証明されたものはない．発症時には，ヘパリン治療が基本となり，ステロイド製剤が使用されたりするが，一般的には予後不良な経過をたどることが多い．近年，シルデナフィルによる治療効果の報告[6,9,15]が散見され，一定の効果が期待されるが保険適用ではない．早期発見が極めて重要で，血中アルブミン濃度が3.5 g/dL以下に低下してくる場合は便中α-アンチトリプシン上昇のチェックなどを行う．注意深い経過観察が必要である．

c）鋳型気管支炎（plastic bronchitis）

まれな合併症で小児患者に多い．気管支鋳型状の粘液栓（bronchial cast）をたびたび喀出し，呼吸困難で発症することもある．粘液栓を除去することが，急性期治療となる．発症には静脈圧上昇との関連が示唆されている．PLE同様，静脈圧低下を目指したPAH治療薬投与，ステロイド投与，tPA（tissue plasminogen activator）のエアロゾルによる気管内投与など行われる

が，効果に関してはPLEと同様で個々の症例によるところが大きい．静脈圧を逃がす意味での下大静脈人工血管や右心と左心房の開窓術(fenestration)も考慮される．また，AP残存シャントがある場合は塞栓術を行うこともある．難治性のことが多い．

C 今後の展望

　先天性心疾患患者のシャント性PAHは早期発見と早期治療により今後減少するとともに，残存PAHのコントロールも大きく改善すると思われる．しかしながら，Fontan循環の抱える問題点が解消される見通しは乏しいうえに，いまだ代替となりうる術式の開発はなく，今後もFontan循環患者の増加が見込まれるのである．したがって，今できうるFontan循環改善薬としてのPAH治療薬の使用は，早急な評価が必要と考えられる．

● 文献

1) Ishida H et al：Overexpression of endothelin-1 and endothelin receptors in the pulmonary arteries of failed Fontan patients. Int J Cardiol 2012；**159**：34-39
2) Busse R, Fleming I：Pulsatile stretch and shear stress：physical stimuli determining the production of endothelium-derived relaxing factors. J Vasc Res 1998；**35**：73-84
3) Inai K et al：Clinical correlation and prognostic predictive value of neurohumoral factors in patients late after the Fontan operation. Am Heart J 2005；**150**：588-594
4) Van De Bruaene A et al：Sildenafil improves exercise hemodynamics in Fontan patients. Circ Cardiovasc Imaging 2014；**7**：265-273
5) Tunks RD et al：Sildenafil exposure and hemodynamic effect after Fontan surgery. Pediatr Crit Care Med 2014；**15**：28-34
6) John AS et al：Clinical outcomes and improved survival in patients with protein-losing enteropathy after the Fontan operation. J Am Coll Cardiol 2014；**64**：54-62
7) Goldberg DJ et al：Impact of oral sildenafil on exercise performance in children and young adults after the fontan operation：a randomized, double-blind, placebo-controlled, crossover trial. Circulation 2011；**123**：1185-1193
8) Giardini A et al：Effect of sildenafil on haemodynamic response to exercise and exercise capacity in Fontan patients. Eur Heart J 2008；**29**：1681-1687
9) Reinhardt Z et al：Sildenafil in the management of the failing Fontan circulation. Cardiol Young 2010；**20**：522-525
10) Hirono K et al：Bosentan induces clinical and hemodynamic improvement in candidates for right-sided heart bypass surgery. J Thorac Cardiovasc Surg 2010；**140**：346-351
11) Ovaert C et al：The effect of bosentan in patients with a failing Fontan circulation. Cardiol Young 2009；**19**：331-339
12) Hebert A et al：Bosentan Improves Exercise Capacity in Adolescents and Adults After Fontan Operation：The TEMPO(Treatment With Endothelin Receptor Antagonist in Fontan Patients, a Randomized, Placebo-Controlled, Double-Blind Study Measuring Peak Oxygen Consumption) Study. Circulation 2014；**130**：2021-2030
13) Derk G et al：Efficacy of endothelin blockade in adults with Fontan physiology. Congenit Heart Dis 2015；**10**：E11-E16
14) Simonneau G et al：Updated clinical classification of pulmonary hypertension. J Am Coll Cardiol 2013；**62**：D34-41
15) 前田 潤ほか：Fontan型手術後蛋白漏出性胃腸症に対するsildenafilの有用性．日本小児循環器学会雑誌 2012；**28**：186-191

門脈体循環シャントに伴う肺動脈性肺高血圧

　門脈体循環シャントに伴う肺動脈性肺高血圧（PAH）を，門脈肺高血圧（portopulmonary hypertension：PPHTNあるいはPOPHと略記）という．もともとは，門脈圧亢進を伴った肝疾患（肝硬変）の患者に合併するPAHを指していた[1]が，門脈体循環シャントが存在した場合などに，有意な肝機能障害が存在せず，また門脈圧が高くないにもかかわらずPAHが生じ得ることが[2]知られるようになってきた．したがって，門脈圧の高低にかかわらず，慢性肝疾患や門脈体静脈シャントに合併するPAHを含め，門脈肺高血圧（以下PPHTN）と考えるのが妥当である．

a 疫学

　PPHTNの発症頻度は定義や論者により異なるが，肝移植対象患者のおよそ5～9％で，女性に多いとされる[3]．一方PAHにおける割合としては，米国のREVEAL registryに登録されたPAH患者のうち，PPHTNは4.9％であったとの報告がある[3]．

　PPHTNは比較的心拍出量が多いため，肺動脈圧が同等の特発性肺動脈性肺高血圧（IPAH）と比べQOLは保たれることが多い．しかし，REVEAL registryなどの報告は，IPAHより良好な血行動態のデータを示しながらも，診断後の5年生存率が40％（IPAHは67％）など総合的な予後はIPAHに劣るとしている[4]．肝疾患が予後を悪化させている部分も否定はできないが，PPHTNでは早期から積極的に治療にあたるべきとする根拠のひとつである．

b 病態・病因

　PPHTNにおける肺動脈の変化は，病理学的にIPAHと変わるところはない．一方，循環動態的には，先に述べたとおり比較的心拍出量が多い特徴があり，かなり肺動脈圧が高い場合であっても，QOLが良好に保たれた症例が多い．

　PPHTNの原因は現在なお完全には特定されていないが，大きく分けて2つのメカニズムがあげられる[1]．

　1つ目は，肝疾患患者にしばしば認められるhyperdynamicな血行動態である．以前著者らがまとめた心エコー検査データでも，肝移植前の患者ではコントロールの20％以上の心拍出量の増加が認められていた．このような高心拍出状態では，肺血圧の上昇や肺血管へのshear stress（ズリ応力）の亢進が血管のremodelingを増強させる可能性がある．

　2つ目のメカニズムとして，門脈血流の体循環への短絡の影響があげられる．

　門脈圧亢進により生じる食道静脈瘤などの側副血行路や静脈管などの門脈体循環シャントの存在下では，本来なら肝内門脈に流入し肝臓で処理を受けるべき血流が肝内で処理されないまま体循環（右心系）に還流する．この血流内に何らかの血管作動性物質が処理されず残存し，心

臓や肺血管床に働きかけるというメカニズムの存在が推定される．

　門脈圧亢進症においては，各種の血管作動性物質や炎症関連の物質が，門脈血流中で過剰に分泌されていたり，血中濃度が上昇していることが知られており[5]，PPHTNを惹起する物質の候補として想定される．原因物質としていまだ確定されたものはないものの，エンドセリン-1やIL-6などが候補としてあげられる[6,7]．なお，これらに影響を与える要素としてgenetic factorの関与も推測されるが，現在のところその証左はない．

c 診断

　肝疾患を持つ患者がPAHを合併し，先天性心疾患など肺動脈圧を明らかに上昇させる他の条件がない場合，PPHTNと診断される．血液生化学検査に明らかな肝機能障害がなくとも，総胆汁酸高値，高ガラクトース血症など門脈血流の体循環へのシャントを示すデータがある場合は，門脈肺高血圧が強く疑われる．この場合，画像検査を行って門脈還流異常/門脈体静脈シャントの存在が示されれば，門脈肺高血圧と確定される．

　一方，PPHTNでは比較的QOLが保たれるために，特に軽症例においては見過ごされている症例も少なくない．上記のような門脈体循環シャントが存在する症例や門脈圧亢進の症例においては，定期的な心エコー検査で，PAHの発症の有無をチェックすることが望ましい．

d 治療の実際

1）治療の基本

　中等症までの症例においては，通常は症状の出現がまれか軽微であるため必ずしも治療の対象とはならない．

　しかし，PAHに対する早期治療介入がよい成績をもたらしているという事実，さらにPPHTNがIPAH以上に予後不良である可能性を考慮すると，心エコー検査他による定期的な追跡は続け，常に早期から治療介入のタイミングを検討すべきである．

　症状のある症例では，IPAHに準じた治療が選択される．ただし治療薬については肝疾患との兼ね合いを考慮する必要がある．薬剤の投与は多くの場合肝臓への負荷となるため，肝機能が低下している患者において原疾患の増悪をもたらす可能性がある．また，薬剤の代謝が低下している可能性があることも考慮が必要である．その他，利尿薬は，腹水や門脈血流との関係を考慮すべきであるし，抗凝固療法は肝疾患による凝固能の低下がしばしば認められるため，注意が必要である．なおボセンタンは，肝細胞毒性を持ち，また免疫抑制薬との併用が禁忌であるため，肝疾患患者には使用しづらいところがある．

　なお，PPHTNそのものが肝移植の適応であると考えるか否かについては，十分なコンセンサスは得られてはいない．しかし，上記のとおり予後不良の可能性を考えると，早期から肝移植も含めて積極的な治療方針を採るべきと考える．

2）肺高血圧標的治療薬について

　PPHTNの治療としてエビデンスの確立したものはないが，PGI_2アナログ，PDE-5阻害薬，エンドセリン拮抗薬などはいずれも使用可能であるし，多くの報告が比較的好ましい結果を示している．実際の投与法については，他のPAHと同様，IPAHに準じて考えることとなる．

ただし，先に述べたとおり肝機能との関係は常に考慮が必要である．また，いずれの薬剤においても心拍出量を増加させる傾向があり，ただでさえ多いPPHTNの心拍出量を，ますます増加させうることには留意が必要である．

また，他のPAH同様，併用療法も効果的である．PGI_2アナログ，PDE-5阻害薬，エンドセリン拮抗薬を，臨床所見に合わせ，肝機能などに注意しながら順次追加する．

3）エポプロステノール持続静注療法

エポプロステノール持続静注療法には，感染など中心静脈経路の問題，自宅での調剤やルート交換など実施面での問題がある．

加えて，もともと心拍出量の多いPPHTNではエポプロステノールの影響により心拍出量のいっそうの増加を認めるが，肺血圧自体は期待通りに直ちに低下しないことも多い．さらにエポプロステノールは血小板機能を低下させる働きを持つ．門脈圧亢進を伴う場合，脾機能亢進を伴い血小板減少の傾向にあるため，肝疾患による凝固能の低下もあいまって，出血傾向を悪化させる可能性を念頭に置く必要もある．

こうして考えるとエポプロステノールは内服薬と比べ導入の敷居は高いが，PPHTNに対する治療法として1990年代から使用され，おそらくは最もエビデンスの確立された治療法といえる．エポプロステノールはその強力で有力な効果から，PPHTN治療戦略のなかで重要な位置を占める．

PPHTNの治療としてエポプロステノールを使用する際には，他の治療薬同様，IPAH治療のように臨床症状，肺血圧の改善と予後の改善を目指すほか，後述するとおり，肝移植への前治療としての使用法が考えられる．

4）外科的治療

門脈体循環シャントがPPHTNの主因と考えられる症例では，その異常血管の結紮，閉鎖術が考慮される．

まず閉鎖術の適応を評価するために，閉鎖試験や肝内門脈の確認を行う．

すなわち，バルーンカテーテルを用いてシャント血管を試験閉鎖し，その状態での門脈圧を評価するとともに，同部位からの逆行性造影，あるいは上腸間膜動脈からの順行性造影などにより肝内門脈を含めた門脈系の発達の様子を確認する．

現在のところ閉鎖術の適応に関するコンセンサスはない．積極的に手術やカテーテル治療にて閉鎖を行う施設もある[8]が，京都大学病院では，バルーン閉鎖試験にて門脈圧が20 mmHg以下，かつ造影などである程度の肝内門脈の存在が確認できる場合に適応と考えている．

なお，無事閉鎖術が施行できた場合でも，経過追跡を続ける必要がある．

PAH治療の継続が必要な症例もあるほか，PAHが改善しても肝内門脈が成長せず門脈圧亢進を徐々にきたしたり，別のシャントチャンネルが開いてPPHTNが再燃する可能性も残っているからである．

e PPHTNと肝移植

1）移植までの戦略

PPHTNが肝疾患に起因し，さらに生命予後にかかわる病態であることから，肝移植は

表1 エポプロステノールを積極使用する理由

①PAHに対する治療として最も強力であり最も積極的な治療と考えられる
②PPHTN治療として最もエビデンスが蓄積されている
③内服が困難な移植術周術期においても確実に投与が持続できる

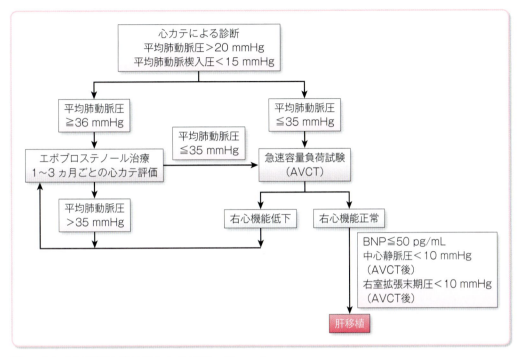

図1 PPHTN診断と治療にかかるフローチャート

PPHTNの根本治療として，原病にまだ余裕のある段階から検討されうる．

PPHTN症例に肝移植を行うと，肝機能・門脈血流を正常化することができ，PAHが軽快することも期待される．

ただし，中等度以上のPAHが存在する場合，肝移植周術期の死亡率が高いとされ，もともとPAHは肝移植の禁忌とされていた．

PAH患者において肝移植の死亡率が高いとされた理由としては，移植に伴う血行動態の不安定さ，すなわち下大静脈や肝静脈の血流遮断や再還流による右心系への負荷のほか，移植された肝グラフトから流入する血餅などの異物，血管作動性物質による肺高血圧発作などが考えられる．

しかし，2000年のKrowkaら[9]の報告によれば，平均肺動脈圧が35 mmHgまでの軽症のPAHであれば，安全に肝移植が可能といえる．すなわち，PPHTNに対し積極的かつ強力に治療を行い，安全域まで肺血圧を低下させて移植に臨む，という戦略が成り立つ．

京都大学病院ではこの戦略に基づき，(表1)のような理由でエポプロステノールを積極的に使用し，PPHTNに対する肝移植に臨んできた．

この際，著者らが用いるPPHTN患者の肝移植術におけるフローチャートを示す(図1)．こ

れは，2001年にTanらが示したフローチャート[10]を，エポプロステノールを用いた治療戦略として京都大学病院で改変して利用しているものである．

著者らはこのフローチャートに従い，平均肺動脈圧が35 mmHgを上回る場合にはエポプロステノールを導入し，極力肺血圧を35 mmHg以下まで低下させる努力をする．一方，肺動脈圧や肺血管抵抗のみならず，右心機能を多面的，総合的に評価する必要があり，BNPの評価や急速容量負荷テスト（acute volume challenge test：AVCT）にて，右心機能が良好に保たれていること確認したうえで肝移植可能と判断している．

2）移植後の経過

門脈体循環シャントの閉鎖術同様，肝移植を施行し門脈血流が正常化さえすれば全例でPPHTNが治癒するとはいえない．移植により本来の原因が消失しても，一定期間以上長期に高圧のPAHが持続した症例においては，Eisenmenger症候群と同じく肺血管床のリモデリングが完成してしまっている可能性があり，「逆リモデリング（reverse remodeling）」を期待するにしても，その効果を得るには時間を要する．

また，たとえ改善が得られた場合でも，再燃等の可能性も考慮し，移植術後も慎重な経過観察が必要であり，治療薬の減量・中止も慎重に行うべきと考える．

● 文献

1) Hoeper MM et al：Portoplmonary hypertension and hepatopumonary syndrome. Lancet 2004；**363**：1461-1468
2) Marx M et al：Interventional stent implantation in a child with patent ductus venosus and pulmonary hypertension. Eur J Pediatr 2001；**160**：501-504
3) Krowka MJ et al：Portopulmonary Hypertension. semin Respir Crit Care Med 2012；**33**：17-25
4) Krowka MJ et al：Portopulmonary Hypertension A Report From the US-Based REVEAL Registry. Chest 2012；**141**：906-915
5) Laleman W et al：Portal hypertesion：from pathophysiology to clinical practice. Liver Int 2005；**25**：1079-1090
6) Pellicelli AM et al：Plasma Cytokines and Portopulmonary Hypertension in Patients With Cirrhosis Waiting for Orthotopic Liver Transplantation. Angiology 2010；**61**：802-806
7) Tsiakalos A et al：Portopulmonary hypertension and serum endothelin levels in hospitalized patients with cirrhosis. Hepatobiliary Pancreat Dis Int 2011；**10**：393-398
8) Bernard O et al：Congenital Portosystemic Shunts in Children：Recognition, Evaluation, and Management. Semin Liver Dis 2012；**32**：273-287
9) Krowka MJ et al：Pulmonary hemodynamics and perioperative cardiopulmonary-related mortality in patients with portopulmonary hypertension undergoing liver transplantation. Liver Transpl 2000；**6**：443-450
10) Tan HP et al：Liver transplantation in patients with severe portopulmonary hypertension treated with preoperative chronic intravenous epoprostenol. Liver Transpl 2001；**7**：745-749

7 HIV感染症に関連する肺動脈性肺高血圧症

a 疫学

　ここ数年の日本における年間の新規HIV感染者と新規AIDS患者との合計は約1,500件であり，平成25年末現在の累積は約23,000件に及ぶ[1]．HIV感染症では，心膜炎，心筋炎，拡張型心筋症，心内膜炎，冠状動脈疾患に加え，HIV感染症に関連する肺動脈性肺高血圧症（HIV-PAH）が生じうる．PAHはHIV患者中の0.4～5％程度に認められ[2,3]，HIV感染者とAIDS患者はPAH患者中の6～10％程度であるとされる[4,5]．HIV-PAHは，わずかに女性が優位で，HIV患者中での危険因子は，HIVウイルス量が測定感度以上であること，注射薬乱用歴，さらに抗レトロウイルス薬使用歴である[6]．また，肝炎ウイルスなどとの重複感染によりPAHの発症が増加する可能性が示唆されている[6,7]．HIVは肺血管細胞には直接感染しないが，HIVウイルスに含有される蛋白質（NefやTatなど）が発病に関係していると考えられている．その一方，BMPR-2変異はHIV-PAHとは直接関係していないとされる[6]．また，HIV-PAH患者の過半数ではほかのPAH発症リスクを有しているとの報告もある[7]．HIV-PAHは特発性の場合よりも生命予後は不良とされてきたが，PAH specific therapyの導入により改善し，5年生存率が63％とする報告がある[8]．予後予測因子は，機能クラス[9]，心拍出量[8]，CD4細胞数[8,9]である．

b 診断のポイント

　PAHの診断は特発性PAHに準ずる．なお，HIV診断にあたっては，HIV抗体スクリーニング検査を行い，陽性の場合には確認検査（Western Blot法や間接蛍光抗体法など）を行う．抗体スクリーニング検査だけでHIV感染と診断してはならない．

c 治療の実際

1）一般療法とカルシウム拮抗薬

　抗凝固療法については，推奨する立場と，推奨しない立場がある．推奨する意見の根拠はHIV-PAHの治療は他の型のPAHに準ずるべきだとの考えに基づいている[6]．しかし，他の型のPAHでの抗凝固療法の意義が近年再び論議を呼んでいることを考え合わせなければならない．一方，推奨しない立場は，AIDS患者では出血リスクが高い懸念があることやHIV感染症治療薬との薬剤相互作用への可能性を根拠としている[10]．その他の一般療法は他の型のPAHに準ずる．

　カルシウム拮抗薬についても他の型のPAHと同様に考えられているが，HIV-PAHでは急性肺血管反応性試験が陰性の場合がほとんどであること[11]やHIV感染症の根幹治療である

highly active antiretrovival therapy（HAART）で使用する薬剤と相互作用が存在する場合もあることには十分注意が必要である[6]．

2）PAH特異的治療

HIV-PAHでのPAH specific therapyは，特発性PAHに準ずるとされる[6, 10]．しかし，HIV-PAHをことさらに対象とした臨床研究はわずかしかない．現時点において日本で承認されている薬剤についてみると，ボセンタンは，6分間歩行距離を延長し[12, 13]，血管抵抗を低下させ[12]，心拍出量を増加させた[12, 13]．シルデナフィルにも症例報告が数報存在するが，HAARTを構成するプロテアーゼ阻害薬の多くと併用禁忌であることには十分注意しなければならない．エポプロステノールは肺血管抵抗を低下，心拍出量を増加させ，WHO機能分類を改善する[14]．持続静注は，カテーテル刺入部からの感染が問題となりうるが，AIDS発症後であっても安全に持続静注を継続し得ている患者数は少なくない．

3）HAART

HAARTとHIV-PAHの関係は複雑である．まず，HAARTはHIV感染症で通常必ず実施されなくてはならない治療である[6, 7]．そして，上述のようにCD4細胞数はHIV-PAH患者の死亡率と関係する．血行動態への好影響はないとするもの[8]とあるとするもの[15]がある．6分間歩行距離を改善しなかったとする報告[7]がある一方で，改善するとした報告もあるがその際にも血行動態の改善はなかったという[8]．その一方で，HAARTはPAHの発症を早めるとする報告もある[7]．さらに，HIV-PAH患者に対してPAH specific therapyなしにHAARTのみを行うとかえって死亡率が悪化するとされる[9]．そこで，HIV感染とPAHが同時に発見された場合，HAARTとPAH specific therapyを併行して実施することが強く推奨されている[6]．なお，HAARTではHIV患者のPAH新規発症は抑制できないとされる[9]．

● 文献

1) 国立感染症研究所：日本のHIV感染者・AIDS患者の状況（平成25年9月30日～12月29日）．病原微生物検出情報 2014；**35**：82-85
2) Niakara A et al：［Cardiovascular diseases and HIV infection：study of 79 cases at the National Hospital of Ouagadougou（Burkina Faso）］．Bulletin de la Societe de pathologie exotique 2002；**95**：23-26
3) Sitbon O et al：Prevalence of HIV-related pulmonary arterial hypertension in the current antiretroviral therapy era. American journal of respiratory and critical care medicine 2008；**177**：108-113
4) Humbert M et al：Pulmonary arterial hypertension in France：results from a national registry. Am J Respir Crit Care Med 2006；**173**：1023-1030
5) Quezada M et al：Prevalence and risk factors associated with pulmonary hypertension in HIV-infected patients on regular follow-up. Aids 2012；**26**：1387-1392
6) Mirrakhimov AE et al：Human immunodeficiency virus and pulmonary arterial hypertension. ISRN cardiology 2013；**2013**：903454
7) Araujo I et al：Pulmonary arterial hypertension related to human immunodeficiency virus infection：a case series. World J Cardiol 2014；**6**：495-501
8) Degano B et al：HIV-associated pulmonary arterial hypertension：survival and prognostic factors in the modern therapeutic era. Aids 2010；**24**：67-75
9) Nunes H et al：Prognostic factors for survival in human immunodeficiency virus-associated pulmonary arterial hypertension. Am J Respir Crit Care Med 2003；**167**：1433-1439
10) Galiè N et al：Guidelines for the diagnosis and treatment of pulmonary hypertension：the Task Force

for the Diagnosis and Treatment of Pulmonary Hypertension of the European Society of Cardiology (ESC) and the European Respiratory Society (ERS), endorsed by the International Society of Heart and Lung Transplantation (ISHLT). Eur Heart J 2009 ; **30** : 2493-2537
11) Sitbon O et al : Long-term response to calcium channel blockers in idiopathic pulmonary arterial hypertension. Circulation 2005 ; **111** : 3105-3111
12) Degano B et al : Long-term effects of bosentan in patients with HIV-associated pulmonary arterial hypertension. Eur Respir J 2009 ; **33** : 92-98
13) Sitbon O et al : Bosentan for the treatment of human immunodeficiency virus-associated pulmonary arterial hypertension. Am J Respir Crit Care Med 2004 ; **170** : 1212-1217
14) Aguilar RV, Farber HW : Epoprostenol (prostacyclin) therapy in HIV-associated pulmonary hypertension. Am J Respir Crit Care Med 2000 ; **162** : 1846-1850
15) Opravil M et al : HIV-associated primary pulmonary hypertension. A case control study. Swiss HIV Cohort Study. Am J Respir Crit Care Med 1997 ; **155** : 990-995

8 薬物および毒物に起因する肺動脈性肺高血圧症

肺動脈性肺高血圧症（PAH）を誘発する薬物や毒物には，日本の臨床現場で遭遇することはあまりないと考えられてきた．しかし，日本でも違法薬物の使用が増えてきているところであり，また白血病治療薬ダサチニブや肝炎治療などに使用されるインターフェロンによるPAHの発生も報告されているので，PAH患者の鑑別診断にあたっては常に念頭に置かなければならないものである．

a 疫学

これまでの疫学研究は，食欲抑制薬，菜種油，L-トリプトファン（栄養補助食品として発売されている），メタアンフェタミン（覚醒剤）やコカインといった違法薬物とPAH発症との関連を示している[1]．これまでに報告されているPAHの原因となりうる薬物などを表1に示した．

2002～2003年にかけて行われたフランスの肺高血圧症のレジストリ研究では，食欲抑制薬に起因する肺高血圧症は全体の9.5％であった[2]．食欲抑制薬とPAH発症のこれまでの関係を振り返ると，まず1960年代後半に，スイス，ドイツ，オーストリアにおいて，食欲抑制薬アミノレックスの服用者間でPAHが多数発生したことが嚆矢であった．アミノレックスのPAH発症頻度は0.2％と極めて高率であり[3]，1972年にこの薬剤は回収された．その後，1980年代にもフェンフルラミンやdexfenfluramineなどアミノレックス類似の食欲抑制薬が開発され，1996年に米国食品医薬品局（FDA）が肥満治療薬としていったん認可したが，その後これらの薬剤がPAHを発生させることが明らかにされ[4]，翌年にFDAが製造業者に自主回収を

表1 PAHを誘発しうる薬物と毒物

確実	可能性あり
アミノレックス	コカイン
フェンフルラミン	フェニルプロパノロールアミン
dexfenfluramine	セイヨウオトギリソウ
セイヨウアブラナ油	抗がん剤
benfluorex	選択的セロトニン再吸収阻害薬
ダサチニブ	ペルゴリド
可能性高い	可能性が否定できない
アンフェタミン	経口避妊薬
L-トリプトファン	エストロゲン
メタアンフェタミン	喫煙

要請した．なお，フェンフルラミンによるPAHの発症には，*BMPR2*変異がかかわっている可能性があるとされる[5]．また，フェンフルラミンやアンフェタミンに似た分子構造を一部有するbenfluorexは，1976年から糖尿病やメタボリックシンドロームの治療薬として主にフランスで使用されてきたが，この薬剤が食欲抑制薬とは異なる領域の薬剤と位置づけられたこともあり，最近までPAHの発症との関係は認識されてこなかった[6]．

これらのほか最近注目を集めているのは，抗がん剤やインターフェロンなどがPAHを発生させるリスクである．チロシンキナーゼ阻害薬は慢性骨髄性白血病の画期的治療薬であり，このうちイマチニブはPAHの治療薬として期待されたこともあるが[7]，同系統のダサチニブは逆にPAHを発生させる場合があること(その頻度は0.45％とされる)，ダサチニブを中止しても血行動態が常に完全に回復するとはいえないことが報告されている[8]．また，肝炎ウイルス感染症に対して使用されるインターフェロンαおよびβがPAHを発生させたことを示唆する報告がある[9〜12]．これらのPAHは門脈肺高血圧症には合致しない．また，一部の患者ではインターフェロンの中止により血行動態が回復したことが報告されている[11,12]．

b 診断のポイント

薬物と毒物に起因するPAHの診断は，他の原因を除外してなされる．特に社会歴や薬物服用歴を詳細に聴取することが重要である．本人が薬物と認識していない場合も考えられるため，医療機関で処方された薬剤だけでなく，個人的にあるいは代理店から購入した健康食品・サプリメントについても詳しく尋ねる．PAHは若年女性に比較的多いが，この年代は容姿に敏感で，"やせ薬"市場の主要な顧客でもある．また，覚醒剤使用歴の聴取は一般的に困難と考えられる．原因を一方的に決めつける態度ではなく，信頼関係を築きながら質問を進めていくことが重要である．また，ダサチニブやIFNの使用歴についても漏れなく問診することが大切である．

c 治療の方針

薬物と毒物に起因するPAHに特異的な治療法は明らかではなく，IPAHに準じて治療を行う．原因と考えられる薬物の中止は当然であるが，身体依存・精神依存が形成されていることもあり，それらに対する医学的介入やカウンセリングが必要な場合もある．特に薬物乱用者では，PAH治療継続への協力が得られにくい場合もあり，特段の配慮が求められる．

d 予後

食欲抑制薬に起因するPAHの予後はIPAHと同等であるとされる[5]．IPAHと比較して病状の進行が早いとする報告もあるが[13]，医療機関受診の遅れや，治療継続ができないことも理由として考えられる．また，ダサチニブのPAHでは中止により血行動態の改善が期待できるとする報告もあり，原因薬剤の中止によって予後が改善する期待もある[8]．

● 文献
1) Montani D et al：Drug-induced pulmonary arterial hypertension：a recent outbreak. European respira-

tory review：J Eur Respir Soc 2013；**22**：244-250
2) Humbert M et al：Pulmonary arterial hypertension in France：results from a national registry. Am J Repir Crit Care Med 2006；**173**：1023-1030
3) Fishman AP：Aminorex to fen/phen：an epidemic foretold. Circulation 1999；**99**：156-161
4) Abenhaim L et al：Appetite-suppressant drugs and the risk of primary pulmonary hypertension. International Primary Pulmonary Hypertension Study Group. N Engl J Med 1996；**335**：609-616
5) Souza R et al：Pulmonary arterial hypertension associated with fenfluramine exposure：report of 109 cases. Euro Respir J 2008；**31**：343-348
6) Savale L et al：Pulmonary hypertension associated with benfluorex exposure. Euro Respir J 2012；**40**：1164-1172
7) Hoeper MM et al：Imatinib mesylate as add-on therapy for pulmonary arterial hypertension：results of the randomized IMPRES study. Circulation 2013；**127**：1128-1138
8) Montani D et al：Pulmonary arterial hypertension in patients treated by dasatinib. Circulation 2012；**125**：2128-2137
9) Caravita S et al：Sildenafil therapy for interferon-beta-1a-induced pulmonary arterial hypertension：a case report. Cardiology 2011；**120**：187-189
10) Ledinek AH et al：Pulmonary arterial hypertension associated with interferon beta treatment for multiple sclerosis：a case report. Mult Scler 2009；**15**：885-886
11) Savale L et al：Pulmonary arterial hypertension in patients treated with interferon. Eur Respir J 2014；**44**：1627-1634
12) Dhillon S et al：Irreversible pulmonary hypertension associated with the use of interferon alpha for chronic hepatitis C. Dig Dis Sci 2010；**55**：1785-1790
13) de Jesus Perez V et al：Drugs and toxins-associated pulmonary arterial hypertension：lessons learned and challenges ahead. Intern J Clin Pract Suppl 2011,（169）：8-10

9 肺静脈閉塞症/肺毛細血管腫症

a 疾患の概要

1) PVOD/PCHの位置づけ

　肺静脈閉塞症(PVOD)と肺毛細血管腫症(PCH)は,特徴的な病理所見により組織学的に確定診断される.2008年のダナポイント分類以降,両者を合わせて1'群として分類された,1群PAHとは異なる疾患群である[1].以前考えられていたよりも頻度が多く,肺高血圧症診療を行う際には常に念頭に置かなければならない.2015年度からは新たに指定難病のひとつとなった.最近,膠原病関連PAHのなかで治療抵抗性の症例に病理組織学的に肺静脈病変が認められたとする報告に注目が集まっており,欧州心臓病学会のガイドラインでは膠原病関連PVODという分類が加わった.本項では,臨床上,PAHとの鑑別が重要な,独立した疾患としてのPVOD/PCHについて概説する.

2) 疫学

　PVOD/PCHは非常にまれな疾患と考えられてきたが,特発性PAHと臨床診断された症例のうち約10%が剖検でPVODと診断されたとする報告もある.PVODの発症は人口100万人あたり0.1～0.2人程度とされ,男女差はなく,多くは50歳代までに発症する[2].PCHはPVODよりも頻度が少なく,100例ほどの報告しかないが,PVODと臨床的に考えられていても病理組織所見でPCHと確定診断される例もあり,両者の鑑別は臨床的には非常に難しい.やはり男女差はなく,診断時平均年齢は28.8歳(2～71歳)である[3].予後は極めて不良で,PVODは症状発現から2年以内にほぼ全例死亡する.PCHも症状発現から2～3年で右心不全や呼吸不全で死亡するとされるが,急速に悪化し数ヵ月で死の転帰をとることもある[3].様々な治療薬の登場によりPAHの予後は改善してきたが,PVOD/PCHについては診断が困難であるうえにPAH治療薬の有効性が低く,むしろ使用により状態が悪化する症例もあり,PAHとの予後の較差が顕著となっている.

3) 病因

　PVOD/PCHは肺静脈あるいは毛細血管に増殖性・閉塞性病変が起こることにより肺高血圧をきたすが,その原因の詳細は不明である.PVODとPCHのいずれも孤発例が多いが,家族内発症やBMPR2遺伝子の異常がある例も報告されている.最近,PVODとPCHに関連するEIF2AK4遺伝子異常が同定され[4,5],PAHとは異なる共通した遺伝的背景が報告された.また,PVODでは喫煙,ウイルス感染や毒物,骨髄移植との関連が報告されている.抗がん剤,なかでもアルキル化薬がPVODの発症に関連することもわかってきた[6,7].一方,PCHの肺組織では,PAHと同様に血小板由来増殖因子(PDGF)とその受容体の発現亢進が認められることも報告されており,いずれも発症には様々な要因が関与すると考えられる.

b 症状および検査所見

1）症状

　初発症状は労作時息切れ，呼吸困難が多く，胸部不快感，胸痛なども認められる．重症例や急速に進行する症例では，軽労作時に失神を繰り返す．安静時は比較的酸素化が保たれていても，日常の軽労作で著明な酸素飽和度の低下を認めるのが特徴で，高流量の酸素吸入を必要とする症例もある．6分間歩行試験施行時に著明な酸素飽和度の低下を認め，6分間継続して歩行すること自体が困難であったり，失神に至ったりする症例もあるので，施行時には十分注意する必要がある．特に低酸素血症の強い症例では，ばち指を認める．

2）心電図・心エコー図

　心電図では，右軸偏位，右室肥大などの肺高血圧症で共通の所見は軽度，あるいは認められない場合もあり，強い臨床症状と合致しない印象がある．心エコー図では，肺高血圧の程度に応じて，右室拡大，右室肥大などの肺高血圧に共通する所見を呈する．

3）呼吸機能検査

　呼吸機能検査では軽度の拘束性障害を示す症例が多く，ときに閉塞性障害を呈することもある．拡散能（DLCO）の低下がPAHよりも顕著であり，診断に有用である[8]．当院のPVOD/PCH例におけるDLCO値は，平均23.5％とI/HPAHに比較して有意に低値であった．ただし，病変が限局している症例などでは軽度のこともあり，異常のある場合にはPVOD/PCHを強く疑う根拠となるが，正常の場合でも除外はできない．

4）画像所見

a）胸部X線・CT

　胸部X線・CTでは，肺高血圧を反映する肺動脈拡大，左第2弓の突出以外に，重症例では心拡大を認める．この他にPVOD/PCHに特徴的な所見が認められるため，PAHとの鑑別に有用である．胸部単純X線では肺野の間質影の増強や，粒状影を認める（図1A，B）．下肺野を拡大して注意深く観察すると，Kerley B lineを認めることがある．肺野の詳細な観察のため，肺高血圧症症例では必ず胸部高解像度CT（HRCT）を撮影する．Kerley B lineに対応した，小葉間隔壁の肥厚や，粒状影，小葉中心性のすりガラス様陰影（ground glass opacity：GGO）が認められる．濃度の濃淡が斑状に存在するmosaic patternを呈することもある．また，肺胞出血を起こすと斑状に浸潤影が出現する．PVODでは反応性の縦隔リンパ節腫大が認められ，胸膜直下の小葉間隔壁肥厚，小葉中心性GGOを合わせた3徴候がいずれも陽性であれば特異度100％，感度66％でPVODと診断できるとされる[9]．ただし，特に病初期においては特徴的な所見が目立たない症例もあるため注意が必要である．また，低酸素血症や呼吸障害を説明しうる他の呼吸器肺疾患の存在の有無を確認し，3群肺高血圧症との鑑別を行うことも重要である．

b）肺換気血流シンチグラフィ

　肺換気シンチグラフィでは欠損像がなく，血流シンチグラフィでは主に上葉を中心とした亜区域性の血流欠損を認める換気血流ミスマッチを呈することが多い（図1C）．しかし，PAHのシンチグラフィと比較して有意差がなかったとする報告もあり，さらなる検討を要する．

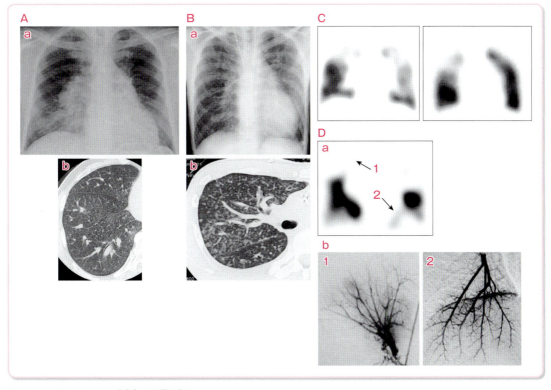

図1 PVOD, PCH症例の画像所見
A：PVOD（50歳代男性）．胸部X線（a）とHRCT画像（b）．小葉間隔壁の肥厚と小葉中心性GGOが目立つ．
B：PCH（20歳代女性）．胸部X線（a）とHRCT画像（b）．斑状，粒状影が点在する．
C：肺血流シンチグラフィ［40歳代男性（左）と20歳代女性（右，Bと同一症例）］．2例とも上葉有意に区域〜亜区域性欠損像を認める．
D：選択的肺動脈造影．PCH（10歳代男性）．肺血流シンチグラフィ（a）の血流欠損部分（矢印1，2）に一致する部位で選択的肺動脈造影（b）を施行したが，有意な狭窄所見は認められなかった．

5）右心カテーテル検査

　　　右心カテーテル検査で平均肺動脈圧25 mmHg以上，かつ肺動脈楔入圧15 mmHg以下であることを確認する．肺動脈楔入圧の測定には注意を要する．通常，肺動脈楔入圧は閉塞部よりも下流の小細静脈の圧を反映するためPAHと同様に低い．やや大きな静脈での閉塞部分にウェッジしたり，あるいは静脈閉塞によりフラッシュしたときの圧力が非常に緩徐にしか開放されないため，高値となることもあるが，カテーテルの位置を変えたり，ウェッジ後時間をかけると低値となる[10]．PVOD/PCHが疑われる症例では複数箇所で肺動脈楔入圧を測定し，一見高値を示す部位があっても実際には低値であることを確認する．

　　　上述の肺血流シンチグラフィで大きな区域性の欠損像を認める場合には，選択的肺動脈造影を行う（図1D）．7 Frのウェッジバーマンカテーテルで2 mL程度の造影剤を用いて手押しで造影する．明らかな肺動脈の狭窄・途絶像は認められないことで慢性血栓塞栓性肺高血圧症との鑑別が可能である．

C 診断のポイント

心臓カテーテル検査で肺高血圧の存在が証明されている症例で，病理組織でPVOD/PCHと合致する所見があれば確定診断となる．肺生検は危険性が高いため生前に確定診断がつくことは通常ないが，PAH治療薬に対する反応性や予後がPAHとは異なるため，臨床的に疑い例を診断し，治療方針を選択することが重要である．

1）病理組織所見

PAHでは肺動脈の内膜・中膜の肥厚が特徴的であるのに対してPVODとPCHはそれぞれ特徴的な病理組織所見を呈する[11]．

a）PVODの病理組織所見（図2A）

PVODでは，膠原線維に富んだ線維性組織による肺細静脈の狭窄と閉塞が広範に高度に起こる．肺静脈の中膜肥厚が高度の場合には筋性動脈様になり動脈との鑑別が困難になる．細胞外マトリックスの沈着や in situ thrombosis も認められる．閉塞部より上流の毛細血管は拡張し，また，PCHと同様に毛細血管の多層性増殖を認めることもあるが，浸潤性はない点がPCHと異なる．

b）PCHの病理組織所見（図2B）

PCHの特徴は，多層性に増殖した毛細血管が正常構造部分を破壊し浸潤するように増殖することである．毛細血管増殖部分は斑状に散在し，弱拡大で観察すると比較的正常な部分と増殖血管により構造が変化した部分とが確認できる．PVOD，PCHともに，繰り返す肺胞出血によりヘモジデリンの沈着を認めることが多い．

2）PVOD/PCH臨床診断スコア

PVOD/PCHは，まれな疾患とされてきたが，臨床的に診断されず見過ごされている症例も多い．他に肺高血圧を説明しうる基礎疾患が認められず，特発性PAHが疑われる症例では，

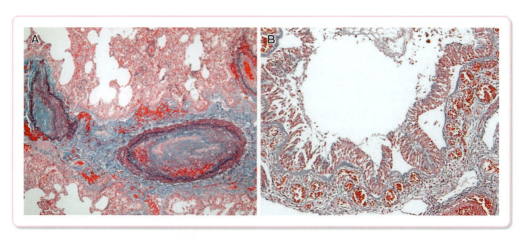

図2 PVOD，PCH症例の病理組織所見
A：PVOD（20歳代男性）．線維成分の多い高度狭窄病変を有する肺静脈（Elastica Masson染色）．
B：PCH（10歳代男性，図1Dと同一症例）．多層に増殖し肺胞壁内に浸潤する毛細血管腫（Elastica Masson染色）．

表1 PVOD/PCHの臨床診断のためのスコア (文献12より引用)

①男性	1点
②喫煙歴あり	1点
③6分間歩行中の9%以上の酸素飽和度低下	1点
④DLco%＜34%	1点
⑤HRCT所見：小葉中心性ground glass opacity	1点
⑥HRCT所見：小葉間隔壁の肥厚	1点
⑦HRCT所見：粒状影	1点
⑧肺血流シンチグラフィで上葉欠損像	1点
⑨血管拡張薬による肺水腫	2点
合計	10点

特徴的な臨床所見を参考にして，PVOD/PCHの診断が除外可能かどうかを必ず検討する．早期に臨床診断を行うため，当院ではPVOD/PCHと特発性PAHの鑑別に有用な臨床指標を抽出してPVOD/PCH臨床診断スコアを作成した (**表1**)[12]．合計10点となるこのスコアを適用すると，PVOD/PCHでは平均7.1点，特発性PAHでは1.7点であった．合計4点以上であれば感度・特異度ともに90%を超える確率でPVOD/PCH疑い例を診断できる．少数でも該当する所見がある症例は疑診例とし，PAH治療薬開始時は特に慎重に観察を行う．治療により状態が悪化する場合にはPVOD/PCHの可能性が高い．

d PVOD/PCHの治療の実際と注意点

1) 肺移植

現時点では，PVOD/PCHに対して確立された内科的治療法は存在せず，有効な治療法は移植しかない．日本での肺移植の待機期間は約2年と長いこと，本疾患ではPAH治療薬の有効性が低く，進行が早く予後不良であることを考慮し，移植の適応と本人の希望がある症例では，疑い診断のついた時点で肺移植登録を行う．肺移植の可能性がない場合には，早期に治療経験の豊富な施設との連携を図り，以下の内科的治療を行ってよりよい状態を維持するよう努める．

2) 支持治療

PVOD/PCHは症例数が少なく，確立された特異的治療法はない．PAH症例に共通の支持療法についても明確なエビデンスは示されていないが，禁忌がない限り行う．

酸素投与は，安静時に低酸素血症を呈する症例のみでなく，体動時の酸素飽和度の低下が著明であるため必須である．状態の悪化に伴って高流量が必要となる．抗凝固療法は，肺高血圧症では一般に推奨されているが，PVOD/PCHでは微細な肺胞出血が多いことを考慮してPT-INRは低めにコントロールし，臨床的に肺胞出血が疑われる場合には即時に中止する．また，利尿薬を適宜使用する必要がある．PVOD/PCHでは閉塞機転が肺静脈側にあるため，PAHに比較して肺水腫や胸水貯留の出現頻度が高く，これが酸素化の低下につながるため，euvolemicな状態に保つことが重要となる．PAH治療薬使用例ではさらに利尿薬の増量が必要になることが多い．

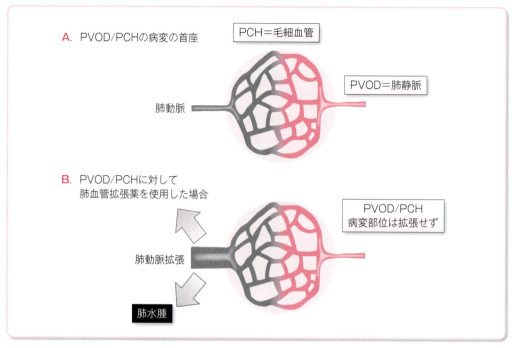

図3　PVOD/PCHにおける肺水腫発生機序
A：PVODでは肺静脈，PCHでは肺毛細血管を病変の首座とする．
B：PVOD/PCHに対して肺血管拡張薬を使用した場合，肺動脈は拡張するが病変の首座である肺静脈や肺毛細血管は速やかに拡張しないため，肺水腫が惹起される．

3）PAH治療薬

　PVOD/PCHでは，肺動脈より下流の毛細血管や肺静脈に狭窄・閉塞が存在する．PVOD/PCH症例にPAH治療薬を投与すると，肺動脈は拡張するが毛細血管や静脈はすぐに拡張しないために肺血管抵抗が下がらず，毛細血管の静水圧が上昇するために肺水腫が惹起される危険性がある（図3）．そのため，本疾患に対するPAH治療薬の使用は禁忌と考えられてきた．しかし一方で，ボセンタンやシルデナフィルが有効であったという報告もあり，PVOD/PCHに対する有効性は確立していない．

　エポプロステノールに関しては，低用量では小細動脈圧は上昇するが，6 ng/kg/min以上では心拍出量が上昇し肺血管抵抗は低下する[13]．したがって，急激な増量を避け，肺水腫の悪化が認められた際には増量を中止し，静脈側も拡張し静水圧が低下するまで利尿薬を併用することで長期的には緩徐な増量が可能となる．著者らの施設でも，PVOD/PCH症例計8例に対して，エポプロステノールによる治療を行った[14]．運動耐容能，心拍出量，BNP濃度は一時的に改善したが，肺動脈圧自体は不変で，投与量の増加とともに間質影が増強，酸素化が悪化し，高流量の酸素投与が必要となった（図4）．ごく低用量から開始し，特に開始後数日間は，急激な酸素飽和度の低下や肺水腫発生の危険性があるため，十分な注意を払いモニター管理を行う．増量する際には，肺水腫の悪化に留意し，増量ペースの再考や利尿薬の追加といったきめ細かな対応が必要となる．4例ではエポプロステノール治療中に移植となっており，慎重に使用すれば低用量のエポプロステノールは移植へのブリッジ治療としては現時点では最も有効

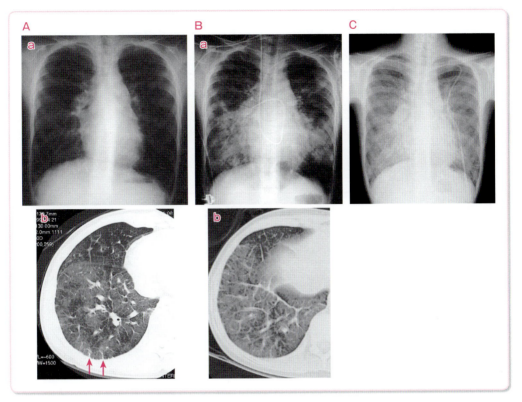

図4　PCH症例の画像所見の変化
A：PCH症例(10歳代男性，図1D，2Bと同一症例)．初診時胸部X線(a)とHRCT画像(b)．小葉間隔壁の肥厚(矢印)を認める．
B：ベラプロスト投与後，全身麻酔下にカテーテル検査施行し著明な肺水腫を呈した[胸部X線(a)，HRCT画像(b)]．
C：エポプロステノールによる加療開始後約2.5年(投与量79 ng/kg/min)時の胸部X線画像．肺動脈の拡大による左2弓突出は軽減しているが肺野の間質影の増強が目立つ．

である．しかし，血行動態の改善が得られず，長期的には酸素化の悪化を促進することから，根本的な治療法として使用することは困難である．生体肺移植などの可能性がある場合には，待機中の使用を検討してもよいが，急速な状態悪化の危険性があるため，移植施設での施行が望ましい．

4）新規治療薬への期待

　肺高血圧は，肺血管の過剰な細胞増殖による血管内腔の狭窄・閉塞によると考えられるため，血管増殖抑制を目的とした分子標的治療薬の有効性が期待されてきた．従来治療に抵抗性の重症PAH症例において，PDGF受容体のリン酸化を阻害する薬剤イマチニブの有効性が報告され，PVOD症例に対する有効性も報告された．イマチニブは肺高血圧症には保険適用外であるが，当院では自主臨床試験としてイマチニブの使用を行っている[15]．

　1ヵ月以上イマチニブを継続投与したPVOD/PCH 7例(疑診例を含む)における治療開始からの生存期間は，使用しなかった群に比較して有意に延長し，2例では脳死肺移植へのブリッ

ジ治療となった．血行動態についても，心係数を維持したままで，平均肺動脈圧は全例で低下した．エポプロステノールと比較すると，イマチニブ投与例ではHRCT上間質影の増強は認められず，低酸素血症の悪化も緩徐であった．副作用として，強い水分貯留傾向，消化器症状，腎機能障害があり，適切な症例選択や至適投与量などについて今後さらなる検討が必要であるが，PVOD/PCHにおける新たな治療薬として期待される．また，アルキル化薬のPVOD発症への関与を示した研究では，治療薬としてアミフォスチンの有効性も検討されている[6,7]．

本疾患に関する研究がさらに進展し，特異的に有効な新規治療薬が開発され，治療法が確立することが期待される．

e まとめ

近年，複数の経口治療薬の登場により，多くの施設で肺高血圧症治療が行われるようになってきた．しかし，PAH症例の約10％に，通常治療では改善しない，あるいはむしろ悪化するPVOD/PCH症例が含まれていることに留意する必要がある．現在のところ確立した治療法は肺移植以外なく，極めて予後不良である．PVOD/PCHでは，特徴的な病理所見が確定診断の根拠となる．生前に確定診断がつくことは通常ないが，PAH治療薬に対する反応性も予後も他のPAHとは異なるため，臨床診断が治療戦略を立てるうえで極めて重要である．肺高血圧症症例を診療する際には，特徴的な臨床症状や画像所見に基づいてPVOD/PCHの可能性を除外し，治療を開始する必要がある．PVOD/PCH例ではPAH治療薬の使用により肺水腫を惹起する危険性があり，治療に際しては注意を要する．可能性が否定できない場合には，治療経験の豊富な施設と連携しながら治療にあたることが重要である．

●文献

1) Simonneau G et al：Updated clinical classification of pulmonary hypertension. J Am Coll Cardiol 2013；**62**(25 Suppl)：D34-D41
2) Mandel J et al：Pulmonary veno-occlusive disease. Am J Respir Crit Care Med 2000；**162**：1964-1973
3) Almagro P et al：Pulmonary capillary hemangiomatosis associated with primary pulmonary hypertension：report of 2 new cases and review of 35 cases from the literature. Medicine(Baltimore) 2002；**81**：417-424
4) Eyries M et al：EIF2AK4 mutations cause pulmonary veno-occlusive disease, a recessive form of pulmonary hypertension. Nat Genet 2014；**46**：65-69
5) Best DH et al：EIF2AK4 mutations in pulmonary capillary hemangiomatosis. Chest 2014；**145**：231-236
6) Ranchoux B et al：Chemotherapy-induced pulmonary hypertension：role of alkylating agents. Am J Pathol 2015；**185**：356-371
7) Perros F et al：Mitomycin-Induced Pulmonary Veno-Occlusive Disease：Evidence From Human Disease and Animal Models. Circulation 2015；**132**：834-847
8) Montani D et al：Pulmonary veno-occlusive disease：clinical, functional, radiologic, and hemodynamic characteristics and outcome of 24 cases confirmed by histology. Medicine(Baltimore) 2008；**87**：220-233
9) Resten A et al：Pulmonary hypertension：CT of the chest in pulmonary venoocclusive disease. AJR Am J Roentgenol 2004；**183**：65-70
10) Montani D et al：Pulmonary veno-occlusive disease. Eur Respir J 2009；**33**：189-200
11) Pietra GG et al：Pathologic assessment of vasculopathies in pulmonary hypertension. J Am Coll Cardiol 2004；**43**(12 Suppl S)：25S-32S
12) 小川愛子，松原広己：Pulmonary Veno-Occlusive DiseaseとPulmonary Capillary Hemangiomatosisの診断のポイント．Ther Res 2013；**33**：1532-1534

13) Davis LL et al：Effect of prostacyclin on microvascular pressures in a patient with pulmonary veno-occlusive disease. Chest 1995；**108**：1754-1756
14) Ogawa A et al：Safety and Efficacy of Epoprostenol Therapy in Pulmonary Veno-Occlusive Disease and Pulmonary Capillary Hemangiomatosis. Circ J 2012；**76**：1729-1736
15) Adachi S et al：Imatinib is partially effective for the treatment of pulmonary capillary hemangiomatosis. Intern Med 2014；**53**：603-607

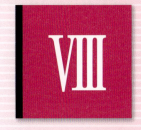

特殊な肺高血圧症の診療指針と実践

# 左心系心疾患による肺高血圧症

　左心系心疾患による肺高血圧症(pulmonary hypertension due to left heart disease：PH-LHD)は，弁膜疾患や左室流入障害をきたす左心系心疾患[1] (**表1**)に起因する左房圧の上昇が肺循環へ受動伝播した結果生じる．また，一部の患者には，肺血管病変を合併し，肺動脈性肺高血圧症(pulmonary arterial hypertension：PAH)の要素が加わる．近年，PH-LHDが注目される理由として，①肺高血圧症の原因疾患群として最も頻度が高く[2]，②死亡や心不全再入院などの予後と強く関連し[3]，③高齢化，生活習慣の欧米化により，今後，さらに患者数の増加が予想されること，などがあげられる．一方，病態の解明，診断基準やリスク分類，治療エビデンスの確立は十分とはいえず，今後の課題である．

表1　ニース分類2群PH各サブカテゴリーの代表的疾患と主な治療

ニース類2群PH サブカテゴリー	代表的疾患	治療
収縮障害 駆出率の低下した心不全	拡張型心筋症 虚血性心筋症	β遮断薬，RAS阻害薬 MRA，利尿薬 ICD，CRT 肺血管拡張薬？
拡張障害 駆出率の保たれた心不全	高血圧性心疾患 冠動脈疾患 糖尿病性心筋症 肥大型心筋症 拘束型心筋症 収縮性心膜炎	利尿薬による症状緩和 合併症の治療 高血圧，冠動脈疾患 糖尿病，AF
弁膜症	僧帽弁狭窄症 僧帽弁閉鎖不全症 大動脈弁狭窄症 大動脈弁閉鎖不全症	弁置換・弁形成 TAVIなど
先天性・後天性の左室流入路/流出路閉塞性疾患 先天性心筋症	先天性大動脈弁・僧帽弁疾患 大動脈縮窄症 三心房心	適応例は手術・カテーテル治療

MRA：mineralocorticoid receptor antagonists
(文献1より改変引用)

a 疾患の概要

1）臨床肺高血圧分類の変遷

PH-LHDは，1998年の第2回世界肺高血圧シンポジウム（エビアン分類）において，肺高血圧の原因となる5つの主要疾患カテゴリーの第2群「肺静脈性肺高血圧症」(pulmonary venous hypertension)に分類された．その後，第4回シンポジウム（ダナポイント分類：2008年）で「左心系心疾患による肺高血圧症」(pulmonary hypertension owing to left heart disease)に呼称が変更され，さらに第2群サブカテゴリーを収縮不全，拡張不全および弁膜疾患の3つに分類した．最新のニース分類（2013年）では第2群の4番目として，先天性または後天性の左室流入路・流出路閉塞性病変および先天性心筋症が加えられた[4]．

2）臨床的意義

PH-LHDは肺高血圧症(pulmonary hypertension：PH)全体の80％弱を占め[5]，最も頻度が高いと考えられている．有症状の弁膜症で高率で，駆出率の低下した心不全(heart failure with reduced ejection fraction：HFrEF)の60％，保持された心不全(heart failure with preserved ejection fraction：HFpEF)の70％に合併する[6]．そしてPH-LHDは死亡や心不全入院などのアウトカムと強く関連し，病態が進行していることを表す．HFrEF，HFpEFいずれもPHの合併により死亡率が上昇する[7]．日本からの慢性心不全患者を対象とした大規模な右心カテーテル解析結果の報告[3]でも，肺動脈病変を合併したPH-LHD群は合併のないPH-LHD群や非PH群と比較し，最も予後が不良であった（図1）．

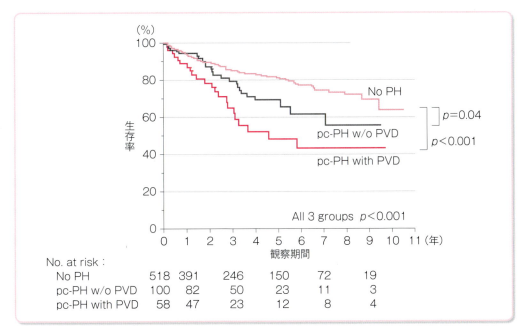

図1 PHおよび肺血管病変の有無で分類した慢性心不全患者の予後

PC：post capillary，PVD：pulmonary vascular disease，w/o：without
（文献3より改変引用）

3）病態

a）左心系心疾患による肺高血圧の成因と進行

PH-LHDの多くは，上昇した左房圧の肺動脈への受動的伝播により生じ，後毛細血管性肺高血圧症（post-capillary PH）とも呼ばれる．さらに一部の患者では，下流圧の受動伝播に加え，肺動脈の機能性収縮あるいは肺血管の器質的リモデリングが加わり，左房圧から予想される肺動脈圧以上のPHを呈する．この機序には心不全患者にみられる神経体液性因子の活性化，サイトカインの産生，低酸素，遺伝的要因などのストレスが関与する血管内皮障害が想定されている[7]．また，肺血管トーヌスを決定する一酸化窒素（NO）とエンドセリン（ET）のアンバランスも報告されている．また，病理所見では肺毛細管拡張，間質の浮腫，肺胞出血，肺静脈の拡張・肥厚などが認められるが，congestive vasculopathyに最も特徴的とされるのは筋性肺動脈における中膜肥厚である[8]．受動的なPHから機能的収縮，器質的血管病変へと進展する過程や治療による可逆性は不明である．

b）右心不全

PH-LHDの圧負荷に右室は肥大で代償するが，次第に拡大しFrank-Starlingの機序を用いて心拍出量を維持する．また，三尖弁閉鎖不全や肺動脈弁閉鎖不全を続発し右室容量負荷となる．長期的な圧容量負荷は心内膜下心筋虚血やwall stressを増大させ，最終的に右心不全に進行する[7]．PH-LHDと右室機能障害は左室収縮低下を認める患者の2/3以上に存在し，死亡リスクと関連する．

4）肺血行動態による定義

PH-LHD（あるいはpost-capillary PH）の血行動態的定義は，平均肺動脈圧（mPAP）≧25 mmHgかつ平均肺動脈楔入圧（mPAWP）＞15 mmHgである．さらに従来のガイドライン[5]では，mPAP－mPAWPで定義された経肺圧較差（transpulmonary pressure gradient：TPG）を用い，肺動脈性肺高血圧の要素を有する反応性後毛細血管性肺高血圧症（reactive post-capillary PH）と受動性後毛細血管性肺高血圧症（passive post-capillary PH）にサブタイプ分類していた．しかし，TPGやTPGを心拍出量（CO）で除した肺血管抵抗（PVR）はPAWP上昇の影響を受けやすく，今回のニース分類[2]では，新たな指標として肺動脈拡張期圧（dPAP）からmPAWPを引いた値である拡張期肺血管圧較差（diastolic pressure difference：DPD）が提唱さ

表2 PH-LHDの血行動態定義

ダナポイント分類（2008）		ニース分類（2013）	
用語	圧（mmHg）	用語	圧（mmHg）
post-capillary PH	mPAP≧25 PCWP＞15 CO normal or reduce	post-capillary PH	mPAP≧25 PCWP＞15 CO normal or reduce
passive post-capillary PH	TPG≦12	isolated post-capillary PH	DPG＜7
reactive post-capillary PH （out of proportion PH）	TPG＞12	combined post-capillary and pre-capillary PH	DPG≧7

（文献2より引用改変）

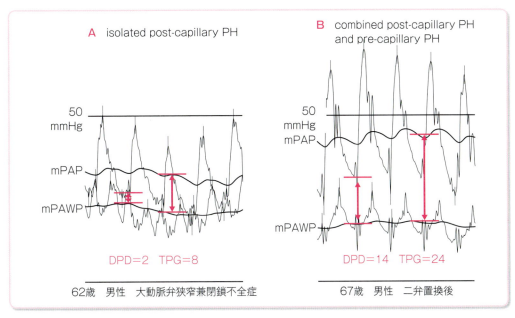

図2 DPDとTPGの圧波形例

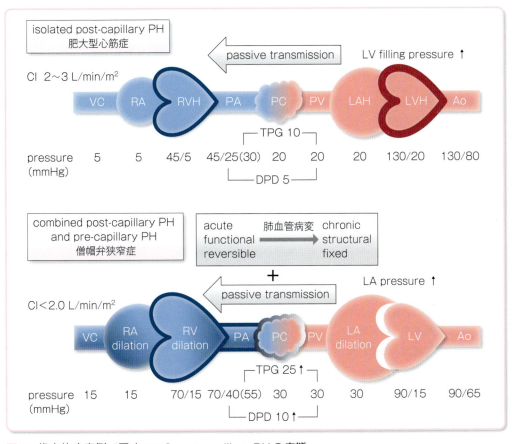

図3 代表的疾患例で示す2つのpost-capillary PHの病態

れた(表2).DPDはTPGやPVRよりも肺血管病変の記述に優れているとされ,post-capillary PH患者のDPD上昇は肺血管リモデリングや生存率低下との関連が示されている[9].ニース分類ではDPD 7 mmHgをカットオフとして,単純(isolated)なpost-capillary PHと前毛細血管性要素も有する複合型(combined)のpost-capillary PHに分類した(図2に2つのpost-capillary PHの圧波形(自験例)を,図3に代表的な疾患例で病態を示す).また,ニース会議では,従来使用されていた用語 "out of proportion PH" は定義が曖昧なため,今後用いない方針となった.

b 診断のポイント

肺高血圧患者の臨床肺高血圧分類に基づくカテゴリー/サブカテゴリー診断を正確に行うことは,各カテゴリーが共有する病態の認識と治療を選択する上で非常に重要である.肺高血圧症の鑑別診断は系統的なアプローチを用いて進める.

1) 問診・診察

PH-LHDは左房圧の上昇に起因するため,起坐呼吸や夜間発作性呼吸困難など肺うっ血症状の有無に着目する.高齢,高血圧,肥満,糖尿病など[6]は拡張不全患者に多く認められる合併症(表3)であり,既往歴・合併症の把握が重要となる.身体所見ではバイタルサインのほか,肺野のラ音,弁膜症性心雑音,Ⅲ,Ⅳ音,末梢冷感,毛細血管再循環時間,末梢チアノーゼなどの左心不全徴候を確認する.一方,肺高血圧,右心不全徴候である頸静脈怒張,胸骨左縁の肺動脈・右室拍動の触知,Ⅱ音の亢進,肝腫大,下腿浮腫にも留意する.

表3 HFpEFとPAHの一般的な臨床的特徴

特徴	HFpEF-PH	PAH
年齢	高齢	若年
合併症*	多い	少ない
肺うっ血症状	+	−
身体所見	左室心尖拍動,MR雑音	右室heave,Ⅱp亢進,TR雑音
胸部X線	肺うっ血,胸水	末梢肺野の透過性亢進
心電図	左房・左室負荷	右房・右室負荷
心エコー指標		
左房拡大・左室肥大	+	まれ
右房拡大・右室拡大	軽度	著明
主な房室弁逆流	MR	TR
E/e'	上昇	低値
心嚢水貯留	まれ	しばしば

*高血圧,糖尿病,肥満,冠動脈疾患,心房細動
(文献5より改変引用)

2) 心エコー検査

肺高血圧が疑われる患者の最も有用なスクリーニング検査で，診るべきポイントは肺動脈圧の推定と左心系心疾患の有無である．前者は三尖弁逆流速度と下大静脈径から推定し，その際，右室や心室中隔形態にも留意する．Group 2サブカテゴリーのうち左室収縮障害と弁膜疾患は，左室駆出率の計測，僧帽弁・大動脈弁の観察により鑑別可能である．残るHFpEFによる肺高血圧症と肺動脈性肺高血圧症は，鑑別が困難な症例があるが，両群の患者背景やいくつかの心エコー指標（表3）から総合的に可能性を判断する．特に左房圧の推定には早期僧帽弁流入速波形Eと組織ドプラ法による拡張早期僧帽弁輪速度E'の比E/E'が有用とされる．

3) 心臓MRI

特に右心機能評価のgold standardとなる検査である．シネモードにて両心室の容積，駆出率，心筋重量が計測可能である．血管あるいは弁の血流速度情報と横断面積からstroke volume，心拍出量，弁逆流率などが求められる．造影により心筋perfusionやviabilityの評価が可能となる．遅延造影では線維化壊死，浮腫の範囲が同定される．

4) 心臓カテーテル検査

血行動態定義は前述した．注意点として，血行動態は患者状態や治療状況に影響を受けるため，数値単独での診断には注意する必要がある．低心拍出や胸腔内圧の変動が強い症例ではPAWPの計測が不正確になる場合があり，複数箇所のPAWP値や左心カテーテルのLVEDP測定が必要である．利尿薬や血管拡張薬によりPAWPが低下し，PAHの血行動態や正常PA圧を示す症例もある．このようなケースでは運動や生食負荷を行うことでPH-LHDであることを証明できる場合もあるが，負荷方法の標準化は未確立である[2]．また，PH-LHDに対する急性肺血管拡張試験の意義も心移植やLVAD治療の一部にとどまる．

C 治療の実際

1) 治療の基本

PH-LHDの特異的治療は存在しない．原疾患に対する治療を行い，左房圧を低下させることで肺高血圧の改善を図る．原疾患の治療は各サブカテゴリーのガイドラインを参考に，標準的治療（表1）を導入，さらに個々の症例で治療の最適化を図る．進行した心不全症例，弁膜疾患では，時期を逸せずに心臓再同期療法，手術，左心補助デバイスなどの介入を行う．

a) 収縮障害の場合

神経体液性因子活性化による心室リモデリングをRAS阻害薬，β遮断薬，アルドステロン受容体拮抗薬などにより抑制する．

b) 拡張障害の場合

拡張不全に対する確立された薬物治療は存在しない．左室流入障害による肺うっ血症状の緩和に利尿薬を使用する．さらに硝酸薬やRAS阻害薬，カルシウム拮抗薬などで前後負荷軽減を図り，水分量と血圧を適正に保つ．心房細動例はリズム，レートコントロールを行う．冠動脈疾患，糖尿病，睡眠呼吸障害などの合併症治療も重要なポイントである．

c) 弁膜症の場合

PHの合併は弁膜症が進行したステージにあることを示す．適切な時期に手術治療を行う．

表4 PH-LHDに対する選択的肺血管拡張薬の臨床試験

試験	使用薬	対象疾患	患者数	一次エンドポイント	結果
Califf et al. FIRST	Epoprostnol	HFrEF	471	12週後の生存率	死亡率上昇
Kalra et al. ENABLE	Bosentan	HFrEF	1,613	生存率,心不全入院	心不全入院増加
Packer et al. REACH-1	Bosentan	HFrEF	370	clinical status	肝障害で早期中止
Kaluski et al.	Bosentan	HFrEF with PH	94	20週後のSystolic PAP	PA圧同等,重篤事象↑
Lüsher et al. HEAT-1	Durasentan	HFrEF	179	3週後のCI,PCWP	CI↑,有害事象↑
Anand et al. EARTH-2	Durasentan	HFrEF	642	LVESV(MRI)	no change
Lewis et al.	Sildenafil	HFrEF with PH	34	3ヵ月後のpeak VO$_2$	プラセボより有意に改善
Guazzi et al.	Sildenafil	HFrEF with PH	46	6ヵ月後のexercise capacity	プラセボより有意に改善
Guazzi et al.	Sildenafil	HFpEF with PH	44	6ヵ月後のmPAP	プラセボより有意に低下
Redfield et al. RELAX	Sildenafil	HFpEF	216	24週後のpeak VO$_2$	プラセボと有意差なし
Bonderman et al. LEPHT	Riociguat	HFrEF with PH	201	16週後のmean PAP	プラセボと有意差なし
Bonderman et al. DILATE-1	Riociguat	HFpEF with PH	45	mPAPの急性変化	プラセボと有意差なし

(文献2,13より改変引用)

2) 選択的肺血管拡張薬

　前述したが,PH-LHDは予後不良因子である.一方,近年の肺動脈性肺高血圧症に対する選択的肺血管拡張薬の進歩は著しい.したがって,PH-LHDに標準的あるいは最適な治療を行ったあとにも残存する肺高血圧に対し,選択的肺血管拡張薬の有効性が期待された.しかし,現在までに行われたエンドセリンおよびプロスタサイクリン経路の大規模臨床試験では,その有効性は証明されなかった.現在,残るNO経路に作用するPDE-5阻害薬が注目されている[10](表4).

a) プロスタサイクリン(PGI$_2$):エポプロステノール

　PGI$_2$はアデニル酸シクラーゼを活性化し,細胞内cAMP濃度を上昇させ強力な血管拡張作用を発現する.エポプロステノールはIPAHの予後を改善させたが,重症HFrEF患者を対象にしたエポプロステノールの投与試験(FIRST)では,エポプロステノール群で死亡率の増加から早期に中止された.

b) エンドセリン受容体拮抗薬（ERA）：ボセンタン

エンドセリンは血管内皮細胞由来のペプチドで，強力な血管収縮作用を有する．NYHA Ⅲ～Ⅳの進行した重症心不全患者370名を対象に施行されたボセンタンのランダム化投与試験（REACH-1）では，投与量過多から肝機能障害が出現し早期に中止された．その後，低用量で行われたENABLE試験や選択的ET_A受容体拮抗薬デュラセンタンのランダム化試験（EARTH）でも有用性は認められなかった．

c) ホスホジエステラーゼ5（PDE-5）阻害薬：シルデナフィル

PDE-5阻害薬はNO経路のセカンドメッセンジャーであるcGMPを分解するPDE-5の阻害薬で，cGMP濃度を上昇させ血管を拡張させる．PHを合併する心不全患者を対象として行われた小規模な試験で，PDE-5阻害薬であるシルデナフィルはプラセボと比較し運動耐容能や血行動態の改善を示した．しかし，その後発表されたHFpEF 216症例に対するシルデナフィルの二重盲検ランダム化試験（RELAX）では，介入24週後の運動耐容能についてシルデナフィルはプラセボ群に対し有意な改善を示せなかった．

d) 可溶性グアニル酸シクラーゼ刺激薬：リオシグアト

リオシグアトはNO受容体である可溶性グアニル酸シクラーゼの経口刺激薬で，NO非依存性に直接，可溶性グアニル酸シクラーゼを刺激しcGMP濃度を上昇させ血管を拡張させる．最近，PHを合併したHFrEF 201症例を対象とし，リオシグアトの有効性を調査したランダム化二重盲検試験（LEPHT）の結果が発表された．16週のリオシグアト2 mg投与群はプラセボ群と比較し，一次エンドポイントであるmPAPの変化率に有意差を認めなかった．

● 文献

1) Oudiz RJ：Pulmonary Hypertension Associated with Left-Sided Heart Disease. Clin Chest Med 2007；**28**：233-241
2) Vachiery JL et al：Pulmonary hypertension due to left heart diseases. J Am Coll Cardiol 2013；**62**：D100-D108
3) Tatebe S et al：Clinical significance of reactive post-capillary pulmonary hypertension in patients with left heart disease. Circ J 2012；**76**：1235-1244
4) Simonneau G et al：Updated clinical classification of pulmonary hypertension. J Am Coll Cardiol 2013；**62**：D34-D41
5) Galiè N et al：Guidelines for the diagnosis and treatment of pulmonary hypertension：the Task Force for the Diagnosis and Treatment of Pulmonary Hypertension of the European Society of Cardiology (ESC) and the European Respiratory Society (ERS), endorsed by the International Society of Heart and Lung Transplantation (ISHLT). Eur Heart J 2009；**30**：2493-2537
6) Hoeper MM et al：Diagnosis, assessment, and treatment of non-pulmonary arterial hypertension pulmonary hypertension. J Am Coll Cardiol 2009；**54**：S85-S96
7) Guazzi M, Arena R：Pulmonary hypertension with left-sided heart disease. Nat Rev Cardiol 2010；**7**：648-659
8) Delgado JF et al：Pulmonary vascular remodeling in pulmonary hypertension due to chronic heart failure. Eur J Heart Fail 2005；**7**：1011-1016
9) Gerges C et al：Diastolic pulmonary vascular pressure gradient：a predictor of prognosis in "out-of-proportion" pulmonary hypertension. Chest 2013；**143**：758-766
10) Guazzi M et al：Impact of pharmacologic interventions-treating endothelial dysfunction and group 2 pulmonary hypertension. Prog Cardiovasc Dis 2015；**57**：473-479

呼吸器疾患に合併する肺高血圧症

　肺高血圧症を合併する慢性呼吸器疾患として慢性閉塞性肺疾患（chronic obstructive pulmonary disease：COPD），間質性肺炎（interstitial lung disease：ILD），気腫合併肺線維症（combined pulmonary fibrosis and emphysema：CPFE）などが重要である．日本国内のデータを対象に解析された報告でも呼吸器疾患による肺高血圧症393例中，84％がCOPD，ILD，CPFEを基礎疾患としていた[1]．多くの場合，肺血管床の減少や低酸素血症による血管攣縮・リモデリングが肺動脈圧上昇の共通の機序となる．診断では基礎肺疾患により肺高血圧症による症状がマスクされ，診断が遅れる一因となる点に注意が必要である．治療では，酸素療法が唯一の広く推奨される治療である．血管拡張薬は低酸素血症やILD増悪の可能性，エビデンスの欠如などにより一般的には推奨されないが，効果が期待できる症例の存在を示す報告も散見される．

　本項では代表的基礎呼吸器疾患であるCOPD，ILD合併肺高血圧症について概説し，加えて本群の肺高血圧症の今後の課題と展望について述べる．

a 慢性閉塞性肺疾患（COPD）に合併する肺高血圧症

　COPDは有毒な粒子やガスの長期吸入曝露による肺の炎症反応に基づく，進行性の気流閉塞を呈する疾患である．COPD合併肺高血圧症症例は比較的軽症が多いが，なかには平均肺動脈圧が35 mmHgあるいは40 mmHgを超える重症例も存在し，病態・治療の面で注目されている[1,2]．

1）診断のポイント

　診断は他群と同様安静時平均肺動脈圧25 mmHg以上と定義される．肺動脈圧の上昇は心エコーでも推測されるが，診断確定には右心カテーテル検査が必要である．重症の定義として，平均肺動脈圧35 mmHg以上あるいは心係数2.5 L/min/m^{2}未満の基準が提唱されている[3]．

　非侵襲的診断では胸部CTの有用性が報告されている．Iyerらは肺動脈径/大動脈径比の増大と同比と平均肺動脈圧の有意な相関を報告した（図1）[4]．一方，Matsuokaらは，末梢の肺血管面積が肺動脈圧と有意に負の相関を呈することを報告している（図2）[5]．COPD症例では心エコーのウィンドウが狭いことが多く，肺高血圧の非侵襲的な診断，評価法のさらなる進歩が期待される．

2）治療方針

a）酸素療法

　COPDにおいて唯一予後改善効果が証明され，国内外のガイドラインでも推奨されている治療である[3,6]．一般的に酸素飽和度90％以上を維持することが望ましく，酸素療法によって

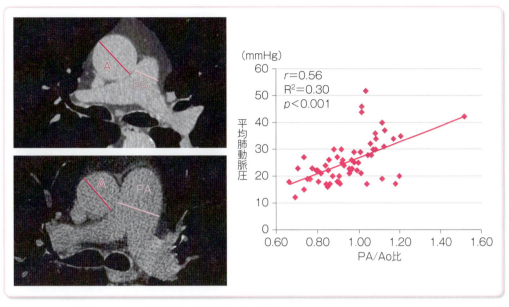

図1 COPD症例における肺動脈径/大動脈径比の拡大
肺動脈径，大動脈径いずれも気管分岐部のスライスで計測．下段図では肺動脈径が大動脈径より大きい．
（文献4より改変）

肺高血圧ないし肺性心の進行の阻止，および生命予後の改善が期待される[7]．実際の投与は低流量から開始しCO_2ナルコーシスを避ける注意が必要である．また，運動時や睡眠中のみに低酸素血症をきたす症例があり，その場合はパルスオキシメータを用いて酸素療法の適応・流量を判断する．酸素療法の急性効果と予後との間には必ずしも関連がないとされるため，酸素投与によって急性期に肺動脈圧の低下がなくとも予後改善効果が否定できない点に注意が必要である．

b）血管拡張薬

血管拡張薬は肺動脈圧降下作用を持つ一方，低酸素性肺血管攣縮の解除により低酸素血症の増悪をもたらす可能性がある．現在までに種々の血管拡張薬が試みられたが，酸素療法のような有用性は証明されていない．ただし，シルデナフィルではCOPD症例の運動時の肺動脈圧の上昇を抑制したとの報告がある[8]．同じくシルデナフィルが肺高血圧症合併COPD症例の安静時および運動時の肺動脈圧を低下させたとの報告があるが，この報告では安静時の動脈血酸素分圧が低下している．また，一酸化窒素（nitric oxide：NO）の吸入療法も酸素吸入と併用することで有効であるとの報告があるが，NO吸入はNOxの発生や在宅吸入システムの点で広く使用されるには課題が残されている．なお，ASPIREレジストリーでは59人の重症肺高血圧症合併COPDのサブ解析が行われ，血管拡張薬への反応が良好である場合予後が良好であることが示された[9]．

c）外科的治療

肺移植は肺高血圧症を合併したCOPD症例も適応とされる．lung volume reduction surgeryの肺高血圧に対する効果は定まっておらず，逆に酸素吸入中の平均肺動脈圧が30 mmHg以上の症例は適応から外す基準が一般に用いられている．

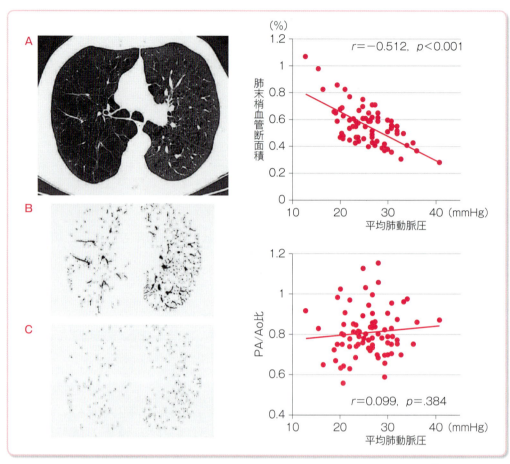

図2 COPD症例における末梢肺血管面積の測定と右心カテーテルデータとの相関[5]
左図：−500〜−1024 HUの閾値で作成された画像(A)を白黒反転させ(B)，小円形構造(面積0〜5 mm², 短径／長径＝0.9〜1.0)の総面積をImage Jで計測(C). 右図：平均肺動脈圧との相関はPA/Ao比よりも強い．
(文献5より改変)

b 間質性肺疾患に合併する肺高血圧症

　肺高血圧を合併する間質性肺疾患には特発性間質性肺炎(idiopathic interstitial pneumonia：IIP)，膠原病に合併する間質性肺炎，サルコイドーシス，肺Langerhans細胞組織球症などがある．IIPのなかでは特発性肺線維症(idiopathic pulmonary fibrosis：IPF)，非特異的間質性肺炎(non specific interstitial pneumonia：NSIP)などが基礎疾患として頻度が高く重要である．肺高血圧の原因は低酸素血症に伴う肺血管攣縮，肺実質障害に伴う細動脈・毛細血管および静脈の圧排，狭小化や閉塞(肺血管床の減少)，血管壁のリモデリングなどと考えられる．サルコイドーシス，肺Langerhans細胞組織球症では疾患特有の血管病変が肺動脈圧上昇に関与している場合がある．

1) 診断のポイント

　COPDと同様，安静時肺動脈圧25 mmHg以上と定義され，平均肺動脈圧35 mmHg以上あ

るいは心係数2.5 L/min/m^{2}未満の場合に重症と判断される[3]．COPDでは胸部CTの診断における有用性が示されているが，間質性肺疾患については同様の報告はない．症状，心電図，胸部X線，血中脳性ナトリウム利尿ホルモン濃度などから合併を疑い，右心カテーテル検査で診断確定という流れになる．ここでも肺高血圧による息切れや低酸素血症にいかに早期に気づくかが早期診断の鍵になる．

2) 治療方針

　低酸素血症を呈する場合には酸素療法を考慮する．ただし，COPDと異なり明らかな予後改善効果は示されていない．血管拡張療法の効果も証明されていないが，少数例の検討で肺線維症に合併した肺高血圧症にシルデナフィルおよび吸入プロスタサイクリン（アイロプロスト）が有効であったとの報告がある[10, 11]．また，シルデナフィルについては，進行IPF症例を対象に6分間歩行距離を主要エンドポイントとする多施設前向二重盲検試験が行われた[12]．結果は有意とならなかったが，息切れの程度，動脈血酸素分圧，肺拡散能はシルデナフィル群で良好との結果だった．同じ一酸化窒素系薬剤のリオシグアトも22例のILD合併肺高血圧症例において心係数，肺血管抵抗を改善させたと報告されている[13]．

　一方，エポプロステノールも肺血管抵抗を低下させるが，低酸素血症を悪化させるリスクがあり，長期効果も確認されていない．また，エンドセリン受容体拮抗薬についてもボセンタンを用いた多施設二重盲検試験（BPHIT試験）では有意な効果は得られず[14]，アンブリセンタンを特発性肺線維症に用いたARTEMIS studyでは有害事象の増加により試験が途中で中止される結果となった[15]．ARTEMIS studyでは肺高血圧症合併例に絞ったサブ解析も行われたが，やはり同様の結果であり，エンドセリン受容体拮抗薬をILD合併肺高血圧症に用いるべきとするエビデンスは今のところない．さらに，IIP症例に対する可溶性グアニル酸シクラーゼ（リオシグアト）の効果・安全性を検証した前向き試験（RISE-IIP，NCT02138825）でも，実薬群で死亡・重篤な有害事象が多くみられ，試験自体が中止されたうえで現在詳細な解析作業中となっている．

　なお，膠原病など治療効果が期待できる基礎疾患がある場合は，症例に応じて免疫抑制薬の投与を考慮する．また，内科的治療に抵抗性で，かつ重度・進行性の経過をとる場合には肺移植を検討する．ただし，年齢や全身性疾患の併存などにより適応となる症例は限られる．

C 今後の課題と展望

　診断面での課題として1群（肺動脈性）肺高血圧症との鑑別があげられる．これは1群肺高血圧症に適応のある薬物を3群肺高血圧症に使うかどうかを考える点で臨床的にも重要である．2013年に発表されたガイドラインではこの問題について重点的に論じられ，両群の肺高血圧症の鑑別手段として呼吸機能検査，高分解能CT，運動負荷試験をとりあげている[16]．例として呼吸機能検査では％1秒量60％，％努力肺活量70％を鑑別ラインとして示し，たとえばCOPDであっても％1秒量が60％以上であれば1群肺高血圧を示唆するとしている．一方で，胸部CT所見の取り扱いなどあいまいな記載にせざるを得ない部分も多く，1群と3群の肺高血圧症の鑑別については今後さらに検討が必要である．

　もうひとつの課題は肺血管拡張薬の適応および安全性・効果である．これについて2013年のガイドラインでは，肺疾患の重症度と肺高血圧の程度とを二元的に示した表で現状を整理し

表1 慢性肺疾患合併PHの分類と治療管理

基礎肺疾患	安静時mPAP＜25 mmHg	25≦安静時mPAP＜35 mmHg	安静時mPAP≧35 mmHg*
%FEV₁ 60％以上のCOPD %FVC 70％以上のIPF CT：気道障害や肺実質の異常がないまたは軽度	非肺高血圧症群 PAH治療を推奨しない	PHの分類困難 PAH治療薬使用を支持するデータはない	肺疾患合併PAH（1群）と肺疾患を原因とするPH（3群）の鑑別困難 PHと慢性肺疾患の専門医療機関に紹介
%FEV₁ 60％未満のCOPD %FVC 70％未満のIPF CT上CPFE	非肺高血圧症群 PAH治療を推奨しない	PH-COPD PH-IPF PH-CPFE PAH治療薬使用を支持するデータはない	重症PH-COPD 重症PH-IPF 重症PH-CPFE 予後不良であり，個別ケアのため，肺高血圧症と慢性肺疾患に精通した医療機関に紹介．無作為化比較試験が求められる．

＊心係数低値や右心機能不全を有するCOPD/DPLDでは，低い肺動脈圧が臨床的には重要であるかもしれない．
COPD：慢性閉塞性肺疾患，CT：コンピュータ断層撮影，FEV₁：1秒量，FVC：努力肺活量，IPF：特発性肺線維症，PAH：肺動脈性肺高血圧症，PH：肺高血圧症，CPFE：気腫合併肺線維症，mPAP：平均肺動脈圧
（文献3より改変）

ている（**表1**）[3]．なかでも特に最右列に示される安静時平均肺動脈圧が35 mmHg以上の症例では，専門施設へのコンサルトやランダム化試験の必要性が提言されている．2015年の改訂ガイドラインでは，心係数のカットオフ値が2.0 L/min/m²から2.5 L/min/m²に変更となったが，同サブセットに対し"PAH phenotype"という表現を用いて，特別な配慮が必要であることが改めて指摘されている[3]．

本群の肺高血圧症症例では，基礎疾患による息切れ・低酸素血症が肺高血圧症の早期診断の支障となることを念頭に診療にあたることが求められる．治療では，第一に適切な酸素療法を行うことが重要であり，血管拡張薬の使用は一般的には推奨されない．ただし，1群肺高血圧症の合併や高度の肺動脈圧上昇のある症例に限り使用が考慮されうる場合がある．今後，病態の解明，適切な治療方法の確立のために多面的な基礎・臨床研究の進展が求められる．

●文献

1) Tanabe N et al：Current trends in the management of pulmonary hypertension associated with respiratory disease in institutions approved by the Japanese Respiratory Society. Respir Investig 2014；**52**：167-172
2) Minai OA et al：Pulmonary hypertension in COPD：epidemiology, significance, and management：pulmonary vascular disease：the global perspective. Chest 2010；**137**(6 Suppl)：39S-51S
3) Galiè N et al：2015 ESC/ERS Guidelines for the diagnosis and treatment of palmonary hypertension. Eur Respir J 2015；**46**：903-975
4) Iyer AS et al：CT Scan-Measured Pulmonary Artery to Aorta Ratio and Echocardiography for Detecting Pulmonary Hypertension in Severe COPD. Chest 2014；**145**：824-832
5) Matsuoka S et al：Pulmonary hypertension and computed tomography measurement of small pulmonary vessels in severe emphysema. Am J Respir Crit Care Med 2010；**181**：218-225
6) 循環器病の診断と治療に関するガイドライン（2011年度合同研究班報告） 肺高血圧症治療ガイドライン

（2012年改訂版），2012
7) Long term domiciliary oxygen therapy in chronic hypoxic cor pulmonale complicating chronic bronchitis and emphysema. Report of the Medical Research Council Working Party. Lancet 1981；**1**(8222)：681-686
8) Holverda S et al：Acute effects of sildenafil on exercise pulmonary hemodynamics and capacity in patients with COPD. Pulm Pharmacol Ther 2008；**21**：558-564
9) Hurdman J et al：Pulmonary hypertension in COPD：results from the ASPIRE registry. Eur Respir J 2013；**41**：1292-1301
10) Ghofrani HA et al：Sildenafil for treatment of lung fibrosis and pulmonary hypertension：a randomised controlled trial. Lancet 2002；**360**(9337)：895-900
11) Olschewski H et al：Inhaled prostacyclin and iloprost in severe pulmonary hypertension secondary to lung fibrosis. Am J Respir Crit Care Med 1999；**160**：600-607
12) Zisman DA et al：A controlled trial of sildenafil in advanced idiopathic pulmonary fibrosis. N Engl J Med 2010；**363**：620-628
13) Hoeper MM et al：Riociguat for interstitial lung disease and pulmonary hypertension：a pilot trial. Eur Respir J 2013；**41**：853-860
14) Corte TJ et al：Bosentan in pulmonary hypertension associated with fibrotic idiopathic interstitial pneumonia. Am J Respir Crit Care Med 2014；**190**：208-217
15) Raghu G et al：Treatment of idiopathic pulmonary fibrosis with ambrisentan：a parallel, randomized trial. Ann Intern Med 2013；**158**：641-649
16) Seeger W et al：Pulmonary hypertension in chronic lung diseases. J Am Coll Cardiol 2013；**62**(25 Suppl)：D109-D116

気腫合併肺線維症に合併する肺高血圧症

a 気腫合併肺線維症(combined pulmonary fibrosis and emphysema：CPFE)の疾患概念

1) 歴史的背景

　1990年，Wigginsら[1]は特発性肺線維症(idiopathic pulmonary fibrosis：IPF)に肺気腫を合併した8例(男性7例)を報告した．両者が併存すると簡易呼吸機能検査(スパイロメトリー)は一見正常所見を呈するため，高分解能CT(HRCT)検査が重要と述べている．日本でも，肺気腫と間質性肺炎/肺線維症の合併/併存はほぼ同時期から認識されており，1991年厚生省特定疾患びまん性肺疾患調査研究班が発表した「特発性間質性肺炎(idiopathic interstitial pneumonia)の臨床的診断基準」の第三次改訂案のなかに，「---慢性型の場合にはA群(定型例)，B群(非定型例)の臨床的特徴を参考とし，---」という記載があり，B群(非定型例)は気腫合併間質性肺炎と命名されている．2005年になり，Cottinら[2]が肺気腫/肺線維症合併例61例をCPFEと命名し，報告した．このなかで，CPFEは高率に肺高血圧症を合併することを指摘しており，本症が世界的な注目を集めるきかっけとなった．日本では，CPFEを"気腫合併肺線維症"と命名した．

2) 診断のポイント

　CPFEは，「胸部HRCTで上肺野優位の肺気腫，下肺野優位のびまん性の肺線維症を伴う間質性病変を呈する慢性呼吸器疾患」と定義され，一般的にはこの定義に基づき診断される(図1，2)．しかし，肺気腫および肺線維症の程度や性状に関する統一見解はなく，いまだ明確な診断基準は存在しない．

3) 臨床的特徴

　当施設での検討と，現在までに報告されているCPFEの臨床的特徴を表1に示す．

4) 結合組織病に伴うCPFE

　強皮症や関節リウマチなどの結合組織病にもCPFEの合併がみられ，肺高血圧症を伴う頻度が高い[3]．

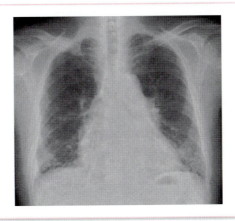

図1　肺高血圧症を合併した気腫合併肺線維症(CPFE)の胸部X線写真(自験例)

75歳男性．25本/日×40年の喫煙歴がある．慢性呼吸不全に対し，4年前に長期酸素療法(在宅酸素療法)が導入された．スパイロメトリーでは，%VC(肺活量の%予測値)91.2%，1秒率(FEV_1/FVC)79.1%と正常範囲であったが，精密呼吸機能検査では，%DLco(DLcoの%予測値)23.2%と肺拡散能が著明に低下していた．6分間歩行試験(6MWT)では，歩行距離(6MWD)335mとやや少なく，SpO_2が95%から68%へと著しい低下を示した．KL-6は，921U/mL(基準値105〜435)と高値であった．スクリーニングの心エコー検査にて，三尖弁収縮期圧較差(TRPG)が93mmHgと上昇していたが，左心系に異常所見は認めなかった．右心カテーテル検査では，平均肺動脈圧(mPAP)49mmHg，肺動脈楔入圧(PAWP)15mmHg，心係数(CI)1.87L/min/m^2，肺血管抵抗(PVR)4.30WUであり，"CPFEに合併した重症肺高血圧症"と診断した．

胸部X線写真では，肺気腫でみられる過膨張所見および肺線維症でみられる縮小所見はなく肺は正常の大きさであるが，両中下肺野に網状影がみられる．心胸郭比は拡大している．

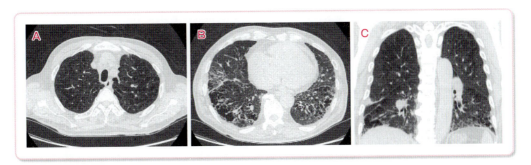

図2　同症例の胸部高分解能CT(HRCT)画像

A：上肺野水平断
B：下肺野水平断
C：冠状断

胸部CTではX線写真よりCPFEの画像的特徴を示している．上肺野で肺気腫，下肺野で線維化の所見が明らかである．冠状断では，肺動脈の拡大が顕著である．

表1 気腫合併肺線維症の臨床的特徴

- 男性，喫煙者に多い．
- 平均年齢は約70歳．
- 胸部CTにて，上肺野に肺気腫，下肺野に肺線維症を認める．
- スパイロメトリーはほぼ正常だが，肺拡散能が低下する．
- 労作時の低酸素血症の度合い（SpO_2の低下）が強い．
- 血清KL-6が高値となる．
- 肺高血圧症を合併する頻度が高く，予後を規定する．
- 肺癌を合併する頻度が高く，予後を規定する．

b CPFEに伴う肺高血圧症

1）分類

CPFEは，2013年ニース分類[4]の第3群（肺疾患および/または低酸素血症に伴う肺高血圧症）のうち，"拘束性と閉塞性の混合障害を伴う他の肺疾患（other pulmonary diseases with mixed restrictive and obstructive pattern）"に相当する．この概念は，2008年ダナポイント分類より新たに追加された．

2）頻度

CPFEに肺高血圧症が合併する頻度は，47％から90％と報告されており[2,5,6]，COPD単独あるいはIPF単独よりも高率である．

3）診断のポイント

他の肺高血圧症同様，診断には右心カテーテル検査が必須である．酸素投与のいかんを問わず，安静時の平均肺動脈圧（mean pulmonary artery pressure：mPAP）にて評価を行い，mPAP≧25 mmHgの場合を"肺高血圧症を合併したCPFE"，mPAP≧35 mmHgあるいはmPAP≧25 mmHgかつ心係数（cardiac index：CI）＜2.5 L/min/m^{2}の場合を"重症肺高血圧症を合併したCPFE"と定義する[7]．

CPFEに伴う肺高血圧症の非侵襲的スクリーニングとして，magnetic resonance（MR）による血管造影法の有用性が報告されている[8]．それによると，MRアンギオグラフィによる肺動脈平均通過時間と最大造影効果までの到達時間が右心カテーテルで得られた肺血行動態と有意に相関した．

4）治療の実際

まず，禁煙が必須である．次に，現段階で推奨できる唯一の治療は，長期酸素療法（在宅酸素療法）である．日本では，肺高血圧症は在宅酸素療法の適応疾患として，保険診療が認められる．肺動脈性肺高血圧症に用いる肺血管拡張薬は，換気血流不均衡を助長しガス交換を悪化させ，低酸素血症を増強させるおそれがある．したがって，肺高血圧症と呼吸器疾患に精通した医療機関以外では用いるべきでない．欧米では肺移植も選択肢にあがるが，日本では現実的ではない．

5) 予後

　CPFEはIPFに比べて予後不良であり，肺高血圧症が予後規定因子のひとつである．診断時に心エコーによる推定収縮期肺動脈圧が45 mmHg以上の肺高血圧症を呈したCPFEの5年生存率は25％，平均生存期間は3.9年であった[2]．一方，診断時に肺高血圧症を認めなかった群の5年生存率は75％，平均生存期間は9.1年であり，有意な開きがあった[2]．別の研究では，推定収縮期肺動脈圧75 mmHg以上を予後不良因子としている[5]．

　肺高血圧症を合併したCPFEの中で生存率を検討すると，①CI 2.4 L/min/m^{2}以下，②肺血管抵抗（PVR）485 dyne・sec・cm^{-5}以上，③％DLCO（DLCOの％予測値）22％以下，が予後不良因子であった[6]．この研究では，CPFEの診断から肺高血圧症の診断まで平均16ヵ月を要しており，肺高血圧症の診断時からの1年生存率は60％であった[6]．

● 文献

1) Wiggins J et al：Combined cryptogenic fibrosing alveolitis and emphysema：the value of high resolution computed tomography in assessment. Respir Med 1990；**84**：365-369
2) Cottin V et al：Combined pulmonary fibrosis and emphysema：a distinct underrecognised entity. Eur Respir J 2005；**26**：586-593
3) Cottin V et al：Combined pulmonary fibrosis and emphysema syndrome in connective tissue disease. Arthritis Rheum 2011；**63**：295-304
4) Simonneau G et al：Updated clinical classification of pulmonary hypertension. J Am Coll Cardiol 2013；**62**(25 Suppl)：D34-D41
5) Mejia M et al：Idiopathic pulmonary fibrosis and emphysema：decreased survival associated with severe pulmonary arterial hypertension. Chest 2009；**136**：10-15
6) Cottin V et al：Pulmonary hypertension in patients with combined pulmonary fibrosis and emphysema syndrome. Eur Respir J 2010；**35**：105-111
7) Seeger W et al：Pulmonary hypertension in chronic lung diseases. J Am Coll Cardiol 2013；**62**(25 Suppl)：D109-D116
8) Sergiacomi G et al：Combined pulmonary fibrosis and emphysema：3D time-resolved MR angiographic evaluation of pulmonary arterial mean transit time and time to peak enhancement. Radiology 2010；**254**：601-608

4 肺内肺動脈狭窄症

a 疾患の概要

　　肺動脈狭窄症は，全先天性心疾患の7～12％を占める疾患である．肺動脈の狭窄部位として，肺動脈弁上部，肺動脈弁，肺動脈弁下部(漏斗部)，肺動脈幹やその末梢の肺動脈があるが，すべて一連の疾患群である．そのうち，末梢の肺動脈に狭窄のある疾患を肺内肺動脈狭窄症と呼ぶ．1953年にMöllerらにより最初の報告がなされ[1]，肺動脈弁狭窄や弁下部狭窄に比してまれな疾患であるとされていたが，心臓血管造影法が普及するようになってからは多数の報告がなされた．日本では1976年以降，風疹の定期予防接種が導入され，大規模流行や先天性風疹症候群の発生が減少し，本疾患の報告は減少している．肺動脈の狭窄の程度により症状や経過は異なり，予後因子として肺高血圧の程度が関与するといわれている．

b 発生

　　肺動脈は4つの胎生原基(心原基，総動脈幹，第6鰓弓，肺原基)から発生する．肺動脈弁直上の肺動脈幹球部は，心原基(bulbus cordis)より発生する．この部位の狭窄は，肺動脈弁狭窄となる．肺動脈幹球部より末梢の肺動脈幹は，総動脈管(truncus arteriosus)より発生する．この部位の狭窄は，肺動脈弁上部狭窄症となる．左右主肺動脈から末梢肺動脈(細動脈は含まない)は，第6鰓弓(sixth branchial arch)より発生する．この部位の狭窄が肺内肺動脈狭窄症となる[2]．さらに末梢の細動脈以下の肺動脈は，肺原基(lung bud)のpostbranchial pulmonary vascular plexusより発生する．この部位の多発性狭窄は別の疾患群に属する．

　　本疾患は他の心奇形に合併することが多く，特にFallot四徴症の合併が多い．1965年のMcCue[3]の集計によると，339例のうち先天性心疾患の合併があるものが2/3，合併奇形を含まない，いわゆる純型肺動脈狭窄症が1/3とされ，先天性心疾患の2～3％とされる．このような症例をGasul[4]はisolated stenosis of the pulmonary arteryと呼んでいる．

c 病因

　　病因はいまだ不明な点が多いが，染色体異常など家族性の因子の他に，母体妊娠中の風疹罹患が誘因と考えられる報告が多く，先天性風疹症候群と考えられている[5]．日本でも1963年に最初の報告がなされ，純型肺動脈狭窄症が2,000例の心臓血管造影中7例と決してまれではないことが報告された．

　　先天性風疹症候群のほかにも，Williams症候群(弁上部大動脈狭窄，多発性肺動脈狭窄症，精神発達遅滞，妖精様顔貌を呈する)，Alagille症候群(arterio-hepatic dysplasia)，Ehlers-Danlos症候群，Noonan症候群などの病態のひとつとして知られている．

d 診断のポイント

1) 症状

　先天性心疾患合併のある場合，重度の循環障害をきたしやすいため，小児期に症状が出現して診断されることが多い．一方，先天性心疾患の合併がない純型肺動脈狭窄症では，肺動脈の狭窄が軽度の場合，自覚症状が乏しく，運動能力にも異常がなく，診断されるに至らない場合が多い．狭窄の程度が中等度〜重度の場合，肺高血圧が進行し，労作時息切れ，全身倦怠感，動悸，胸痛，意識消失（失神），血痰がみられる．

2) 身体所見

　聴診所見として，本疾患のほとんどの症例で全肺野に広範囲（鎖骨下，腋窩や背部）に肺動脈の狭窄部位が音源と考えられるLevine Ⅰ〜Ⅲ度の収縮期雑音が認められ，吸気で増強する．気管支動脈や肋間動脈などの側副血流を音源とする連続性雑音も，本疾患の約35％に聴取される[6]．また，肺動脈成分Ⅱpは亢進・分裂していることが多い．

3) 検査所見

　胸部X線では，肺血流量の減少を反映し，病変肺動脈の流域の肺野透過性亢進，肺血管陰影狭小化，患側肺の容積減少および気管・前接合線の変位を伴う健側肺の過膨張を認めることがある．また，肺高血圧により左第2弓の突出，心拡大（右心房・右心室の拡大）がみられることがある．

　心電図では，肺高血圧の進展に伴い，右軸偏位や肺性P波，胸部誘導V_1〜V_3にかけて陰性T波，右室肥大所見（V_1誘導でのR/S＞1，V_5誘導でのR/Sなど）がみられる．

　心エコー図では，右室拡大や肥大，心室中隔の左室側への圧排や奇異性運動がある．本疾患の約60％で様々な心疾患の合併（Fallot四徴症，肺動脈弁狭窄症，心房中隔欠損症，心室中隔欠損症，動脈管開存症など）が存在するため，合併心奇形の除外は重要である．

　肺血流シンチグラムでは，狭窄部や形成不全に応じた部位の欠損が認められる．一方，肺換気シンチグラムでは異常を認めないことが多い．

　胸部三次元CT画像は診断に最も有用であり，多発性の肺動脈狭窄が認められる．また，肺動脈以外の動脈にも狭窄を合併することが多い．自験例では，肺動脈狭窄症と診断した患者8例の肺動脈以外の動脈狭窄の合併率は，鎖骨下動脈狭窄29％，腎動脈狭窄43％，頭頸部動脈狭窄43％，腹部大動脈狭小化（直径15 mm以下）75％であった．

4) 病理学的所見

　肺動脈内膜は高度の線維性肥厚により限局性あるいはびまん性の狭窄を生じ，中膜は発育不全（弾性線維の障害による内弾性板の発育不全）を認めるという報告が多い[7]．狭窄後拡張部は狭窄に伴うjet-effectが原因で，短い区域性の狭窄後に生じ，長くびまん性の狭窄後には生じないとされる．狭窄後拡張部の血管壁は平滑筋細胞減少や中膜の弾性線維の断裂・喪失による薄壁化を認める．以上の変化はいずれも進行性であり血栓形成促進，喀血，感染の原因となる．

5) 心臓カテーテルおよび肺動脈造影（図1）

　狭窄部位より中枢の肺動脈側で肺動脈圧上昇を認める．また，脈圧が大きく，肺動脈拡張期

圧が低いのも特徴である．狭窄部位とその部位数による分類としてGayの分類[8]が用いられることがある（図2）．

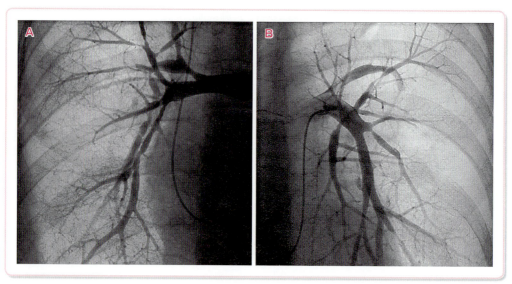

図1　肺動脈造影
A：右肺動脈（正面像）
B：左肺動脈（正面像）
両側区域肺動脈以下に狭窄を認める．

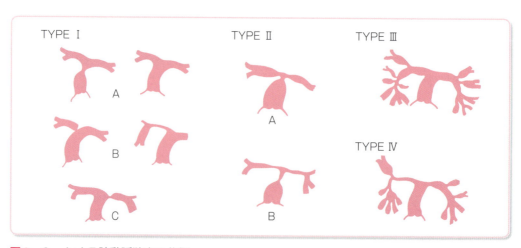

図2　Gayによる肺動脈狭窄の分類
TypeⅠ：肺動脈幹および左右肺動脈の単発中枢型狭窄
TypeⅡ：肺動脈幹～左右肺動脈の分岐部狭窄
TypeⅢ：左右区域肺動脈の多発末梢型狭窄
TypeⅣ：肺動脈幹および左右肺動脈の中枢型狭窄と左右区域肺動脈の多発末梢型狭窄の混在

e 治療の実際

1）薬物療法

　薬物療法に関しては，肺高血圧症に用いられる内服薬（エンドセリン受容体拮抗薬，ホスホジエステラーゼ阻害薬）や静注薬（プロスタサイクリン）の有効性は明らかではない．自験例では，初診時から血管拡張薬を単剤もしくは多剤併用投与されていたが，収縮期肺動脈圧の低下はほとんどみられておらず，血管拡張薬に効果があるとはいいがたい．ワルファリンに関しては，二次的な血栓形成の予防目的に投与しており，PT-INR 2.0～3.0が目標となる．

2）外科的治療

　心奇形合併や中枢側のみの肺動脈狭窄は，心膜パッチなどで拡張することができる．また，狭窄部位が区域枝以下にある場合には狭窄部末梢にバイパスをつくることもある．ただし，末梢に多発性の狭窄がある場合には，肺内部に複数の閉塞領域が存在し，閉塞部遠位の肺動脈枝が形成不全をきたしていることから，外科的手術が適応となることはまれである．

3）経皮的肺動脈形成術（バルーン拡張術）およびステント留置術（図3）

　小児循環器科領域では，併存する心疾患に対する外科的手術とともに，肺動脈狭窄部位への経皮的肺動脈形成術（バルーン拡張術）やステント留置術を行う報告が多くみられる．バルーン拡張術の有効性に関しては，50％以上の血管径の増加，20％以上の肺血流の増加，20％以上の右室収縮期圧/大動脈圧比の低下を有効とすると，全症例では70％に改善がみられたが，純型のものでは50％との報告もみられる[9]．

　しかし，バルーン拡張のみでは，狭窄血管の伸展あるいは血管内膜や中膜の断裂によって拡大が得られるため，拡大術後に再狭窄を起こす可能性が高い．また，肺動脈の断裂，動脈瘤の形成，血管閉塞などの合併症を起こす危険性があるため，最近ではステント留置術を併用することが多い．

　当院では，2007年8月より成人純型肺動脈狭窄症患者（type Ⅲ，Ⅳ病変）に経皮的肺動脈拡張術を行っているが，再狭窄を繰り返し，平均肺動脈圧や肺血管抵抗の有意な改善は得られな

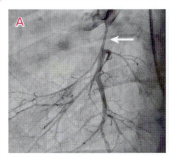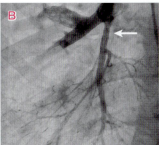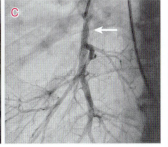

図3　ステント留置の実際
A：BPA前（Rt.A9：正面像）．mPA 40 mmHg.
B：BPA直後．Nobori 3.5 mmを留置．
C：Follow up（ステント留置16ヵ月後）．mPA 26 mmHg.

かった．そこで，2013年12月〜2014年12月までに成人純型肺動脈狭窄症6症例（typeⅢ，Ⅳ病変）に対してステント留置術を施行した．現在，国内で用いることのできるステントはPalmazステント，Palmaz Genesisステント，Express Vascular LD & SDがあるが，肺動脈狭窄をはじめとする先天性心疾患に対する承認は得られていない．そのため，われわれの施設では，off-labelで冠動脈用のステントを用いた．結果，短期的な成績（3.9±2.3ヵ月）ではあるが，バルーン拡張術単独と比較して，ステント留置後は有意に平均肺動脈圧の低下がみられた．ステント留置に際しては，呼吸により肺動脈の様相は激変するため，ステントの位置決めが非常に困難である．ステント留置の実際を図3に示す．また，長期効果，安全性などは明らかではないため，今後のフォローアップが必要である．

f 予後

狭窄が軽症のものは運動態力にも異常がなく，予後は良好である．一方，末梢に多発性の狭窄を認めるものでは，肺高血圧が進行性に増悪し，予後不良となる．感染や狭窄後拡張部（動脈瘤様部位）の血管壁が薄い部位の肺動脈破裂による喀血死の報告もあるが，主に二次的な血栓形成による肺高血圧の進行程度が予後に関与するといわれている．

●文献

1) Möller T：A case of peripheral pulmonary stenosis. Acta Paediatr 1953；**42**：390
2) Franch RH, Gay BB：Congenital stenosis of the pulmonary artery branches：a classification, with post-mortem findings in two cases. Am J Med 1963；**35**：512-529
3) McCue CM et al：J Pediatr 1965；**67**：222-238
4) Arvidsson H et al：Multiple stenosis of the pulmonary arteries associated with pulmonary hypertension, diagnosed by selective angiocardiography. Acta Radiologica 1955；**44**：209
5) Rowe RD：Maternal rubella and pulmonary artery stenosis：report of eleven cases. Pediatrics 1963；**32**：180-185
6) 服部　淳ほか：多発性肺動脈枝狭窄症の1例．呼吸と循環1963；**11**：63-68
7) McCue CM et al：Pulmonary artery coarctations. A report of 20 cases with review of 319 cases from the literature. J Pediatr 1965；**67**：222-238
8) Gay BB et al：The roentgenologic features of single and multiple coarctations of the pulmonary artery and branches. Am J Roentgenol 1963；**90**：599-613
9) Rothman A et al：Early result and follow-up of balloon angioplasty for branch pulmonary artery stenosis. JACC 1990；**15**：1109-1117

5 pulmonary tumor thrombotic microangiopathy(PTTM)

a PTTMとは

　pulmonary tumor thrombotic microangiopathy(PTTM)は，胃癌などの消化器悪性腫瘍(組織型としては腺癌)の致死的な合併症のひとつで，非常に急速に進行する肺高血圧を特徴とする．1990年にはじめて症例報告されたが[1]，これまでに報告された症例はそれほど多くない．単なる腫瘍塞栓とは異なり，小肺動脈内の微小な腫瘍塞栓のみならず，腫瘍塞栓の表面での凝固系カスケードの活性化による血栓形成，さらに，腫瘍から産生される各種の増殖因子による血管内皮細胞の異常増殖によって起こる[2]．免疫組織化学所見では，VEGF(血管内皮増殖因子)，PDGF(血小板由来増殖因子)，組織因子が陽性となることが多く，腫瘍細胞から産生されるこれらの因子がPTTM発症に重要な役割を果たすと考えられている．

b PTTMの症状および検査所見

　初発症状は，進行性の乾性咳嗽・息切れである[3,4]．担癌患者でこのような症状を呈する場合の診断は容易だが，腫瘍の原発巣が診断される以前に上記の初発症状で来院する例もあり，生前にPTTMを診断するのは難しい場合がある．血液検査では血小板減少や溶血，低酸素血症が認められる．胸部CTではスリガラス影，小結節影などが観察される[5]．PTTMの原因となる腫瘍塞栓は，小肺動脈内の微小なものであり，CTでは確認できない．換気血流シンチグラフィでは，非特異的な小さな血流欠損が散在した換気血流ミスマッチを呈する．右心カテーテル検査で肺高血圧の存在を証明できればよいが，重症で急速進行性であるため施行困難であることが多い．疑わしい症例では心エコーを施行し，肺高血圧を示唆する所見を確認する．

c 診断のポイント

　確定診断には病理組織所見が必要だが，胸腔鏡下肺生検の施行は病状により困難であることが多い．CTガイド下肺生検や経気管支肺生検はより低侵襲であるが，検体が小さく特徴的な所見が得られない場合もある．肺動脈に楔入したカテーテルから吸引採取した血液の細胞診を行う場合もあるが[6]，同様の理由により評価困難な場合もある．

d 治療の実際

　診断に至った場合でも，急速に進行し治療抵抗性であるため，数日で死に至るとされるが[7]，早期診断し，化学療法で救命できたとする症例報告も散見される．しかし，重症肺高血圧により循環不全に陥った場合には救命が困難である．著者らは，PCPSが必要となったPTTMで，

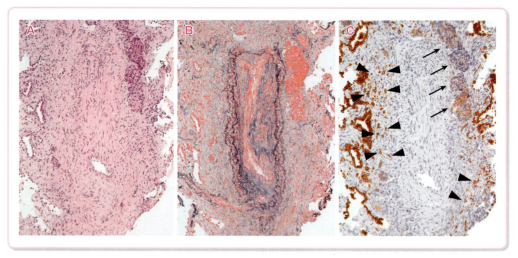

図1　PTTM症例の病理所見
経気管支肺生検で得られた肺組織で，肺動脈内を閉塞する著明な内膜肥厚を認めた．腫瘍の浸潤は，間質（矢頭）とリンパ管（矢印）に認められた．肺動脈は，腫瘍塞栓ではなく血管内皮細胞の増殖により狭窄をきたしている．（A：HE染色，B：Elastica Masson染色，C：cytokeratin 7染色）
（文献8 Figure3A より引用）

　チロシンキナーゼリン酸化阻害薬イマチニブが有効であった症例を経験した[8]．経気管支肺生検でPTTMと診断し（図1），イマチニブの投与により肺高血圧は劇的に改善し，早期にPCPSを離脱した．後日，上部消化管内視鏡により十二指腸原発の腺癌と診断された．肺高血圧の改善と併行して血中PDGF濃度が低下したことから，イマチニブは，腫瘍細胞のPDGFの発現を低下させ，細胞増殖を抑制する可能性が示唆された．

e まとめ

　急速に進行する呼吸困難と肺高血圧を呈する症例では，鑑別診断のひとつとしてPTTMをあげ，早期診断・早期治療介入を目指すべきである．

文献

1) von Herbay A et al：Pulmonary tumor thrombotic microangiopathy with pulmonary hypertension. Cancer 1990；**66**：587-592
2) Pinckard JK, Wick MR.Tumor-related thrombotic pulmonary microangiopathy：Review of pathologic findings and pathophysiologic mechanisms. Ann Diagn Pathol 2000；**4**：154-157
3) McCabe JM et al：Running from her past：a case of rapidly progressive dyspnea on exertion. Circulation 2011；**124**：2355-2361
4) Gavin MC et al：Clinical problem-solving. Breathless. N Engl J Med 2012；**366**：75-81
5) Uruga H et al：Pulmonary tumor thrombotic microangiopathy：a clinical analysis of 30 autopsy cases. Intern Med 2013；**52**：1317-1323
6) Masson RG et al：Pulmonary microvascular cytology in the diagnosis of lymphangitic carcinomatosis. N Engl J Med 1989；**321**：71-76
7) Shih HM et al：Pulmonary tumor thrombotic microangiopathy. Am J Emerg Med 2011；**29**：241, e243-

e244

8) Ogawa A et al : Pulmonary tumor thrombotic microangiopathy with circulatory failure treated with imatinib. Intern Med 2013 ; **52** : 1927-1930

付録

肺高血圧症治療に使用する薬剤一覧

付録　肺高血圧症治療に使用する薬剤一覧

1 プロスタサイクリンアナログ

❶ エポプロステノールナトリウム

【商品名】フローラン（グラクソ・スミスクライン）
　注釈：後発品が数種類存在する
【剤形・規格・薬価】静注用：0.5 mg/V　14,389円，1.5 mg/V　25,368円

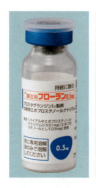
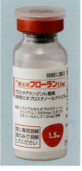

【用法・用量】エポプロステノール持続静脈内投与は，1〜2 ng/kg/minから開始，症状と副作用に注意しながら徐々に増量し10〜40 ng/kg/minでコントロールされることが多い．

【薬理作用】血小板や血管平滑筋のプロスタサイクリン受容体を介して，アデニル酸シクラーゼを活性化し，細胞内cAMP産生を刺激することにより，細胞内へのCa^{2+}流入やトロンボキサンA_2生成を抑制する．その結果，血管拡張作用，抗血小板作用，血管平滑筋増殖抑制作用を発揮する．

【適　応】PAH

【薬物動態・薬物相互作用】極めて短い血中半減期（3〜6分）のため持続静脈投与のみの使用．

【副作用・禁忌】重篤な副作用として，過剰投与による重篤な体血圧低下や高拍出性心不全がある．比較的頻度の多い副作用としては，紅潮，下痢，頭痛，出血，下顎痛，関節痛などがあり，疼痛に関連した副作用は，増量時の忍容性にしばしば影響を与える．また，エポプロステノールの急な投与停止では突然死をきたすことがあるため，持続投与における管理には細心の注意が必要である．さらに，カテーテル感染や閉塞に対する管理や溶解後の失活化に対する温度管理（アイスポーチを用いることが多い）も重要であり，煩雑な管理が課題となる．

【エビデンス】WHO肺高血圧症機能分類Ⅲ，Ⅳの特発性PAH患者を対象とした前向き無作為化試験（エポプロステノール群41例，従来型治療群40例）では，12週における平均肺動脈圧の変化はエポプロステノール群で−4.8±1.3 mmHg，従来型治療群で+1.9±1.6 mmHg（p＜0.002），12週における生存率はエポプロステノール群で100%，従来型治療群で80%（p＝0.003）と特発性PAHに対するエポプロステノールの有効性が証明された．さらに，特発性PAH患者（162例）に対するエポプロステノールの長期予後の検討においても，エポプロステノール投与による生存率（1年：87.8%，2年：76.3%，3年：62.8%）は，特発性PAH患者自然歴における生存率（1年：58.9%，2年：46.3%，3年：35.4%）よりも有意に高いことが示されている．

❷ トレプロスチニル

【商品名】トレプロスト注射液(持田)
【剤形・規格・薬価】注射液20mg/V　186,277円，50mg/V　339,537円，100mg/V　534,711円，200mg/V　842,076円

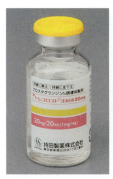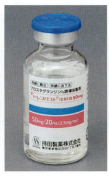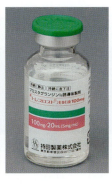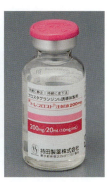

【用法・用量】携帯用小型ポンプを用いた持続投与型の注射剤であり，静脈内注射だけでなく皮下注射も可能である．導入には1.25 ng/kg/minの注入速度で投与を開始し，最初の4週間は1週間毎に1.25 ng/kg/minで増量し，その後は1週間毎に2.5 ng/kg/minで増量する．

【薬理作用】エポプロステノールと同じ作用機序を持つ．

【適　応】PAH

【薬物動態・薬物相互作用】半減期が約30分とエポプロステノールに比して長く，室温で携帯することが可能であり，投与経路を皮下投与とした場合には薬剤の調製が不要とされる．CYP2C8により代謝されるため，リファンピシンなどのCYP2C8誘導作用のある薬物との併用でその効果は減弱し，CYP2C8阻害剤であるデフェラシロクスとの併用では効果が増強する可能性がある．

【副作用・禁忌】過度な血圧低下や失神，出血傾向，血小板減少，好中球減少が現れることがあり，この場合は減量や投与中止などを考慮する．持続皮下投与時に注射部位の局所反応(疼痛，紅斑，腫脹，熱感など)が高頻度に現れる．特に持続皮下投与の継続が困難な疼痛が現れることがあり，この場合は，適切な処置(NSAIDs内服，クーリング/ヒーティングなど)を行う．

【エビデンス】470人のPAHを対象とした，12週間の二重盲検ランダム化プラセボ対照試験では，トレプロスチニルの持続皮下注射によって，6分間歩行距離が有意に延長し，呼吸困難指数は改善した．最もよく認められた副作用は，注射部位痛(85％)であり，8％の患者がそのために試験を早期に離脱している．また，オープンラベル延長試験では，23％の患者が副作用のため中断しているが，その中断理由の98％は注射部位痛であった．一方，トレプロスチニルの持続皮下注射を継続した患者群の2～4年時の生存率は90～79％であった．

❸ ベラプロストナトリウム

【商品名】ドルナー(東レ.アステラス)，プロサイリン(科研)，ケアロードLA(東レ.アステラス)，ベラサスLA(科研)

【剤形・規格・薬価】
　ドルナー錠剤20 μg　56.40円，プロサイリン錠20 μg　57.10円
　ケアロードLA錠・ベラサスLA錠(徐放製剤)60 μg　242.60円

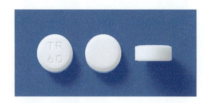 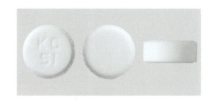

【用法・用量】ドルナー，プロサイリン：成人は1回1錠(主成分として20 μg)を1日3回食後に服用を始め，最大量は，1日180 μgまで．症状，忍容性に応じて服用量を適宜増減．
　ケアロード，ベラサス：成人は1回1錠(主成分として60 μg)を1日2回朝夕食後に服用を始め，最大量は，1回3錠(180 μg)を1日2回まで．症状，忍容性に応じて服用量を適宜増減．なお徐放製剤であるため，分割や粉砕はせず，そのまま服用すること．

【薬理作用】エポプロステノールと同じ作用機序を持つ．

【適　応】PAH

【薬物動態・薬物相互作用】ベラプロストナトリウムは，ヒトにおいて主にβ酸化，15位水酸基の酸化および13位二重結合の水素化，グルクロン酸包合により代謝される．徐放製剤を健康成人に食後経口単回投与したときの最高血中濃度到達時間は3.2±1.0時間であった．ベラプロストはCYPによる代謝をほとんど受けないため，CYPを介した薬物相互作用に影響しない．

【副作用・禁忌】PAHを対象とした臨床試験で観察された主な副作用は，頭痛，顔面潮紅，ほてり，悪心，倦怠感，下痢，動悸，腹痛などであった．

【エビデンス】日本人PAH患者44例に対し，徐放製剤の1日用量を1週目は120 μg，2週目は240 μg，3週目以降は360 μgとして，1日2回，朝夕食後に計12週間投与したとき，投与後の6分間歩行距離は平均33.4 m延長した．

2 エンドセリン受容体拮抗薬

❶ ボセンタン水和物

【商品名】トラクリア（アクテリオン）
【剤形・規格・薬価】錠剤：62.5 mg　4,495円

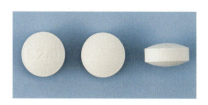

【用法・用量】投与開始から4週間は62.5 mgを1日2回朝夕食後に服用し，投与5週目からは最大125 mgを1日2回まで症状，忍容性に応じて服用量を適宜増減．

【薬理作用】エンドセリン受容体ET_AおよびET_Bの両受容体に非選択的に結合する経口エンドセリン受容体拮抗薬であり，エンドセリンによる血管収縮，血管透過性亢進，肺動脈壁の肥大やリモデリング，肺線維化を抑制する．

【適　応】PAH（WHO機能分類ⅢおよびⅣに限る）

【薬物動態・薬物相互作用】ボセンタン1回125 mgを1日2回2週間以上反復経口投与した日本人PAH患者にボセンタン125 mgを投与したときの最高血中濃度到達時間は4.0時間，血中半減期は5.0時間であった．ボセンタンは，主に薬物代謝酵素CYP2C9，CYP3A4で代謝されるため，CYP2C9やCYP3A4で代謝される薬剤と併用することにより，ボセンタンの代謝が競合的に阻害され，血中濃度が上昇することがある．一方，ボセンタンはCYP2C9，CYP2C19，CYP3A4を誘導し，これらの基質となる薬物との併用により，併用薬剤の血中濃度を低下させる可能性がある．具体的には，ボセンタン投与によりワルファリン，シルデナフィル，タダラフィルの血中濃度が低下すること，シルデナフィルとボセンタンの併用でボセンタンの血中濃度が上昇することが報告されている．

【副作用・禁忌】国内臨床試験において認められた主な副作用は，頭痛，倦怠感，筋痛および肝機能異常であった．また，主な臨床検査値異常はAST上昇，ALT上昇，γ-GTP上昇，ヘモグロビン減少および白血球数減少であった．ボセンタン投与では比較的頻度が高く肝機能障害が発現するため，肝機能検査を定期的に実施し，異常が認められた場合はその程度や臨床症状に応じて，減量・投与中止など適切な処置をとるよう警告されている．

【エビデンス】WHO機能分類ⅢおよびⅣの重症PAH患者を対象とした大規模無作為化二重盲検試験では，プラセボ群，ボセンタン125 mg 1日2回投与群，250 mg 1日2回投与群について検討され，ベースラインと比較した16週後の6分間歩行変化距離は，それぞれ－8 m，＋27 m，＋46 mで，ボセンタン投与群で有意に延長した．この臨床試験期間における死亡，移植，入院，エポプロステノール導入などのイベント発生率は，ボセンタン投与群で有意に低かった．重症特発性PAH患者を対象に，初回選択薬としてボセンタンあるいは持続静注エポプロステノールを選択した長期予後の比較では，1年，2年生存率において両群間に有意差は認められなかった．

❷ アンブリセンタン

【商品名】ヴォリブリス（グラクソ・スミスクライン）
【剤形・規格・薬価】錠剤：2.5 mg　5050.30円

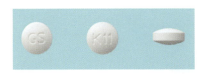

【用法・用量】アンブリセンタンとして5 mgを1日1回経口投与する．症状，忍容性に応じて1日10 mgを超えない範囲で服用量を適宜増減．

【薬理作用】ヴォリブリスはプロピオン酸系のET_A受容体選択的拮抗薬であり，ET_A受容体に対し，受容体ET_Bに比べ4,000倍以上の高親和性を示す．肺血管ET_A受容体阻害作用を介して，エンドセリンによる肺血管平滑筋の収縮および増殖を抑制する．

【適応】PAH（WHO機能分類Ⅳの患者における有効性，安全性は確立していない）

【薬物動態・薬物相互作用】1日1回投与が可能な長期作用型製剤であり，日本人患者に1日1回12週間反復経口投与後，本剤5 mgを投与したとき，最高血中濃度到達時間は4時間，血中半減期は11時間であった．本剤は $in\ vitro$ でUGT1A9，UGT2B7およびUGT1A3によりグルクロン酸抱合され，その他に，CYPで酸化的に代謝される．CYPによる代謝には主にCYP3A4，一部にCYP2C19およびCYP3A5が関与するが，非臨床試験において，アンブリセンタンは第Ⅰおよび Ⅱ相代謝酵素を阻害・誘導せず，これらの代謝酵素の基質となる薬剤の体内動態に影響を及ぼす可能性は低いと考えられる．事実，アンブリセンタン投与によりワルファリン，シルデナフィル，タダラフィルの血中濃度は変化しないことが報告されている．

【副作用・禁忌】国内臨床試験で認められた主な副作用は，頭痛，潮紅，鼻閉であった．また，その後投与を継続した長期投与試験では，喀血，潮紅，鼻出血が認められた．重大な副作用に貧血があるが，非選択的エンドセリン受容体拮抗薬に比べ肝障害の発生頻度は低いことが報告されている．

【エビデンス】プラセボ対照第Ⅲ相試験では，プラセボ投与群に比し，アンブリセンタン投与群で6分間歩行距離，Borg呼吸困難指数，WHO機能分類が有意に改善し，臨床症状の増悪を認めるまでの時間を有意に遅延した．この試験を継続した長期投与試験では2年後までその改善効果は維持され，生存率は88％と報告されている．

❸ マシテンタン

【商品名】オプスミット(アクテリオン)
【剤形・規格・薬価】錠剤:10 mg 14,594.00円

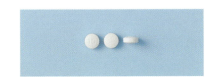

【用法・用量】マシテンタンとして10 mgを1日1回経口投与する.
【薬理作用】マシテンタンはボセンタンの構造を修飾した非選択的ET_A/ET_B受容体拮抗薬であり,より持続的な受容体への結合と組織への浸透性を特長とする.薬理作用はボセンタンと同様であるが,ボセンタンに比べて,肝障害の頻度は低く,薬物相互作用の可能性も少ない.
【適 応】PAH(WHO機能分類Iの患者における有効性,安全性は確立していない)
【薬物動態・薬物相互作用】1日1回投与が可能な長期作用型製剤であり,経口バイオアベイラビリティは74%と推定されている.日本人患者に1日1回10日間反復経口投与したときの,最高血中濃度到達時間は5時間,血中半減期は11.1時間であり,平均血漿中トラフ濃度は4日目までに定常状態に達した.空腹時投与と食後投与で薬物動態パラメータに差はなく,食事の影響は受けない.また,肝障害患者と健常成人との薬物動態パラメータにも臨床的な差はないことが報告されている.マシテンタンはCYP3A4およびCYP2C19により代謝され,薬理活性を有する代謝物M6が生成される.M6はマシテンタンと比べET_A受容体で約8分の1,ET_B受容体で約2分の1の活性を示す.
【副作用・禁忌】国内臨床試験で認められた主な副作用は,頭痛,潮紅,貧血,浮腫および末梢性浮腫であった.重大な副作用に貧血,ヘモグロビン減少があり,定期的な検査が勧められる.一方,肝障害の発生頻度は低いことが報告されている.
【エビデンス】症候性PAH患者を対象に,プラセボ,マシテンタン3 mg,マシテンタン10 mgを1日1回経口投与したSERAPHIN試験が実施された.SERAPHIN試験では,主要エンドポイントを治療開始から最初の複合イベント(死亡,心房中隔穿孔術,肺移植,静注あるいは皮下注のプロスタサイクリン治療開始,あるいはPAHの悪化)出現までの時間という臨床アウトカムに設定し,マシテンタン3 mgおよび10 mg群は,プラセボ群と比較して,イベント発現の相対リスクを30%および45%有意に低下させることが示された.副作用発生についてはプラセボ群とマシテンタン群で差はなく安全性が高いことが示唆される.

3 ホスホジエステラーゼ-5(PDE-5)阻害薬

❶ シルデナフィルクエン酸塩

【商品名】レバチオ(ファイザー)
【剤形・規格・薬価】錠剤：20 mg　1213.50円

【用法・用量】シルデナフィルとして1回20 mgを1日3回経口投与する．
【薬理作用】PAHにおける病態生理学的変化として，血管内皮細胞における一酸化窒素(NO)産生量の減少と，肺動脈平滑筋細胞および右室心筋におけるPDE-5の発現・活性の亢進が指摘されている．一酸化窒素の産生量の抑制とPDE-5の活性の亢進はともに血管拡張物質であるcGMP濃度を低下させ，血管収縮，平滑筋細胞増殖，アポトーシス抵抗性を促進させる．PDE-5阻害薬はcGMPを特異的に分解するPDE-5を選択的に阻害することにより，血管平滑筋内のcGMP消失速度を延長させ血管を弛緩させる．
【適　応】PAH(WHO機能分類Ⅰの患者における有効性，安全性は確立していない)
【薬物動態・薬物相互作用】シルデナフィルは，主にCYP3A4と(わずかに)CYP2C9によって代謝され，これらCYPに影響を与える薬剤(CYP3A4：ボセンタン，カルシウム拮抗薬，CYP2C9：ワルファリン)との併用に注意する．
【副作用・禁忌】シルデナフィルの主な副作用は，頭痛，潮紅，悪心，下痢，色視症(青視症，黄視症)などであり，亜硝酸薬使用や可溶性グアニル酸シクラーゼ(sGC)刺激薬との併用は，過度の血圧低下が生ずる危険性があり禁忌である．
【エビデンス】277例の肺高血圧症患者を対象にした無作為化二重盲検試験において，プラセボとシルデナフィル20 mg，40 mg，80 mgをそれぞれ1日3回投与する4群間について比較検討した結果，平均肺動脈圧，肺血管抵抗，心係数は，シルデナフィル投与群で有意に改善し，用量依存性効果も示された．また，6分間歩行距離もシルデナフィルはプラセボに比較し明らかな効果を示したが，3用量群間では有意差が認められなかった．

❷ タダラフィル

【商品名】アドシルカ(イーライリリー−日本新薬)
【剤形・規格・薬価】錠剤：20 mg　1770.00 円

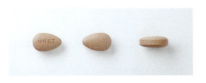

【用法・用量】タダラフィルとして1日1回40 mgを経口投与する．
【薬理作用】作用機序はシルデナフィルと同様であるが，タダラフィルはより選択性の高いPDE-5阻害薬である．ヒト遺伝子組み換えPDE-5を約1 nMのIC50値で阻害し，PDE-6およびPDE-11と比較するとそれぞれ700および14倍，その他のPDEサブタイプと比較すると9,000倍以上の選択性を示す．
【適　応】PAH(WHO機能分類Ⅰの患者における有効性，安全性は確立していない)
【薬物動態・薬物相互作用】1日1回投与可能な長時間作用型のPDE-5阻害薬である．主にCYP3A4により代謝され日本人健康成人にタダラフィルを1日1回10日間反復経口投与したときのタダラフィルの最高血中濃度到達時間は投与後1〜4時間であり，反復投与5日目までに定常状態に達し，血漿中濃度の消失半減期は約14〜15時間と報告されている．
【副作用・禁忌】タダラフィルの副作用は，シルデナフィルとほぼ同様であり，主な副作用は頭痛，潮紅，浮動性めまい，筋痛などである．硝酸薬や可溶性グアニル酸シクラーゼ(sGC)刺激薬との併用は過度の血圧低下の危険があり禁忌とされる．
【エビデンス】WHO機能分類Ⅱ，ⅢのPAH患者405例が参加した16週間の無作為化試験であるPHIRST試験では，タダラフィル40 mg投与群で6分間歩行距離の有意な改善が認められた．また，臨床的悪化までの時間が延長することが示されている．

4 可溶性グアニル酸シクラーゼ(sGC)刺激薬

❶ リオシグアト

【商品名】アデムパス(バイエル)
【剤形・規格・薬価】錠剤：0.5 mg　673.40円，1.0 mg　1,346.80円，2.5 mg　3,366.90円

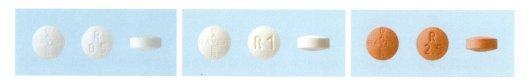

- 【用法・用量】1回1 mg 1日3回経口投与から開始する．2週間継続して収縮期血圧が95 mmHg以上で低血圧症状を示さない場合には，2週間間隔で1回用量を0.5 mgずつ増量するが，最高用量は1回2.5 mg 1日3回まで．
- 【薬理作用】内因性一酸化窒素(NO)に対する可溶性グアニル酸シクラーゼ(sGC)の感受性を高める作用とNO非依存的に直接sGCを刺激する作用の2つの機序を介し，環状グアノシン一リン酸(cGMP)の産生を促進する．
- 【適　応】外科的治療不適応または外科的治療後に残存・再発した慢性血栓塞栓性肺高血圧症，肺動脈性肺高血圧症
- 【薬物動態・薬物相互作用】最高血中濃度には1～1.5時間で達し，半減期は4～8時間である．複数のCYP分子種(CYP1A1, CYP3Aなど)およびP-gp/BCRP阻害により本剤のクリアランスが低下する．
- 【副作用・禁忌】主な副作用は頭痛，消化不良，浮動性めまい，低血圧などであり，亜硝酸薬やPDE-5阻害薬との併用は，過度の血圧低下が生ずる危険性があり禁忌である．
- 【エビデンス】症候性PAH患者を対象とした第Ⅲ相二重盲検ランダム化試験(PATENT-1)では，プラセボ投与に比べリオシグアト2.5 mgを1日3回投与で12週間後に6分間歩行距離が有意に延長することが示された．さらに平均肺動脈圧，心拍出量，肺血管抵抗，NT-proBNP，WHO機能分類，悪化までの時間，Borg呼吸困難指数にも有意な改善が認められた．

　外科的治療不適応または外科的治療後に残存・再発した慢性血栓塞栓性肺高血圧症を対象とした二重盲検ランダム化試験(CHEST-1)では，プラセボ群と比較しリオシグアト投与群で投与16週後の6分間歩行距離が有意に改善した．さらに平均肺動脈圧，心拍出量，肺血管抵抗，NT-proBNP，WHO機能分類にも有意な改善が得られた．

索引

欧文索引

A

ACVRL1 遺伝子　63
ADL 訓練　146
associated PAH（APAH）　17

B

balloon pulmonary angioplasty（BPA）　169
band　77
bardoxolone methyl　137
BMPR2　63
BNP　61

C

cardiopulmonary exercise test（CPET, CPX）　66
chronic obstructive pulmonary disease（COPD）　250
chronic thromboembolic pulmonary hypertension（CTEPH）　4, 19, 33
combined pulmonary fibrosis and emphysema（CPFE）　250, 256
congenital heart disease-PAH（CHD-PAH）　18
connective tissue disease-PAH（CTD-PAH）　17

D

DLCO　68

E

Eisenmenger 症候群　209
endothelin（ET）　21
ENG 遺伝子　63
ESC/ERS ガイドライン 2015 の治療アルゴリズム　106

F

Fick 法　95
Fontan 手術　215

H

Heath-Edwards 分類　29
hereditary hemorrhagic telangiectasia（HHT）　63
Hickman カテーテル　120
highly active antiretrovival therapy（HAART）　226
HIV 感染症　18, 225
hypoxic pulmonary vaso-constriction（HPV）　21

I

interstitial lung disease（ILD）　250
isolated medial hypertrophy　30
nitric oxide（NO）　21

N

NO　10
Nrf2 活性化薬　137
NS-304　137
NT-proBNP　61

P

PDE-5 阻害薬　165, 276
percutaneous cardiopulmonary support（PCPS）　136
persistent pulmonary hypertension of the newborn（PPHN）　18
PGI2　113
phase contrast 法　84
plastic bronchitis　218
plexiform lesion　30
portopulmonary hypertension（POPH）　18
portopulmonary hypertension（PPHTN）　220
pouch defect　77

prostaglandin I$_2$（PGI$_2$） 21
protein loosing enteropathy（PLE） 218
pulmonary capillary hemangiomatosis（PCH） 18, 33
pulmonary endarterectomy（PEA） 183
pulmonary hypertension due to left heart disease（PH-LHD） 242
pulmonary tumor thrombotic microangiopathy（PTTM） 265
pulmonary vascular resistance（PVR） 21
pulmonary venoocclusive disease（PVOD） 18, 33

R
ring-like stenosis 172
RTX 182

S
S$_{2P}$ 亢進 48
S$_3$ 48
S$_4$ 48
Selexipag 137
SMAD9 遺伝子 63
Swan-Ganz カテーテル 94
systemic vascular resistance（SVR） 21

T
total cavo-pulmonary connection（TCPC） 215
tricuspid regurgitation（TR） 48

U
UCSD 手術時分類 185

V
V60 ベンチレータ 181

W
web 77, 172
with intimal thickening and medial hypertrophy 30

和文索引

あ
アドレナリン 10
アンブリセンタン 115, 274

い
鋳型気管支炎 218
一酸化窒素 10, 21
遺伝子検査 62
遺伝子診断 63
遺伝性 PAH 16
遺伝性出血性毛細血管拡張症 63

う
右室拍動 47
右室ポンプ機能 11, 12
右心カテーテル検査 94
右心不全 11, 123
うっ血性肝硬変 218
右房圧の推定 46
運動 8
運動耐容能 142

え
エポプロステノール 119, 270
エラスターゼ阻害薬 137
エンドセリン 21
エンドセリン受容体拮抗薬 114, 165

お
オキシメトリーラン 96

か
拡張性病変 31
下腿浮腫 49
カテーテル血栓症 128
カテーテルトラブル 123
可溶性グアニル酸シクラーゼ（sGC）刺激薬 117, 164, 278
カルシウム拮抗薬 112
加齢 8

間質性肺炎　250
肝腫大　49

き

気腫合併肺線維症　250, 256
強心薬　118
強皮症　199
胸部 X 線　55
胸部 CT　76
胸部 MRI　82
筋力トレーニング　145

け

頸静脈視診　46
経皮的心肺補助装置　136
外科的治療　183
血液検査　61
血管炎　32
血管拡張療法　164
血管収縮　23
血管トーヌス　10
血管リモデリング　23
結合組織病関連の PAH　17
血小板数減少　123

こ

膠原病に伴う肺動脈性肺高血圧症　194, 199
甲状腺疾患　123
高地　9
呼吸機能検査　68
孤立性中膜肥厚　30
コンディショニング　145

さ

再灌流性肺水腫　171
細胞治療　137
左心系疾患による肺高血圧症　18
左心系心疾患による肺高血圧症　242
三尖弁逆流　48
酸素　9
酸素化デバイス　181

し

ジギタリス　118
自然歴　38
住血吸虫症　18
出血　150
術後肺障害　176
シルデナフィル　116, 276
心エコー図　71
心機能　150
腎機能　151
診察法　46
心室最大収縮弾性率　11
新生児遷延性肺高血圧症　18
身体所見のとり方　46
診断フローチャート　50
心電図　57
心肺運動負荷試験　66

す

スクリーニング検査　50
ストレイン解析　83

せ

正常肺循環　8
成人期 Fontan 循環不全　215
セレキシパグ　114, 137
全身血管抵抗　21
全身持久力運動　146
全身性強皮症　199
選択的肺動脈造影　90
先天性シャント性心疾患に伴う肺動脈性肺高血圧症　209
先天性心疾患　18

そ

叢状病変　30

た

第 5 回 WHO シンポジウム　3
第Ⅲ音　48
第Ⅳ音　48
タダラフィル　117, 277

索引

ダナポイント分類　16
蛋白漏出性腸症　218

ち

チーム医療　138, 140
中膜肥厚と内膜肥厚の合併　30
聴診所見　48

て

低酸素性肺血管攣縮　21

と

動脈血ガス分析　62
特発性 PAH　16
トレプロスチニル　125, 271

な

内科的治療　163

に

ニース分類　16
尿酸値　61

ね

ネーザルハイフロー　181
熱希釈法　96

は

肺移植　148
肺拡散能検査　68
肺血管抵抗　21, 73, 96
肺血流シンチグラフィ　86
肺循環　8
肺静脈閉塞性疾患　18
肺静脈閉塞症　231
肺静脈閉塞性疾患　18, 33
肺動脈 MRA　82
肺動脈狭窄症　260
肺動脈性駆出音　49
肺動脈穿孔　177
肺動脈造影　89
肺動脈内膜摘除術　183
肺動脈拍動　47

肺動脈弁逆流　48
肺動脈リバースリモデリング　36
肺内肺動脈狭窄症　260
肺微小血管症　33
肺胞出血　123, 134
肺毛細血管腫症　18, 33, 231
肺野の血管雑音　49
波形解析　46
バルーン肺動脈形成術　169
バルドキソロン　137

ひ

標高　9
病理像　29

ふ

複合血管病変　30
プロスタグランジン I_2　21
プロスタサイクリン　21, 113, 167, 270

へ

平滑筋細胞のアポトーシス抵抗性　24
平滑筋細胞の過剰増殖　23
ベラプロスト　113, 272

ほ

ホスホジエステラーゼ-5（PDE-5）阻害薬　116, 276
ボセンタン　114, 273
ポンプトラブル　124

ま

マシテンタン　115, 275
慢性血栓塞栓性肺高血圧症　4, 19, 33
慢性閉塞性肺疾患　250

も

門脈体循環シャントに伴う肺動脈性肺高血圧　220
門脈肺高血圧　18, 220

や

薬物および毒物に起因する肺動脈性肺高血圧症　16, 228
薬物療法　110

り

リオシグアト　117, 278
利尿薬　118
リバースリモデリング　36
リハビリテーション　142

ろ

6分間歩行距離　65

わ

ワルファリン　118

新 肺高血圧症診療マニュアル—根治を目指す最新の治療指針

2017年3月30日 発行

編集者 伊藤　浩，松原広己
発行者 小立鉦彦
発行所 株式会社 南江堂
〒113-8410 東京都文京区本郷三丁目42番6号
☎（出版）03-3811-7236　（営業）03-3811-7239
ホームページ http://www.nankodo.co.jp/
印刷・製本 公和図書

Practical Manual of Pulmonary Hypertention
© Nankodo Co., Ltd., 2017

定価はカバーに表示してあります．
落丁・乱丁の場合はお取り替えいたします．
ご意見・お問い合わせはホームページまでお寄せください．

Printed and Bound in Japan
ISBN978-4-524-25824-6

本書の無断複写を禁じます．
[JCOPY]〈（社）出版者著作権管理機構 委託出版物〉
本書の無断複写は，著作権法上での例外を除き，禁じられています．複写される場合は，そのつど事前に，（社）出版者著作権管理機構（TEL 03-3513-6969，FAX 03-3513-6979，e-mail: info@jcopy.or.jp）の許諾を得てください．

本書をスキャン，デジタルデータ化するなどの複製を無許諾で行う行為は，著作権法上での限られた例外（「私的使用のための複製」など）を除き禁じられています．大学，病院，企業などにおいて，内部的に業務上使用する目的で上記の行為を行うことは私的使用には該当せず違法です．また私的使用のためであっても，代行業者等の第三者に依頼して上記の行為を行うことは違法です．